Japanese Consortium for General Medicine Teachers

vol. 18

看護必要度を使って 多職種協働にチャレンジしよう

編集 | 筒井　孝子
東　　光久
長谷川友美

特集論文

JN057191

ケアを継続するための「看護必要度」の活用
― 多職種連携のためのマネジメントツール ―

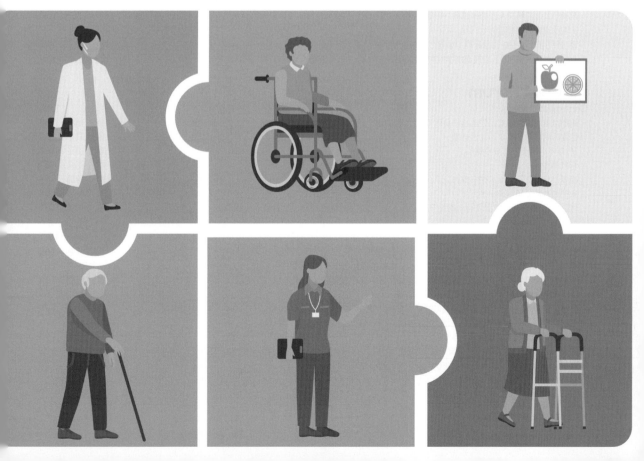

目次

Contents

Editorial

Special Articles

Talks

JCGM Forum

ジェネラリスト教育コンソーシアム
Japanese Consortium for General Medicine Teachers
設立趣意書

　私たちは，本研究会を，ジェネラリストを目指す人たちを育てる Teachers の会として設立しました．

　2010 年に日本プライマリ・ケア連合学会が設立され，ジェネラリストの養成が焦眉の急となっております．すでに家庭医療専門医および病院総合医の認定医・専門医制度は日本プライマリ・ケア連合学会で動き出しております．また旧日本総合診療医学会はその学会誌「総合診療医学」誌上で二度にわたり病院総合医の特集号を刊行しています．私たちは，これらの成果の上に立ち，ジェネラリストが押さえておくべきミニマム・エッセンシャルを議論するとともに，日々の実践に有用な診療指針を学ぶ場を，この研究会で提供しようと思います．

　繰り返し問われてきた分化と統合の課題への新たな挑戦として，わが国のジェネラルな診療への鋭い問題提起となり，医学・医療の発展の里程標として結実することが，この研究会の使命だと私たちは考えています．

　本研究会の要点は，下記のとおりです．

目的：
　「新・総合診療医学—家庭医療学編」および「病院総合診療医学編」（2 巻本として株式会社カイ書林より 2012 年 4 月刊行）の発刊を契機に，これからの家庭医・病院総合医の学びの場として，本研究会を設立する．

活動内容：
　本研究会は，Case based learning + Lecture を柱とする症例検討会およびプラクティカルな教育実践報告の場である．

研究会のプロダクツ：
　提言，症例と教育レクチャー，依頼論文および教育実践報告（公募）を集積し吟味・編集したうえで，「ジェネラリスト教育コンソーシアム」として継続して出版する．

事務局：
　本研究会の事務局を，株式会社尾島医学教育研究所に置く．

2011 年 8 月

「ジェネラリスト教育コンソーシアム」設立発起人
　藤沼康樹（医療福祉生協連家庭医療学開発センター ;CFMD）
　徳田安春（地域医療機能推進機構（JCHO）本部顧問）
　横林賢一（広島大学病院　総合内科・総合診療科）

前書き

　ジェネラリスト教育コンソーシアムは 2011 年，奇しくも東日本大震災の年に第 1 回を開催し，翌 2012 年にその記録をムック版 Vol.1「提言―日本の高齢者医療―臨床高齢者医学よ　興れ」と題して刊行しました．その後の 10 年の経緯は，下記「ジェネラリスト教育コンソーシアム 10 年の歩み」をご覧ください．このジェネラリスト教育コンソーシアム Vol.18「看護必要度を使って多職種協働にチャレンジしよう」は，2022 年 10 月 23 日に行われた「看護必要度を使って多職種協働にチャレンジしよう」の記録を元に編集しました．本書が看護必要度に関する議論の資料として，幾ばくかの寄与となればこれに勝る喜びはありません．

2023 年 3 月　ジェネラリスト教育コンソーシアム　事務局　㈱カイ書林

「ジェネラリスト教育コンソーシアム」の 10 年の歩み

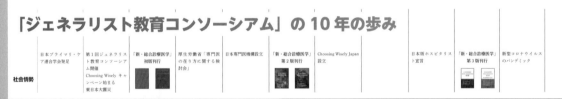

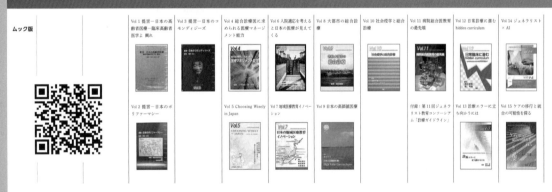

Editorial

第 18 回 「看護必要度を使って多職種協働にチャレンジしよう」

世話人：筒井　孝子（兵庫県立大学大学院 社会科学研究科教授）
　　　　東　　光久（奈良県総合医療センター 総合診療科部長）
　　　　長谷川友美（白河厚生総合病院 副看護師長）

　私たちは，ジェネラリスト教育コンソーシアムを 2011 年からジェネラリストを目指す人たちの Teachers の会として設立し，活動を続けています．ジェネラリストが押さえておくべきミニマム・エッセンシャルや日々の実践に有用な診療，教育指針を議論する場（コンソーシアム）を，このコンソーシアムで提供しています．

　これまで 17 回にわたり関東と関西，そして沖縄で開催してきました．2021 年からオンラインで開催しています．

　本コンソーシアムは，その活動プロダクツとして，ムック版「ジェネラリスト教育コンソーシアム」を刊行しています．http://kai-shorin.co.jp/product/igakukyouiku_index.html

　その第 18 回「看護必要度を使って多職種協働にチャレンジしよう」は当日の討論記録に基づく特集論文と同じく特集論文 "Case から学ぶ多職種協働" で多職種協働にチャレンジした教育的な事例を紹介します．

　今回のコンソーシアムは，新刊「必携　入門看護必要度」（筒井孝子先生著，カイ書林）の発刊記念として行いました．

　看護必要度は，2 つの点で重要です．

1. 医師，看護師，薬剤師，管理栄養士，理学療法士，作業療法士，言語聴覚士，歯科衛生士，ケアマネジャーなどすべての医療者が，看護必要度によって患者の状態を共通言語で把握できます．
2. 事務職は病院経営というマクロ的視点でとらえていますが，その本質を理解するのに看護必要度は役立ちます．

　「必携　入門看護必要度」が出版されて，話題になったとき，「これを生かしてどう多職種協働するかが問題なのだ」，「看護必要度は看護部だけではない」と異口同音に言われました．2022 年 10 月 23 日に行われたジェネラリスト教育コンソーシアムでは，医師，看護師，薬剤師の看護必要度を使った事例発表もありました．

　また，今回のコンソーシアム参加者の皆さんに，多職種協働に関する Case report のご執筆をお願いしました．

コンソーシアム当日は次の2部構成で行いました.

第18回　看護必要度を使って多職種協働にチャレンジしよう（オンライン開催）
とき：2022年10月23日（日）13：00～16：00の3時間

第1部：Lecture; 看護必要度を基本から学ぶ
演　者：筒井孝子（兵庫県立大学大学院社会科学研究科教授）
　看護必要度の基本を解説いただきました.

第2部：看護必要度を使って多職種協働にチャレンジしよう
事例提示と討論：
　齋藤　実（地方独立行政法人　明石市立市民病院 副院長）
　坂田 薫（京都民医連中央病院 看護部長）
　田辺和史（日本赤十字社和歌山医療センター 薬剤部長）

　ムック版「看護必要度を使って多職種協働にチャレンジしよう」は当日の討論に基づく論文に加えて特集論文 "Caseから学ぶ多職種協働" と題して多職種協働にチャレンジした教育的な事例を紹介します.
　本書が待望久しい多職種協働の問題解決のうねりを作るコアとなれば，これに勝る喜びはありません.

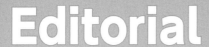

Editorial

Japanese Consortium for General Medicine Teachers
Vol.18 (2023.2.15 issue)

Let's start the challenge of interprofessional work by making use of the nursing care intensity

Editors: Takako Tsutsui, Teruhisa Azuma and Tomomi Hasegawa

We have continued to work through the Japanese Consortium for General Medicine Teachers (JCGMT) founded in 2011 as a platform where care providers aiming to be generalists, serving as a forum (consortium) for discussions about the minimum requirements as well as the useful practices and education guidelines that generalists should master for daily performance.

We have held the consortium 17 times in these last ten years. They have been held all across Japan; in the east and the west, as well as in Okinawa. From 2021, we have held it online.

Also we have published 18 mooks edited by JCGMT as products of our activity.

This issue features "Let's start the challenge of interprofessional work (IPW) by making use of the nursing care intensity (NCI)"

as a commemoration of publishing "Guidebook of understanding the nursing care intensity" by Kai-shorin, Co.Ltd., 2022.

NCI has two vital points.

1. All care providers including IP workers such as physicians, nurses, pharmacists, registered dietitians, physical therapists, occupational therapists, speech therapists, dental hygienists, care managers, and so on can understand patients' state as a tool for common language by using NCI.

2. Administrative workers with a macro perspective for hospital administration are able to understand its essence by using NCI.

When this "Guidebook of understanding the nursing care intensity" was published, becoming a topic, most readers said "It's really an issue how to start IPW by making use of NCI", "NCI doesn't issue just within the nursing department".

This time JCGMT showcases illustrative case presentations from a physician, a nurse and a pharmacist.

This issue is published articles based on the record of the consortium with two parts.

Part 1: Basic understanding NCI

Part 2: Case presentation; Let's start the challenge of IPW by making use of NCI

In addition, we publish in this issue articles of "Case-based learning for IPW", instructive cases starting the challenge of IPW.

This issue contains not just cutting edge information on NCI but also full tips on upskilling for the practice of IPW hoping to have an impact on national policy in Japan. We would be pleased if the mook helps deepen the discussion across the country.

特集論文
看護必要度を基本から学ぶ

1.

特集論文 1

ケアを継続するための「看護必要度」の活用
—多職種連携のためのマネジメントツール—

筒井孝子

Takako Tsutsui　(Doctor of Medical Science, Doctor of Engineering),

兵庫県立大学大学院社会科学研究科教授
〒 651-2197 兵庫県神戸市西区学園西町 8-2-1
email：takako@tsutsui.vianet.jp

提言

・「看護必要度」は日本におけるケアの断続を超えるためのマネジメントツールとして活用できる.
・看護必要度データは, 多職種連携のプラットフォームになる.
・多疾病併存患者の増加は, 看護必要度を活用とした情報連携を必要とする.

要旨

　看護必要度による患者の評価情報は, 患者が罹患している多くの疾患名からの情報ではなく, 医師以外の臨床家が直観的に患者像を想定できる情報を得ることができるものとして, 有用とされている.

　看護必要度はすでに 87 万床以上の病床で評価されて続けていることから, 項目の一部を使い, 病院から地域への情報連携に活用しようという動きも始まっている.

　これは, 多くの地域の臨床家にとって, 看護必要度による患者把握の利便性が高いことが認識されてきたことによる.

　本稿では, まず, 看護必要度の活用にあたり, 理解しておくべき基本的な考え方を述べながら, 看護必要度の開発経緯から今日までの診療報酬制度における活用実態を示す. 次に, 多職種連携に際して提供されている疾病に係る情報に加え, 看護必要度による情報を活用することで, 患者にとって, より適切なケアを継続的に提供できる, 新たなケアシステムを構築できる可能性があることを論じた.

Abstract

Utilizing the nursing care intensity for continuous care to patients— recommendation of a management tool for inter-professional co-operation

Information on patient assessment through nursing care intensity is considered useful, as it provides information that allows clinicians other than physicians to intuitively assume the image of the patient, rather than information from the names of the many diseases the patient suffers from, and is already being assessed daily at many hospitals with over 870,000 beds. In light of this, there is a movement to use some of the items in the nursing need scale to link information from the hospital to the community. This is because the nursing care intensity is now considered useful not only for treating diseases, but also as a way for clinicians to intuitively grasp the patient profile.

This paper first describes the basic concepts that should be understood when using the nursing care intensity, and then shows how it was developed and how it has been used in the reimbursement system up to the present. Furthermore, the paper discusses the possibility of constructing a new system in which more appropriate care can be continuously provided to patients by utilizing the nursing care intensity in addition to the disease-related information provided in multidisciplinary cooperation.

Keywords

看護必要度（Nursing care intensity：NCI）

多疾患併存（Multimorbidity）

多職種連携（Inter-professional co-operation：IPC）

1. はじめに－多疾病併存 (Multimorbidity) 患者の増加による疾病情報の形骸化－

国は，2025 年を目途に「高齢者の尊厳の保持と自立生活の支援の目的の元で可能な限り住み慣れた地域で，自分らしい暮らしを人生の最期まで続けることが出来るよう，地域の包括的支援・サービス提供体制（地域包括ケアシステム）の構築」[1] を推進している．

また，2014（平成 26）年 6 月に成立した「医療介護総合確保推進法」によって将来人口推計をもとに 2025（令和 7）年に必要となる病床数（病床の必要量）を 4 つの医療機能ごとに推計した上で，地域の医療関係者の協議を通じて病床の機能分化と連携を進める「地域医療構想」の取り組みが求められ，多くの住民が希望する自宅での最期が迎えられる体制づくりも進められてきた．

新たなケアシステムを構築し，地域医療構想の実現を図るためには，病院と地域をつなぐ効果的で，効率性の高い医療情報の連携が前提となる．

すでに多くの自治体で，医療情報に関する ICT システムを用いた連携システムが構築され[*1]，各種の地域連携パスや診療情報提供書などでも情報連携が試みられてきた．

だが，これまでに構築されたシステムの利用は，医師だけでなく，これ以外の職種においても低調となっている[2]．これは臨床的には，多職種が必要とする各種の情報が多く，その情報の重要度の考え方の差異も大きいことなどがあげられるが，結局のところ，情報が多すぎ，使いにくいことが理由である．

ただし，このような患者の情報の多さの背景には，高齢化と共に，多疾病併存（Multimorbidity）患者が増加[3] していることも原因となっている[*2]．2020（令和 2）年に全患者の 74.7％を占めた 65 歳以上の高齢者[4] のほとんどは，この多疾患患者と推定できる．

しかしながら，患者調査をはじめ，多くの統計データでは，日本の多疾患併存患者に関する現状は把握されていない．

一般的には，老年症候群と多疾患併存患者の特徴は，共通する部分が多く，まず両者ともに「複雑で持続的なケアを要する状態」で，ポリファーマシー[*3] も呈しやすいという性質も似ているため，ある疾患に対する有益な治療が別の疾患に対して有害な治療になるなど，治療方針の決定は容易でないことも共通している．

だが，このように患者が多くの疾患に罹患していても，これらを総合的な観点から，治療方針を決定し，優先順位を決めた治療を実現するためのガイドラインは標準化されていない．この結果，担当医師の判断によって，疾患別のガイドラインが追加され，より治療が複雑化される状況となっている．

一方，看護必要度による患者の評価情報は，患者が罹患している多くの疾患名からの情報ではなく，医師以外の臨床家が直観的に患者像を想定できる情報を得られるものとして，有用とされ，すでに 87 万床以上の病床で日々，評価されて続け

ている.

　このことから,看護必要度の項目の一部を使い,これを病院から地域への情報連携に活用しようという動きがはじまっている.これは,患者疾患情報だけではなく,臨床家が直観的に患者像を把握できる看護必要度に関する情報が,有益であると考えられているためである.

　そこで本稿では,まず,看護必要度の利用にあたって理解しておくべき基本的な考え方を示し,看護必要度の開発経緯から今日までの診療報酬制度における活用実態を述べる.

　さらに,多職種連携に際して提供されている疾病に係る情報に加え,看護必要度を活用することで,患者にとって,より適切なケアが継続的に提供できる新たなシステムが構築できる可能性について論じる.

2.「看護必要度」の基本的な考え方と看護師適正配置利用への期待

　日本の入院医療においては,医師が患者に直接関わるサービス提供時間は短く,入院生活において提供されるサービスの多くは患者自身の療養にあてられている.この療養上の世話を専ら行うこととされているのが看護師である.

　このため,看護師のサービス提供時間が患者の状態別にどのように異なるかは,病院にとってだけでなく,国にとって大きな関心事であり続けている.これは,日本では,看護師の最低人員配置は,古くは看護料として,今日においては入院基本料等の基準として位置づけられ,病院経営の要となる経済的な評価とされてきたからである.

　このため,看護必要度は,患者に提供されるべき看護量を推定することを目指して開発されてきたが,この用語が初めて,示されたのは,厚生省(当時)が出した1997(平成9)年8月の医療保険制度の抜本的改革案であった.ここに,医療に係る技術の適正な評価として,「看護については,看護必要度を加味した評価とする」と記され,1999(平成11)年4月には,同省の医療保険福祉審議会制度企画部意見書の中の「医療機関の機能分担と連携による効率的な医療提供」で「急性期入院

医療の一層の高度化と医療機関の機能分担を促進するための,入院患者へ提供されるべき看護の必要量(看護必要度)[*4]に応じた評価を加味していくことが必要」[5]とされた.

　しかし,2000(平成12)年当初までは,「どのような患者が,どのような看護を必要としているか」を客観的に示す研究はなかった.このため,1997(平成9)年から2002(平成14)年まで看護必要度評価項目の開発に係る研究が行われ,2003(平成15)年には「重症度基準」が研究成果をもとに診療報酬に活用されることになった.

　これは,当時,ICUで働いていた医師,看護師から構成される委員会で患者の状態を判断する指標として示された12種類の「処置」に関する項目,その後,急性期看護に係る専門家による委員会で「患者の状況」を把握する項目として6項目が抽出されたことから,処置と患者の状況の関係を構造化することで開発された.

　続く,「重症度・看護必要度基準」には処置に関する15項目,患者の状況に関する13項目との構造化を行い,これらの評価項目から算出される点数(A項目3点以上,B項目7点以上)を利用し,重症患者の基準を示すことに成功した.

　その後,2008(平成20)年度の診療報酬改定で,一般病棟の7対1入院基本料の算定に用いられることになった「一般病棟用の重症度・看護必要度基準」は,一般病棟における患者スクリーニングの色彩が強い尺度といえるが,手厚い看護を必要とする患者の簡便な判別を目的として開発したものであった.

　このように,1999年(平成11)から2002(平成14)年までの看護必要度の研究を基礎とし,政策的に必要とされたICU,HCU,7対1入院基本料の算定基準が開発された.いずれの基準も当時の入院患者を対象とした患者の状態像と看護師等の業務量を測る実態調査に基づいて示された項目を基礎とし,処置と患者の状態を構造化した統計的なモデルが基礎となっている.

　現在は,わが国の多くの病院で24時間365日欠かすことなく,看護必要度によって患者は評価されている.この評価の構造は,「モニタリング

及び処置等を示し治療状態を捉える」A項目と，「患者の状態等（介助）を示し日常生活動作や認知機能など生活の様子を捉える」B項目，「手術などの医学的状況を示し治療イベントを捉える」C項目の3つの領域から構成されている．看護必要度は，これら3領域の項目の評価結果によって，入院患者の全体像が分かる簡易なツールとなっている．

当初，看護必要度は，患者の状態別に看護必要量を予測するための指標として，すなわち医療領域における資源量の配分を公正化するという，いわば新たな概念を示す指標として開発された．

しかし，結果的にこの考え方は普及しなかったといえよう．むしろ，看護必要度は，患者の状態を表わす指標として理解され，現在も臨床においては，そのように考えられている．それは，この看護必要度が，診療報酬において，患者の重症度を示し，これを総合化して，重症患者の割合が一定水準以上であることで入院基本料の算定要件とするという活用がされてきたためである．

また，これまで20年以上にわたって，臨床で活用されてきた理由は，臨床家にとって，看護必要度は各病棟にふさわしい患者を簡易にスクリーニングする指標として，実効性が高かったからである．しかも，臨床的に患者への手間のかかり具合を把握するのに優れていたためであった．これは，従来の医療領域で治療や療養上の世話における

基準とされてきた疾病別の患者像の把握ではなく，疾病名がわからなくても患者の重篤度を示すことができたことも有用性を高めてきた理由といえよう．

しかも日本の病院は，ICU，HCU，一般急性期病棟，地域包括ケア病棟，回復期リハビリテーション病棟など，病院の中に，多様な機能を持った病棟が混在し，この中には多くの複数の診断名をもった患者が混在している．

このため，患者の療養上の世話をする看護師にとっては，診断名から患者の状態を推察するよりは，患者の状態を表わす看護必要度の項目からケアの必要性を判断する方が容易であったからと考えられる．

このような背景があり，Box 1に示されるように，診療報酬の施設基準において各病棟の勤務体制は，当該病院に入院する患者の状態によって行われるべきとされ，その適正な人員配置のために，看護必要度のデータを用いることが推奨されてきた．

このような経緯から，看護必要度によって，アメリカ合衆国等で行われてきた患者の状態と看護師の配置の関連性を，日本においても明らかにすることができ，これによって看護師の適正配置のシステム化も大きく発展するものと期待された．

しかし，ICUに入院すべき患者をスクリーニングするための「重症度」，HCUのための「重症

BOX 1　2022（令和4）年度診療報酬の施設基準における看護の勤務体制に関する記述[6]

(4) 看護の勤務体制は，次の点に留意する．

ア 看護要員の勤務形態は，保険医療機関の実情に応じて病棟ごとに交代制の勤務形態をとること．

イ 同一の入院基本料を算定する病棟全体で1日当たり勤務する看護要員の数が所定の要件を満たす場合は，24時間一定の範囲で傾斜配置することができる．すなわち，1日当たり勤務する看護要員の数の要件は，同一の入院基本料を算定する病棟全体で要件を満たしていればよく，病棟（看護単位）ごとに要件を満たす必要はないため，病棟（看護単位）ごとに異なる看護要員の配置を行うことができるとともに，1つの病棟の中でも24時間の範囲で各勤務帯に配置する看護職員の数については，各病棟における入院患者の状態（重症度，医療・看護必要度等）について評価を行い，実情に合わせた適正な配置数が確保されるよう管理すること（下線は筆者追記）

度・看護必要度」，回復期リハビリテーション病棟のための「日常生活機能評価」等の指標と，看護必要度の評価項目を用いた指標は，診療報酬の算定要件に次々と反映されてきたにも関わらず，臨床現場で看護必要度データを看護師の適正配置に日々利用しようとする取り組みは進展しなかった．むしろ前述したように，看護必要度は，患者の状態を簡易に把握するツールとしての活用が主とされてきた．

3. 患者の状態を把握するためのツールとしての「看護必要度」

2022年度の診療報酬改定において，「重症度，医療・看護必要度」は，**Box 2**に示したように，一般病棟入院基本料をはじめとし，結核病棟入院基本料，特定機能病院入院基本料，専門病院入院基本料，特定一般病棟入院料，ハイケアユニット入院医療管理料，救命救急入院料，特定集中治療室管理料，回復期リハビリテーション病棟入院料，特定機能病院リハビリテーション病棟入院料，地域包括ケア病棟入院料で算定要件となっている．

また，入院基本料等加算としては，総合入院体制加算（一般病棟入院基本料，特定一般病棟入院料1・2），急性期看護補助体制加算（急性期一般入院基本料，特定機能病院入院基本料の7対1・10対1，専門病院入院基本料（7対1・10対1），看護補助加算，看護職員夜間配置加算，重症患者対応体制強化加算に活用されている．

以上の入院基本料等には，それぞれ基準をみたす患者の割合，つまり重症と想定される患者の全患者に対する割合が定められている．

例えば，その基準は，一般病棟入院基本料の算定においては，①A得点2点以上かつB得点3点以上，②A得点3点以上，③C得点1点以上とされているが，ハイケアユニット入院医療管理料では，A得点3点以上かつB得点4点以上とされる．

ただし，ここで各基準の点数が異なるのは，病棟毎に重症患者の状態像が異なるからではなく，実は患者を評価する評価票そのものが異なることが原因であることに留意しなければならない．

現在，患者の重症度を評価するための評価票は，①一般病棟用の重症度，医療・看護必要度Ⅰに係る評価票，②一般病棟用の重症度，医療・看護必要度Ⅱに係る評価票，③特定集中治療室管理料用の重症度，医療・看護必要度Ⅰに係る評価票，④ハイケアユニット入院医療管理料，⑤日常生活機能評価票と5種類もある（参考資料1-5を参照）．

ところで，「看護必要度」は，1997（平成9）年からの研究で開発されてきた患者スクリーニング法を利用し，25年にわたって診療報酬に活用されてきた．しかしながら，研究成果に基づくエビデンスが示されているのは「重症度，看護必要度」までである．当初の看護必要度の構成は，「モニタリング及び処置等を示し治療状態を捉える」A項目と，「患者の状態等（介助）を示し日常生活動作や認知機能など生活の様子を捉える」B項目という2領域であった．

この「重症度，看護必要度」という名称に「医療」が追加されたのは，2014（平成26）年度であり，その2年後の2016（平成28）年度には，侵襲性の高い治療を評価するとして，C項目が新設され，追加された．このC項目は，手術などの医学的状況を示し治療イベントを捉えるものであるとされるが，これらは各医療系学会や団体が意見を出し，厚生労働省が意見をとりまとめて作られた評価項目群であり，それまでの看護必要度にかかわる評価項目とは，異なる出自のものである．

また，各入院基本料によって異なる重症患者割合は，2年毎の診療報酬改定時に，関係団体間で協議される．この割合の根拠となるのは，DPCに係るデータとなった収集された「重症度，医療・看護必要度」の評価データであり，看護必要度のビッグデータ（Big data）[*5]の性質を利用したものである．

つまり，現状のデータは，ビッグデータとしての分析とその活用ができるため，すべての病棟で同一の評価票が用いられていれば，日本における入院患者の集団としての特徴等を示すのに適したデータとなる．

これは，日本全体の看護師の必要人数，あるいは，さらに洗練させれば，多職種の必要人数につ

BOX 2　算定要件に「重症度，医療・看護必要度」が用いられている入院基本料及び特定入院料等

入院基本料・特定入院料の種類			測定に用いる評価票・評価項目
入院基本料・特定入院料	一般病棟入院基本料	急性期一般入院基本料	急性期一般入院料 1	●許可病床数 200 床以上 → 「必要度Ⅱ」 ●許可病床数 200 床未満 → 「必要度Ⅰ」または「必要度Ⅱ」
			急性期一般入院料 2 ～ 5	●許可病床数 400 床以上 → 「必要度Ⅱ」 ●許可病床数 400 床未満 → 「必要度Ⅰ」または「必要度Ⅱ」
			急性期一般入院料 6	「必要度Ⅰ」または「必要度Ⅱ」
		地域一般入院基本料	地域一般入院料 1	
	結核病棟入院基本料		7 対 1 入院基本料	「必要度Ⅰ」または「必要度Ⅱ」
	特定機能病院入院基本料		7 対 1 入院基本料 (一般病棟)	「必要度Ⅱ」
			7 対 1 入院基本料 (結核病棟)	「必要度Ⅰ」または「必要度Ⅱ」
			10 対 1 入院基本料 (一般病棟)	
			看護必要度加算 1 ～ 3 (10 対 1 入院基本料 (一般病棟))	
			一般病棟看護必要度評価加算 (10 対 1 入院基本料 (一般病棟))	
	専門病院入院基本料		7 対 1 入院基本料	「必要度Ⅰ」または「必要度Ⅱ」
			10 対 1 入院基本料	
			看護必要度加算 1 ～ 3 (10 対 1 入院基本料，13 対 1 入院基本料)	
			一般病棟看護必要度評価加算 (10 対 1 入院基本料，13 対 1 入院基本料)	
	特定一般病棟入院料		一般病棟看護必要度評価加算	「必要度Ⅰ」または「必要度Ⅱ」
			「注 7」(必要があって地域包括ケア入院医療管理が行われた場合)	「必要度Ⅰ」または「必要度Ⅱ」(A 項目・C 項目)
	ハイケアユニット入院医療管理料		ハイケアユニット入院医療管理料 1・2	「ハイケアユニット用の重症度，医療・看護必要度に係る評価票」
	救命救急入院料		救命救急入院料 1・3	
			救命救急入院料 2・4	「特定集中治療室用の重症度，医療・看護必要度に係る評価票」
	特定集中治療室管理料		特定集中治療室管理料 1 ～ 4	
	脳卒中ケアユニット入院医療管理料		脳卒中ケアユニット入院医療管理料	「必要度Ⅰ」または「必要度Ⅱ」
	回復期リハビリテーション病棟入院料		回復期リハビリテーション病棟入院料 1 ～ 5	「日常生活機能評価票」
	特定機能病院リハビリテーション病棟入院料		特定機能病院リハビリテーション病棟入院料	＊ FIM による評価の場合を除く
	地域包括ケア病棟入院料		地域包括ケア病棟入院料 1 ～ 4	「必要度Ⅰ」または「必要度Ⅱ」(A 項目・C 項目)
			地域包括ケア入院医療管理料 1 ～ 4	
入院基本料等加算	総合入院体制加算 (一般病棟入院基本料，特定一般病棟入院料 1・2)			「必要度Ⅰ」または「必要度Ⅱ」
	急性期看護補助体制加算 (急性期一般入院基本料，特定機能病院入院基本料 (一般病棟) の 7 対 1 又は 10 対 1) 専門病院入院基本料 (7 対 1 又は 10 対 1)			
	看護補助加算		看護補助加算 1 (地域一般入院基本料 1・2，13 対 1 入院基本料)	
	看護職員夜間配置加算		急性期一般入院基本料 特定機能病院入院基本料 (一般病棟) の 7 対 1 又は 10 対 1 専門病院入院基本料 (7 対 1 又は 10 対 1)	
			地域包括ケア病棟入院料	「必要度Ⅰ」 (B 項目のうち，「診療・療養上の指示が通じる」「危険行動」)
	重症患者対応体制強化加算		特定集中治療室管理料 1 ～ 4 救命救急入院料 2・4	「特定集中治療室用の重症度，医療・看護必要度に係る評価票」

田中彰子，筒井孝子 監修.“入院料等による評価方法”看護必要度 Q ＆ A 第 5 版，オーム社，2022，p4-5 (筆者一部改編)

いての科学的根拠を与えることも可能な貴重なデータとなると考えられるが，現在のところこういった活用には至っていない．

　一方，21世紀初頭に開発された本来の「看護必要度」の評価項目は，日々看護師が患者の処置，療養上の世話の必要性をアセスメントした結果のデータで，看護師の臨床実践との連動を示すものでもある．

　これは，患者の中長期的な状態像を把握できる情報でもあり，ディープデータ（Deep data）[*6]の性質を持っている．したがって，看護必要度データは，各看護師の臨床実践のデータを踏まえた，患者の状態の変化を示す情報を示す，質の高いデータとなっている．

　このようなディープデータを日本で継続的に蓄積してきたことは，前述した増加し続ける高齢の多疾患併存患者への治療や看護を検討する上で，極めて有益なデータとなると考えられ，この活用に関して，臨床家からの発表もされるようになっており，今後の展開が期待される[*7]．

■ 4. 多職種連携のための「看護必要度」

　前述した日本をはじめ，先進諸国で増加し続けている多疾患併存患者は，死亡率の高さ[7]やQOL(quality of life)や身体機能の低下[8,9]だけでなく，多疾病によるポリファーマシーの問題もあり，患者の治療費の負担[10]を重くすると報告されている．これによる医療費の増加[11]への懸念も強く，多疾患併存患者への診療のあり方は，標準的なガイドラインも整備されていない中で，大きな課題と認識されている．

　2014（平成26）年に多疾患併存患者のために，Muthらから提唱した① Interaction assessment（疾患・治療・メンタルヘルス・社会的背景などの相互作用評価），② Prioritization and patient's preferences（患者の価値観や意向を考慮に入れた治療や目標の優先順位付け），③ Individualized management and follow-up（設定された目標を実現するための個別化されたマネジメント）の3つから構成されるモデルもある[12]が，充分に活

用されるという状況ではない．

　また，2016（平成28）年には，英国NICEガイドライン[13]で，患者が負担する費用，社会的リスクの増加に関して，ポリファーマシーや複数の医療機関への受診を減らすことが提言され，家庭医に対しては，具体的な方策として，①患者と治療目的について話し合う（患者希望，優先順位の把握），②治療負担の現状を共有する（受診回数，処方薬の数・種類，予定外の救急受診・入院），③治療目標の設定，④治療プランの見直し（薬剤の中止，非薬物療法の検討，複数科受診を統合），⑤患者の同意を得る，⑥これらのステップ（意思決定支援プロセス）を踏み，個別の患者ケアを見直していくべきことが示された．

　このように英国では，多疾患併存患者の治療負担を減らし，QOLを改善させるためには，前述の①から⑥までのステップを経ることが必須とされた．これは英国では，家庭医制度が確立し，多疾患併存に対する治療方針がある程度，これら家庭医によって共有化されているという前提があったからである．だからこそNICEでは，医師や看護師だけでなく，薬剤師や介護スタッフ等の多職種での連携・支援を行うことで，「最適化したケア」が実現する[14]と述べているものと考える．

　一方，日本では，多疾患併存患者については，その総数の把握も十分でなく，しかも，利用者への医療サービスは，多疾患であるが故に，単一医療機関が一回で提供するサービスで完結しないという状況となっている．

　したがって，急性増悪により，急性期病院での入院治療後も自宅からの入退院を繰り返すことはよくある．このような入退院の繰り返しは，有害事象や健康状態を悪化させ，社会的なリスクを高めることが明らかにされている[15]．だが，この状況を把握し，患者の在宅生活を支援する要となるような社会的資源として，英国のような家庭医はいない．

　先にも述べたように，地域の開業医や病院で外来を担当する医師が患者の通院状況のすべてを正確に把握することは困難である．このような状況

下でいったい患者と誰が，治療目的・目標，治療プラン等について責任をもって話し合うことができるのだろうか．

たとえば，介護保険サービスを受給していれば，主治医意見書の作成が必須となっていることから，ケアマネジャーとこれを作成した主治医と患者や家族での話し合いができるかもしれないが，医療においては，こういった制度上の枠組みは確立していない．

日本のように伝統的な単一疾患に対する診療ガイドラインに準じ，専門分化が進んだ医療システムにおいては，多疾患を併存する高齢患者へのケアはすぐに断続化してしまう．

また病院側が，退院後の患者へのサービスを継続させるためには，介護保険制度下のサービス提供者へのアプローチが必要となる．その多くは，介護支援専門員を経由する．彼らに送る患者情報は，お互いが患者の最適なケアを目指すという共通の目的に照らした有用な情報となることが求められるが，その基本となるのが患者の状態像の情報である．

これを従来の患者の疾患名やこれに伴う処置や薬剤の投与の経過といった医療側寄りの情報だけでなく，看護必要度のデータを利用した患者像を伝えることができるか，これが今，日本における患者の地域移行における課題といえる．

例えば，病棟看護師から訪問看護師への引継ぎには，多くの場合，看護サマリーによって引継ぎが行われている．これは，入院中の経過や現在の状態が要約して提供されるが，ここに書かれた情報だけでは，在宅での医療や看護サービスを提供する専門職に必要な情報が網羅できないことが多くある．

在宅生活を支える専門職にとって，患者の在宅療養に際してのサービス調整に必要な情報を文書化した看護サマリーに着目すると，例えば，患者のB項目の情報との関係からは，自力で体位変換できるかという情報が大事で，これが自力でできなければ介護ベッドや，体圧分散マット，自動体位変換機能付きなどを福祉用具事業者に手配し

なければならない．

同様に，移乗が自立していたとしても，その次の段階の座位保持時間が短ければ，通所サービスの利用はできない．この他にも，口腔ケアの介助の内容等，入院中のケアを在宅で継続させるために必要な情報は網羅的に書かざるをえない．

これを看護必要度の評価票を利用すれば，多くの情報からケア提供に際して留意すべき情報を焦点化することができ，効率的に情報伝達することが可能になる（**Box 3，4**）．こういった取り組みがすでに臨床現場では，実施されるようになってきた．

家庭医の存在しない日本においては，開業医だけでなく，多職種が関わることを前提としたケアシステムの運用は，責任の所在が明確にされないこともあり，実現は困難となっている．また，このシステムに必須と考えられる情報システムは，基本的に疾患名等の医療情報を主としたものであり，その利用者としての医師にとってさえも膨大な情報が網羅されたものとなり，活発な運用はなされていない．

2040年を目途に国が整備を進める地域包括ケアシステムでは，医師と多職種との連携が前提とされた，英国のNICEが推奨していた多職種協働が求められる．このためには，情報を伝える側にとっても受ける側にとっても，患者の状態が容易に想像できる情報が伝達されなければならない．それは，情報システムを構築することではなく，まずは伝達される情報の質を高めることが求められる．

病院側としては，新たな様式による情報伝達ではなく，すでに日々，観察し，評価している看護必要度のようなツールが活用された患者の評価情報が活用されることは，すでにデータとして，蓄積されていることを鑑みても有用である．

在宅側にとっても，とくに看護必要度のB項目は，要介護認定等で同様の情報を扱っていることからみて，これらの情報を活用することは，現実的で，実効性が高い．

BOX 3 　看護必要度の項目を活用した地域への情報伝達：その1 [8]
「看護サマリーでは不十分？」

看護サマリーでの情報量を補足

口腔ケア（一部介助）は，在宅で訪問介護，歯科衛生士が訪問できるのは週に1回～数回程度，自立までの道筋を示してほしい．

自立で体位交換できるか(寝返り一部介助)自力でできていなければ，介護ベッドや体圧分散マット，自動体位変換機能付きベッドやマットを準備しなければならない．

座位保持の時間（移乗一部介助）が短いと，時間によっては，デイサービスを断られる．

食事摂取（自立）でも，食形態や種類，嚥下状態や制限される食材等について追加情報がないと，具体的なサービスが分からない．

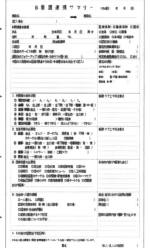

衣服の着脱（一部介助），どの場面で介助が必要なのか，排泄時はできるのかといった情報がないと，在宅でのサービス内容を決められません．

診療療養上の指示が通じるか（はい），在宅では緊急時の対応ができないと，患者の生死にかかわる．指示が通じて，自分で通報できるかの情報を記載してほしい．

危険行動（なし）であっても，在宅では，患者が一人でいる時間が長く，他者の助けが期待できない．院内での様子が書かれていることが望ましい．

従来の看護サマリーに書かれている主な内容

・基本情報	・保険の種類，介護保険の認定有無，その他給付
・入院目的と経過	・担当居宅介護事業所名
・身体状態	・看護ケア上での注意点
・生活支援について（排泄，食事，清潔，更衣など）	・医師の説明内容，理解，受け止め方等
・医療処置の有無，内服薬について	・ACP（アドバンスケアプランニング）の内容　　　　　　など
・社会的・介護力情報	

看護必要度の項目に関するサマリー（例）

○○　○○様	A 4点　B 8点　C 0点			

各項目の内容 （2018年改訂に基づく）		点数	評価	記載内容（例）	
A項目		4点	創傷処置あり 酸素療法あり 専門的な治療（麻薬）	仙骨部に褥瘡あり，看護師で1日1回洗浄○○軟膏，ガーゼ保護．家族への指導は口頭で説明済み　家族単独での実施不可．見守り要酸素はナザール2L終日装着　麻薬はフェントステープ5mg/日	医療処置
B項目	寝返り	1点	何かにつかまればできる	自力体位変換不可，2～3時間おきに介助による体位変換必要エアマット（種類：○○）使用中，除圧重視モード　介護ベッドが望ましい．	体位変換
	移乗	1点	見守り・一部介助が必要	車いす移乗可，移乗は見守り要．食事は車いすへ移乗して摂取する．車いす座位保持可能時間2時間程度．排泄はトイレ移乗，時折おむつ内失禁．入浴は車いすシャワー週2回	移乗，排泄
	口腔清潔	1点	要介助	セッティングすれば自力で歯磨き可能．磨き残しあり，看護師での仕上げの介助要する．舌苔あり，保湿ジェル使用中．家族に指導未なため指導必要	口腔ケア
	食事摂取	1点	一部介助	1日○キロカロリー　嚥下調整食4　水分は，0.5％とろみ水セッティングすれば自力摂取可だが，誤嚥予防のため，見守り要．栄養指導　家族に実施済み　総蛋白○○　アルブミン値○○	食事，嚥下
	衣服の着脱	1点	一部介助	自力で着脱不可．排泄時や入浴時も着脱介助要．	更衣，入浴
	診療・療養上の指示が通じる	1点	いいえ	内服は飲み忘れあり，看護師管理で1回配薬．麻薬も看護師管理．安静の指示が守れない．意思疎通も難しい場合あり．	介入頻度 家族負担
	危険行動	2点	ある	車いす移乗時，自力で立とうとする行為があるため，見守り要する．点滴時は予定外抜去行為あり．監視モニター，離床センサー設置．	
C項目		0点	なし	○月○日，○○手術実施．経過良好．合併症，後遺症なし．	急変リスク

看護サマリーにおける看護必要度の項目から見た情報伝達上の留意事項をまとめられるようになると情報伝達がスムーズ

BOX 4　看護必要度の項目を活用した地域への情報伝達：その2 *8
「地域連携室と訪問看護ステーションのやり取りに看護必要度の情報を補足する」

病院から在宅の流れ　Bさん（例）

地域連携室　　　　**訪問看護ステーション**

ご紹介したい患者さんがおられるのですが，訪問の枠はまだ空いておりますか？

はい，まだ空いております．どのような患者さんでしょうか？

名前はBさんで．年齢は～疾患は～．今現在の看護必要度はA4点，B8点，C0点です．

A4点は重症度高めですね．B8点というとADLはかなりの介助を要しますね．A4点は何が算定されていますか？ちなみにいつ頃の退院予定でしょうか？

A得点は，創傷処置や酸素吸入，専門的な治療（麻薬）です．A得点が1～2点になれば退院可能と考えております．○日ごろの退院を目標にしています．

創傷処置や酸素は，在宅でも可能です．麻薬は貼付剤や内服に切り替えていただければ在宅でも管理可能です．B得点についてはサービスを考えましょう．

そこまで訪問看護ステーションで見ていただけるのでしたら，もうすこし早めに退院ができるかもしれませんね．ケアマネージャーや病棟の多職種とも共有しておきます．

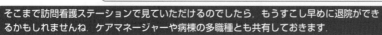

▌5. おわりに

日本では，高齢期における長期入院を是正するため，病院から地域への患者の移動を推進し，この結果として，患者は入退院を繰り返すことになった．このような入退院を繰り返す患者は，有害事象や健康状態の悪化，および社会的なリスクを高めるため，患者情報が，入院時には病院側に，退院時には地域側に，円滑に伝えることができる仕組みが必要とされている．

情報伝達に際して，サービス提供側は，多くの疾患に罹患している患者の全体像を把握したほうが良いサービスを提供できることは認識している．しかし，今日，患者に係る情報は，疾病に係るものだけでも膨大であり，病院や地域の多忙な医師，あるいは看護師等の医療関係者がこれらの情報をすべて把握することは困難である．

このような状況にあることから，結局，それぞれの職種がサービスを提供する時点の患者とのやり取りを通じて情報は提供されることになる．このため患者は，何かのサービスを受けようとするたびに，同じことを繰り返し聞かれることになる．

患者にとって，多くの職種によって，繰り返されるアセスメントは，大きな負担となる．

一方で，日本では，医療機関へのフリーアクセスが認められており，患者は，たとえ長年にわたって通院中の診療所があっても，新たに他院へ通院することは稀ではない．だが，このことを，長年，通院してきた診療所側の医師に伝えることは多くはない．おそらく，多くの医師は，患者が自分の診療以外に，いかなる診療所や病院へ通院しているかをすべて知ることはない．

患者の地域へのケア移行が推進される中，伝統的な単一疾患に対する診療ガイドラインに準じて，専門分化が進んだ医療システムはケアの断続性をもたらしやすい．

今日の医療システムが内包しているケアの断続は，多くの要因が重なって起こっているのである．医療における断続的なモデルを継続的なケアシステムへと再構築するためには，入退院を支援する過程に関わる看護，介護，生活支援サービスに係る多職種で簡易に，共有できるツールが求められている．

看護必要度は，日本で初めて，エビデンスに基づいた患者の状態の評価を考慮した看護量の分配システムとして開発されたが，患者の状態評価についても長年にわたって臨床で活用されてきた．このことは，看護必要度が今日の医療システムが内包しているケアの断続を超えるマネジメントツールとなることを期待させる．

参考資料 1 (16)

別紙 7

一般病棟用の重症度、医療・看護必要度Ⅰに係る評価票

（配点）

A	モニタリング及び処置等	0点	1点	2点
1	創傷処置 （①創傷の処置（褥瘡の処置を除く）、 ②褥瘡の処置）	なし	あり	
2	呼吸ケア（喀痰吸引のみの場合を除く）	なし	あり	
3	注射薬剤3種類以上の管理	なし	あり	
4	シリンジポンプの管理	なし	あり	
5	輸血や血液製剤の管理	なし		あり
6	専門的な治療・処置 （① 抗悪性腫瘍剤の使用（注射剤のみ）、 ② 抗悪性腫瘍剤の内服の管理、 ③ 麻薬の使用（注射剤のみ）、 ④ 麻薬の内服、貼付、坐剤の管理、 ⑤ 放射線治療、 ⑥ 免疫抑制剤の管理（注射剤のみ）、 ⑦ 昇圧剤の使用（注射剤のみ）、 ⑧ 抗不整脈剤の使用（注射剤のみ）、 ⑨ 抗血栓塞栓薬の持続点滴の使用、 ⑩ ドレナージの管理、 ⑪ 無菌治療室での治療）	なし		あり
7	救急搬送後の入院（5日間）	なし		あり

A得点

B	患者の状況等	患者の状態				介助の実施			評価
		0点	1点	2点		0	1		
8	寝返り	できる	何かにつかまればできる	できない					点
9	移乗	自立	一部介助	全介助		実施なし	実施あり		点
10	口腔清潔	自立	要介助		×	実施なし	実施あり	=	点
11	食事摂取	自立	一部介助	全介助		実施なし	実施あり		点
12	衣服の着脱	自立	一部介助	全介助		実施なし	実施あり		点
13	診療・療養上の指示が通じる	はい	いいえ						点
14	危険行動	ない		ある					点

B得点

C	手術等の医学的状況	0点	1点
15	開頭手術（13日間）	なし	あり
16	開胸手術（12日間）	なし	あり
17	開腹手術（7日間）	なし	あり
18	骨の手術（11日間）	なし	あり
19	胸腔鏡・腹腔鏡手術（5日間）	なし	あり
20	全身麻酔・脊椎麻酔の手術（5日間）	なし	あり
21	救命等に係る内科的治療（5日間） （①経皮的血管内治療、 ②経皮的心筋焼灼術等の治療、 ③侵襲的な消化器治療）	なし	あり
22	別に定める検査（2日間）	なし	あり
23	別に定める手術（6日間）	なし	あり

C得点

注） 一般病棟用の重症度、医療・看護必要度Ⅰに係る評価にあたっては、「一般病棟用の重症度、医療・看護必要度に係る評価票　評価の手引き」に基づき、
以下のとおり記載した点数について、A～Cそれぞれ合計する。
・A（A6①から④まで及び⑥から⑨までを除く。）については、評価日において実施されたモニタリング及び処置等の点数を記載する。
・A（A6①から④まで及び⑥から⑨までに限る。）及びCについては、評価日において、別表1に規定するレセプト電算処理システム用コードのうち、
A又はC項目に該当する項目の点数をそれぞれ記載する。
・Bについては、評価日の「患者の状態」及び「介助の実施」に基づき判断した患者の状況等の点数を記載する。

参考資料2　[17)]

一般病棟用の重症度、医療・看護必要度Ⅱに係る評価票

（配点　）

A	モニタリング及び処置等	0点	1点	2点
1	創傷処置（①創傷の処置（褥瘡の処置を除く）、②褥瘡の処置）	なし	あり	
2	呼吸ケア（喀痰吸引のみの場合を除く）	なし	あり	
3	注射薬剤3種類以上の管理	なし	あり	
4	シリンジポンプの管理	なし	あり	
5	輸血や血液製剤の管理	なし		あり
6	専門的な治療・処置（① 抗悪性腫瘍剤の使用（注射剤のみ）、② 抗悪性腫瘍剤の内服の管理、③ 麻薬の使用（注射剤のみ）、④ 麻薬の内服、貼付、坐剤の管理、⑤ 放射線治療、⑥ 免疫抑制剤の管理（注射剤のみ）、⑦ 昇圧剤の使用（注射剤のみ）、⑧ 抗不整脈薬の使用（注射剤のみ）、⑨ 抗血栓塞栓薬の持続点滴の使用、⑩ ドレナージの管理、⑪ 無菌治療室での治療）	なし		あり
7	緊急に入院を必要とする状態（5日間）	なし		あり

A得点

B	患者の状況等	患者の状態			介助の実施		評価
		0点	1点	2点	0	1	
8	寝返り	できる	何かにつかまればできる	できない			点
9	移乗	自立	一部介助	全介助	実施なし	実施あり	点
10	口腔清潔	自立	要介助		実施なし	実施あり	点
11	食事摂取	自立	一部介助	全介助	実施なし	実施あり	点
12	衣服の着脱	自立	一部介助	全介助	実施なし	実施あり	点
13	診療・療養上の指示が通じる	はい	いいえ				点
14	危険行動	ない		ある			点

（×印は「介助の実施」、＝印は「評価」を示す）

B得点

C	手術等の医学的状況	0点	1点
15	開頭手術（13日間）	なし	あり
16	開胸手術（12日間）	なし	あり
17	開腹手術（7日間）	なし	あり
18	骨の手術（11日間）	なし	あり
19	胸腔鏡・腹腔鏡手術（5日間）	なし	あり
20	全身麻酔・脊椎麻酔の手術（5日間）	なし	あり
21	救命等に係る内科的治療（5日間）（①経皮的血管内治療、②経皮的心筋焼灼術等の治療、③侵襲的な消化器治療）	なし	あり
22	別に定める検査（2日間）	なし	あり
23	別に定める手術（6日間）	なし	あり

C得点

注）　一般病棟用の重症度、医療・看護必要度Ⅱに係る評価にあたっては、「一般病棟用の重症度、医療・看護必要度に係る評価票　評価の手引き」に基づき、
以下のとおり記載した点数について、A〜Cそれぞれ合計する。
・A及びCについては、評価日において、別表1に規定するレセプト電算処理システム用コードのうち、
A又はC項目に該当する項目の合計点数をそれぞれ記載する。
・Bについては、評価日の「患者の状態」及び「介助の実施」に基づき判断した患者の状況等の点数を記載する。

参考資料3　[18)]

別紙17

特定集中治療室用の重症度、医療・看護必要度に係る評価票

（配点）

A	モニタリング及び処置等	0点	1点	2点
1	輸液ポンプの管理	なし	あり	
2	動脈圧測定（動脈ライン）	なし		あり
3	シリンジポンプの管理	なし	あり	
4	中心静脈圧測定（中心静脈ライン）	なし		あり
5	人工呼吸器の管理	なし		あり
6	輸血や血液製剤の管理	なし		あり
7	肺動脈圧測定（スワンガンツカテーテル）	なし		あり
8	特殊な治療法等（CHDF, IABP, PCPS, 補助人工心臓, ICP測定, ECMO, IMPELLA）	なし		あり

A得点

B	患者の状況等	患者の状態			介助の実施		評価
		0点	1点	2点	0	1	
9	寝返り	できる	何かにつかまればできる	できない			点
10	移乗	自立	一部介助	全介助	実施なし	実施あり	点
11	口腔清潔	自立	要介助		実施なし	実施あり	点
12	食事摂取	自立	一部介助	全介助	実施なし	実施あり	点
13	衣服の着脱	自立	一部介助	全介助	実施なし	実施あり	点
14	診療・療養上の指示が通じる	はい	いいえ				点
15	危険行動	ない		ある			点

（×　＝）

B得点

注）特定集中治療室用の重症度、医療・看護必要度に係る評価にあたっては、
　　「特定集中治療室用の重症度、医療・看護必要度に係る評価票　評価の手引き」に基づき行うこと。
　・Aについては、評価日において実施されたモニタリング及び処置等の合計点数を記載する。
　・Bについては、評価日の「患者の状態」及び「介助の実施」に基づき判断した患者の状況等の点数を記載する。

＜特定集中治療室用の重症度、医療・看護必要度に係る基準＞
　モニタリング及び処置等に係る得点（A得点）が3点以上。
　なお、患者の状況等に係る得点（B得点）については、基準の対象ではないが、毎日評価を行うこと。

参考資料4　[19)]

別紙18

ハイケアユニット用の重症度、医療・看護必要度に係る評価票

（配点）

A	モニタリング及び処置等	0点	1点
1	創傷処置（①創傷の処置（褥瘡の処置を除く）、②褥瘡の処置）	なし	あり
2	蘇生術の施行	なし	あり
3	呼吸ケア（喀痰吸引のみの場合及び人工呼吸器の装着の場合を除く）	なし	あり
4	点滴ライン同時3本以上の管理	なし	あり
5	心電図モニターの管理	なし	あり
6	輸液ポンプの管理	なし	あり
7	動脈圧測定（動脈ライン）	なし	あり
8	シリンジポンプの管理	なし	あり
9	中心静脈圧測定（中心静脈ライン）	なし	あり
10	人工呼吸器の管理	なし	あり
11	輸血や血液製剤の管理	なし	あり
12	肺動脈圧測定（スワンガンツカテーテル）	なし	あり
13	特殊な治療法等（CHDF, IABP, PCPS, 補助人工心臓, ICP測定, ECMO, IMPELLA）	なし	あり

A得点

B	患者の状況等	患者の状態			介助の実施		評価
		0点	1点	2点	0	1	
14	寝返り	できる	何かにつかまればできる	できない			点
15	移乗	自立	一部介助	全介助	実施なし	実施あり	点
16	口腔清潔	自立	要介助		実施なし	実施あり	点
17	食事摂取	自立	一部介助	全介助	実施なし	実施あり	点
18	衣服の着脱	自立	一部介助	全介助	実施なし	実施あり	点
19	診療・療養上の指示が通じる	はい	いいえ				点
20	危険行動	ない		ある			点

（×　＝）

B得点

注）ハイケアユニット用の重症度、医療・看護必要度に係る評価票の記入にあたっては、
　　「ハイケアユニット用の重症度、医療・看護必要度に係る評価票　評価の手引き」に基づき行うこと。
　・Aについては、評価日において実施されたモニタリング及び処置等の合計点数を記載する。
　・Bについては、評価日の「患者の状態」及び「介助の実施」に基づき判断した患者の状況等の点数を記載する。

＜ハイケアユニット用の重症度、医療・看護必要度に係る基準＞
　モニタリング及び処置等に係る得点（A得点）が3点以上かつ患者の状況等に係る得点（B得点）が4点以上。

参考資料5　[20)]

別紙21

日常生活機能評価票

患者の状況	得　点		
	0点	1点	2点
床上安静の指示	なし	あり	
どちらかの手を胸元まで持ち上げられる	できる	できない	
寝返り	できる	何かにつかまればできる	できない
起き上がり	できる	できない	
座位保持	できる	支えがあればできる	できない
移乗	介助なし	一部介助	全介助
移動方法	介助を要しない移動	介助を要する移動（搬送を含む）	
口腔清潔	介助なし	介助あり	
食事摂取	介助なし	一部介助	全介助
衣服の着脱	介助なし	一部介助	全介助
他者への意思の伝達	できる	できる時とできない時がある	できない
診療・療養上の指示が通じる	はい	いいえ	
危険行動	ない	ある	

※　得点：0〜19点
※　得点が低いほど、生活自立度が高い。

合計得点	点

Glossary

*¹　患者の同意のもと，医療機関等の間で，診療上必要な医療情報（患者の基本情報，処方データ，検査データ，画像データ等）を電子的に共有・閲覧できることを可能とする仕組み．

*²　multimorbidity（多疾患併存）という用語は，「複数の健康状態をもつ人々」[21)]，「2つ以上の障害の存在」[22)] を意味するとはされているが，この定義がコンセンサスを得ているわけではない．この多疾患状態については，1987年に Charlson Comorbidity Index score が示され，この Index は 2011 年に妥当性の検証などの再評価が行われている[23)]．

*³　多くの薬を服用することにより，副作用などの有害事象を起こすことを意味する．

*⁴　下線は筆者による．

*⁵　膨大かつ多様で複雑なデータのこと．スマートホンを通じて個人が発する情報，コンビニエンスストアの購買情報，カーナビゲーションシステムの走行記録，医療機関の電子カルテなど，日々，生成されるデータの集合をいう．

*⁶　ある特定の対象について長期的に収集されたデータのことをいう．

*⁷　看護必要度の活用については，拙著[24)-26)] を参照．地域への移行に際して看護必要度を利用した方法を学習する研修は毎年実施されている．

*⁸　株式会社デザインケアみんなのかかりつけ訪問看護ステーション神戸 事業所長 松原健治氏と筆者が，看護必要度データを地域の訪問看護ステーションで引き継ぐための方法を説明した研修（https://k5h.jp/23/02/）で作成したスライドの内容を一部改変した．

References

1) 厚生労働省老健局. 医療介護総合確保推進法（介護部分）の概要について. 厚生労働省. 2014.9.p.7-8.https://www.mhlw.go.jp/file/06-Seisakujouhou-12600000-Seisakutoukatsukan/0000061858.pdf (参照 2023-01-22)

2) 小林大介, 渡邊亮. 地域医療情報連携ネットワークの利活用に関する実態と課題の検討—ネットワーク事務局及び参加医療機関に対するインタビュー調査—, 厚生労働科学研究費補助金 (地域医療基盤開発推進研究事業) 分担研究報告書, 2019

3) Violan C, Foguet-Boreu Q, Flores-Mateo G, et al. Prevalence, determinants and patterns of multimorbidity in primary care： a systematic review of observational studies. PloS one. 2014, 9.7：e102149.

4) 厚生労働省政策統括官付参事官付保健統計室. 患者調査(確定数)の概況, 2022. 厚生労働.2022.6.https://www.mhlw.go.jp/toukei/saikin/hw/kanja/20/dl/kanjya-01.pdf (参照 2023-01-22)

5) 医療保険福祉審議会制度企画部会. 診療報酬体系のあり方について（意見書）. 厚生労働省. 1999.4.16. https://www.mhlw.go.jp/www1/shingi/s9904/s0416-1_19.html (参照 2023-01-22)

6) 厚生労働省保健局医療課. 基本診療料の施設基準等及びその届出に関する手続きの取扱いについて. 厚生労働省. 2022.3.4.p.37. https://www.mhlw.go.jp/content/12404000/000984045.pdf (参照 2023-01-22)

7) Menotti A, Mulder I, Nissinen A, et al. Prevalence of morbidity and multimorbidity in elderly male populations and their impact on 10-year all-cause mortality： The FINE study (Finland, Italy, Netherlands, Elderly). Journal of Clinical Epidemiology. 2001；54(7)：680-686.

8) Fortin M, Lapointe L, Hudon C, et al. Multimorbidity and quality of life in primary care： a systematic review. Health and Quality of life Outcomes. 2004：2(1)：1-12.

9) Kadam U. T, Croft P. R, North Staffordshire GP Consortium Group. Clinical multimorbidity and physical function in older adults： a record and health status linkage study in general practice. Family Practice, 2007；24(5)：412-419.

10) Nobili A, Garattini S, Mannucci PM. Multiple diseases and polypharmacy in the elderly： challenges for the internist of the third millennium. Journal of Comorbidity. 2011；1(1)：28-44.

11) Quan H, Li B, Couris C, et al. Updating and validating the Charlson comorbidity index and score for risk adjustment in hospital discharge abstracts using data from 6 countries. American Journal of Epidemiology, 2011；173(6)：676-682.

12) Muth C, Kirchner H, Van Den Akker M, et al. Current guidelines poorly address multimorbidity： pilot of the interaction matrix method. Journal of Clinical Epidemiology. 2014；67(11)：1242-1250.

13) National Institute for Clinical Excellence, Multimorbidity： clinical assessment and management. United Kingdom：NICE, 2016.

14) 髙橋亮太, 岡田唯男, 上松東宏. プライマリケアにおける multimorbidity の現状と課題. 日本プライマリ・ケア連合学会誌. 2019；42(4)：213-219.

15) Allen J, Ottmann G, Roberts G. Multi‐professional communication for older people in transitional care： a review of the literature. International Journal of Older People Nursing. 2013；8(4)：253-269.

16) 厚生労働省保険局. 一般病棟用の重症度, 医療・看護必要度Ⅰに係る評価票.「令和4年度診療報酬改定について」別紙7, 厚生労働省.2022-03-04,p.239. https://www.mhlw.go.jp/content/12404000/000984045.pdf (参照 2023-01-22)

17) 厚生労働省保険局. 一般病棟用の重症度, 医療・看護必要度Ⅱに係る評価票.「令和4年度診療報酬改定について」別紙7, 厚生労働省.2022-03-04,p.240. https://www.mhlw.go.jp/content/12404000/000984045.pdf (参照 2023-01-22)

18) 厚生労働省保険局. 特定集中治療室用の重症度, 医療・看護必要度に係る評価票.「令和4年度診療報酬改定について」別紙17, 厚生労働省.2022-03-04,p.331. https://www.mhlw.go.jp/content/12404000/000984045.pdf (参照 2023-01-22)

19) 厚生労働省保険局.「ハイケアユニット用の重症度, 医療・看護必要度に係る評価票.「令和4年度診療報酬改定について」別紙18, 厚生労働省.2022-03-04,p.345. https://www.mhlw.go.jp/content/12404000/000984045.pdf (参照 2023-01-22)

20) 厚生労働省保険局. 日常生活機能評価票.「令和4年度診療報酬改定について」別紙21, 厚生労働省.2022-03-04, p.363 https://www.mhlw.go.jp/content/12404000/000984045.pdf (参照 2023-01-22)

21) Mager DR. Medication Management In Home Healthcare. Population Health for Nurses：Improving Community Outcomes, Springer Publishing Company,304p,2019.

22) Barnett K, Mercer S W, Norbury M, et al. Epidemiology of multimorbidity and implications for health care, research, and medical education：a cross-sectional study. The Lancet, 2012；380 (9836)：37-43.

23) Quan H, Li B, Couris CM, et al. Updating and validating the Charlson comorbidity index and score for risk adjustment in hospital discharge abstracts using data from 6 countries. American Journal of Epidemiology. 2011；173 (6)：676-682.

24) 嶋森好子, 筒井孝子. マネジメントツールとしての看護必要度 第2版, 中山書店, 213p, 2008.

25) 嶋森好子, 筒井孝子. 看護必要度データから始まる臨床看護マネジメント, サイオ出版, 191p, 2018.

26) 筒井孝子. ナーシング・トランスフォーメーション, 日本ヘルスケアテクノ, 177p, 2022.

特集論文 2

WHO-DAS 2.0 を用いた障害福祉サービスの選択に関する研究 ―生活介護及び就労継続支援 B 型サービスの選定への利用―

筒井孝子 [1]，松本将八 [2]

Takako Tsutsui[1] (Doctor of Medical Science, Doctor of Engineering),
Shohachi Matsumoto[2]

[1] 兵庫県立大学大学院社会科学研究科教授
[2] 兵庫県立大学大学院経営学研究科
〒 651-2197 兵庫県神戸市西区学園西町 8-2-1
email：takako@tsutsui.vianet.jp

提言

- ・ ICF における「参加と活動」に関する生活機能を評価するアセスメントツール WHO-DAS は，障害福祉サービスの利用開始時のスクリーニングに用いることで，障害者の特性にあった適正なサービスを選定するのに役立つ．

- ・ WHO-DAS は，利用者の生活機能のスコアを算出できることから，生活介護，就労継続支援といった障害福祉サービスの効果を測定できる可能性がある．

目的： 生活介護，就労継続支援 B 型サービスを利用していた障害者群別に，それぞれのサービス利用開始前の WHO-DAS 得点と基本属性等の生活状況等の差異を明らかにすることを目的とした．

方法： WHO-DAS 2.0 の 36 項目版（代理人評価）による調査を生活介護の利用者 68 名，就労継続支援 B 型の利用者 31 名に実施した．また，この 2 種類のサービス利用者群別の基本属性，WHO-DAS の得点を比較分析した．さらに，各サービス利用の有無を目的変数とし，対象者の属性及び 6 領域 7 種類の WHO-DAS 領域別得点を説明変数とした多重ロジスティック回帰分析を実施した．

結果： 利用サービスによる性別や知的障害の有無には有意差はなかったが，生活介護の利用者群の年齢は，就労継続支援 B 型サービス利用群よりも 30 歳未満の割合が高かった．また，生活介護利用群は，特別支援学校出身者が有意に多かった．さらに，生活介護利用群は，親との同居率が高く，交際・婚姻経験がないものが多かった．障害等級は，生活介護利用群のほうが，重度（A，1 級）の者が多く，障害支援区分も 3 以上の者が多かった．

考察： WHO-DAS の領域別得点は，すべての領域で生活介護利用群のほうが，就労支援 B 型利用群よりも有意に高く，支援を要する状態となっていた．現行の利用サービスの選定には，一定のルールがあることが示唆された．

結論： WHO-DAS は，ICF の中の「参加と活動」に関する生活機能を評価するアセスメントツールである．本研究の結果からは，これまで臨床的知見により決定されていたサービスを利用者の開始前の WHO-DAS の得点値を利用することで当該障害者にとって，より適切なサービスを選択できる可能性が示された．

Abstract

Study on optimal selection of a welfare service for the disabled using WHO-DAS 2.0
— 'Daily Nursing Care' or 'Type-B support for continuous employment places of business' ?
Examination of the selection criteria −

Objective: Selection and allocation of an appropriate service for an individual with handicaps (a user) has been commonly based by service provider's clinical observation as well as the user's own preference. Our aim in this study is to examine if WHO-DAS (WHO Disability Assessment Schedule 2.0) results can be used as a selection criterion for such decisions.

Method: We made a comparison of the basic attributes and the scores per domain of 36-item version WHO-DAS 2.0 (proxy-administered) between 68 users of 'Daily Nursing Care' and 31 users of 'Type B Support for Continuous Employment Places of Business (Type-B Support)'. Subsequently, we conducted a multiple logistic regression analysis with an objective variable (whether they receive a service or not) and an explanatory variable (basic attributes and WHO-DAS scores in 6 domains for 7 types of user).

Results: No significant differences were observed in user's gender and in intellectual disabilities in the two services. There was, however, a difference in user's age – a higher ratio of users under 30 years old in the group of Daily Nursing Care than that of Type-B Support. Besides that, we found that Daily Nursing Care users were more likely to be from special needs schools, living with their parents and to have never been married/in a relationship compared to the users of the other service. Furthermore, more Daily Nursing Care users had severe Disability (A, grade 1) and had higher certification for classification of degree of disability (above grade 3).

Discussion: The users of Daily Nursing Care had clearly higher scores in all WHO-DAS domains than those of Type-B Support and it suggested that Daily Nursing Care users may need more support.

Conclusion: The results of our study suggested the possibility to make use of the user's WHO-DAS scores (before the start of the service) as a selection criterion to determine one's appropriate service together with the conventional way of selection – based on clinical observations of the service providers.

Keywords

選定基準（Selection criteria），
生活介護（Daily Nursing Care），
就労継続支援Ｂ型（Ｂ型支援）[Type B Support for Continuous Employment Places of Business (Type-B Support)]

Ⅰ. 緒言

　障害福祉サービスは，個々の障害のある人々の障害程度や勘案すべき事項（社会活動や介護者，居住等の状況）を踏まえ，個別に支給決定が行われる「障害福祉サービス」と，市町村の創意工夫により，利用者の方々の状況に応じて柔軟に実施できる「地域生活支援事業」に大別される．

　このうち，「障害福祉サービス」は，介護の支援を受ける場合には「介護給付」，訓練等の支援を受ける場合は「訓練等給付」に位置付けられる[1]．

　介護給付では，その障害支援区分[*1]，によって，利用できるサービスやその支給量に違いがある．

　例えば，居宅介護の利用で1人暮らしの利用者は，障害支援区分1であれば，標準支給量は月に25時間の支給となり，障害支援区分6になれば月に92時間の支給となる．

　また生活介護事業所を利用する場合は，50歳未満の方は障害支援区分が3より高くなければならないが，50歳以上の方は障害支援区分が2より高いことが要件となる．このように，介護給付は障害支援区分によって受けられるサービスに違いがある[2]．

　訓練等給付の場合は，介護給付のように障害支援区分の認定を必要とせず，市町村への障害福祉サービスの利用の申し込みと障害福祉サービス受給者証の申請を行えば，訓練等給付のサービスを受けることが出来る．

　また訓練等給付では，共同生活援助（グループホーム）のみ障害支援区分の認定が必要となるが，共同生活援助を利用する場合には障害支援区分の認定を必要としない[3]．

　就労継続支援B型の利用をする場合は，過去の就労経験が有ることが必要であるが，就労経験が無い場合には就労移行支援事業所や障害者就業・生活支援センターによるアセスメントが必要となる．

　障害福祉サービスの成人の通所事業所では，事業所数，利用者数で最も多い就労継続支援B型事業所の次に生活介護は多い．生活介護の事業所数は8,637(令和2年10月1日)で利用者数は251,072名(令和2年9月)[4]であり，障害者の日中活動，福祉的就労の場となっている．

　また，訓練等給付とされる就労継続支援B型と介護給付である生活介護という，これら2つのサービスは，令和元年度生活介護事業実態調査結果[5]によると，調査対象の中で回答があった1,177事業所のうち，生活介護の「単独型」が581か所（49.6％），「多機能型」が596か所（50.6％）であり，「多機能型」が少し多かった．

　しかし，令和2年度の同調査[6]結果では，調査対象で回答があった1,191か所では，生活介護の「単独型」が612か所（51.4％），生活介護と就労継続支援B型の「多機能型」が579か所（48.6％）で「単独型」が多く，「多機能型」には減少傾向が示された．

　生活介護の利用は，障害者総合支援法における「常時介護を要する者」を対象とした事業として位置付けられ，障害支援区分3以上であることが利用条件とされる．一方，就労継続支援B型は，障害支援区分の有無による利用条件はない．このように利用者にとっても事業所においても，いずれのサービスが適切かを判断する明確なメルクマールは今のところ存在しない．

　したがって，利用するサービスの選定は，利用者の希望を基本とするものの，結果的には，利用者の希望だけでなく，利用者の家族や教育機関及び行政機関の担当者，事業所の相談支援員等，多くの人々の話し合いの結果から選択するのが一般的とされる[7]．実態としては，障害福祉事業所の職員が，これら専門職員や家族らすべてと，利用前の障害者の情報を共有し，サービスの説明と同時に利用者のアセスメントを行いながら，より適切なサービスを選択する際の決定に大きな役割を果たしている．

　だが，サービスを利用後に，利用者にとっての不具合が生じ，サービスを変更することは少なくない．これは，選定に関わる関係者の障害福祉サービスの障害者の障害に係る知識やアセスメント技術を高める必要性があることを示唆している．同時に，エビデンスに基づいた選定の仕組みを構築し，利用者だけでなく，その家族，関係者にとって，納得のいく選定がなされたことが了解されるようにすることが求められている．

本研究の調査対象となった障害事業所でも他の事業所と同様に，利用者の希望を基本としながら，利用者の家族の意見や従前に通学していた学校関係者，行政の担当職員の意見を聴取しながら，臨床的知見に基づいて，サービスを選定の支援をしてきた．ただし，当該事業所では，数年前から，WHO-DAS [8]（WHO-Disability Assessment Schedule 2.0）*2 の領域別得点を用いた計画書作成が試行的に実施され，WHO-DAS による得点とそのアセスメント結果が蓄積されてきた．

そこで本研究では，生活介護と就労継続支援 B 型のサービス群別に，サービス利用前の WHO-DAS の領域別得点と，基本属性の違いを明らかにすることを目的とした．

これは，利用者や，その家族，そして彼らを支援する職員等がサービス利用開始時に WHO-DAS の領域別得点の資料を得ることで，より適切なサービスを選ぶことができることを目指すためである．

また，これらの 2 種類のサービス利用群の特性や WHO-DAS のアセスメント内容が明らかにされれば，サービス選択時に利用者に対して，より詳細な説明ができるようになると考えられる．

II. 研究方法
1) 調査対象
H 県において，A 指定障害福祉事業所等を運営している K 法人で，生活介護及び就労継続支援 B 型サービスを利用している 127 名から，100 名の任意の利用者を選定した．調査は，WHO-DAS の評価にあたって留意事項を示した利用マニュアルを用いて，調査説明会に参加した障害福祉事業所の職員が行った．用いたのは，WHO-DAS 2.0 36 項目版であり，調査方法は代理人評価法が採用された．

分析は，データに欠損がなかった 99 名分を用いた．これらの利用者の内訳は，生活介護利用者68 名，就労支援 B 型 31 名であった．

2) 調査内容
利用者の基本属性として，性別，年齢，及び学校種別，世帯類型としての親との同居の有無，婚姻，交際経験の有無，知的障害の有無，障害等級，支援区分等については，半構造化面接法を用いて，サービスを提供している障害福祉事業所のサービス管理責任者が調査した．

また，WHO-DAS 2.0 36 項目版を用いた 6 領域（D1：認知，D2：可動性，D3：セルフケア，D4：他者との交流，D5(1)：日常活動（家庭活動），D5(2)：日常活動（仕事または学校の活動），D6：社会への参加）の 7 種類のスコアは利用前に代理人方式によって評価された．

3) 分析方法
2 群（生活介護群，就労支援 B 型利用群：以下，就労支援群と略す）別に基本属性，WHO-DAS の 7 つの領域別得点との関係を分析した．

基本属性及び WHO-DAS 36 項目から算出される 6 領域 7 種のスコア (0 - 100 点の範囲をとり，値が高いほど生活機能障害が高い) について，2 種類のサービス別に対応のない T 検定を行った．

また，2 種類のサービス選定結果（生活介護が 1，就労継続支援 B 型が 0）と基本属性，WHO-DAS 36 項目から算出される 6 領域 7 種の得点との関係を明らかにするため，多重ロジスティック回帰分析（ステップワイズ変数増加法，尤度比）を実施した．同様に，WHO-DAS 36 項目の領域別得点との関連性も分析した．

解析には統計ソフト SPSSver 24.0 for Windows を用い，有意水準は 5 ％未満とした．

4) 倫理的配慮
研究の実施にあたり，兵庫県立大学大学院社会科学研究科に設置された倫理審査委員会で認証を受けて実施した（承認番号 2017-0002）．

対象者には文書で研究の目的，データ収集方法や手順，研究結果の公表，匿名性の確保，研究者のみがデータを扱うこと，終了後のデータの保管方法と期限などを説明し，インフォームドコンセントを得た．

回答は自由意志に基づくものとし，回答しない場合も不利益を被らないことを説明し，対象者に

は，調査参加に同意した後も随時，自由に同意を撤回することが出来ると説明したうえで実施した．

Ⅲ．研究結果

1）利用者の基本属性

　基本属性のうち，利用者の年齢階層は，10代が16名，20代が52名，30代が8名，40代が12名，50代が10名，60代が1名であり，20代が最も多かった．また，障害支援区分は，非該当が14名，区分1が3名，区分2が4名，区分3が7名，区分4が24名，区分5が22名，区分6が25名で，区分6が最も多かった．

　性別と知的障害の有無には，2群間の有意差はなかった．年齢階層の分布からは，生活介護群のほうが，就労支援群よりも30歳未満の割合が有意に高かった．同様に，学校種別については，特別

支援学校出身者の割合が生活介護群では高かった．

　また，世帯構成に関しては，生活介護群は，親との同居の割合が高く，交際・婚姻経験がない者が多かった．障害等級は，生活介護群のほうが，重度（A，1級）の者が多く，障害支援区分としては3以上の者が多かった（**Box 1**）．

2）利用者の6領域7種のWHO-DAS領域別得点

　全ての領域別得点，すなわち，D1：認知，D2：可動性，D3：セルフケア，D4：他者との交流，D5(1)：日常活動（家庭活動），D5(2)：日常活動（仕事または学校の活動），D6：社会への参加）において，生活介護群の得点が有意に高かった（**Box 2**）．なお，この6領域7種のWHO-DAS領域別得点の分布を，生活介護群と就労支援群別にみると，D5（1）：日常活動（家庭活動）は，全体

BOX 1

| | | 全体 | | サービス種別 | | | | |
| | | | | 生活介護 | | 就労支援B | | |
		N	%	N	%	N	%	p値
性別	男性	36	36%	22	22%	14	14%	0.219
	女性	63	64%	46	46%	17	17%	
年齢	30歳以上	31	31%	15	15%	16	16%	0.003**
	30歳未満	68	69%	53	54%	15	15%	
学校種別	特別支援学校	84	85%	66	67%	18	18%	0.000**
	普通学校	15	15%	2	2%	13	13%	
世帯	親と同居なし	10	10%	3	3%	7	7%	0.005**
	親と同居	89	90%	65	66%	24	24%	
婚姻・交際経験の有無	なし	83	84%	62	63%	21	21%	0.003**
	あり	16	16%	6	6%	10	10%	
障害種別（知的障害の有無）	ない	13	13%	6	6%	7	7%	0.060
	ある	86	87%	62	63%	24	24%	
障害等級	中軽度（2級以上・B1〜2）	23	23%	2	2%	21	21%	0.000**
	重度（1級・A）	76	77%	66	67%	10	10%	
支援区分3以上	支援区分3未満	21	21%	0	0%	21	21%	0.000**
	支援区分3以上	78	79%	60	61%	10	10%	

** $p<0.01$, * $p<0.05$

BOX 2

| | 全体 | | 生活介護 | | 就労支援B | | |
| | | | サービス種別 | | | | |
	平均値	標準偏差	平均値	標準偏差	平均値	標準偏差	p値
D1：認知	74.1	26.4	79.8	22.0	61.6	31.0	0.005**
D2：可動性	41.0	38.1	50.4	38.2	20.4	28.9	0.000**
D3：セルフケア	50.6	30.8	60.4	28.9	29.0	23.3	0.000**
D4：他者との交流	77.0	25.3	82.2	22.5	65.6	27.6	0.002**
D5（1）：日常活動（家庭活動）	80.8	29.4	93.1	17.0	53.9	33.1	0.000**
D5（2）：日常活動（仕事または学校の活動）	73.5	29.0	85.6	19.6	47.0	28.7	0.000**
D6：社会への参加	71.6	22.1	75.2	22.6	63.6	19.1	0.014*

** $p<0.01$, * $p<0.05$

の平均値は 80.8 点（標準偏差 29.4）であったが，生活介護は 93.1 点（標準偏差 17.0），就労支援 B 型 53.9 点（標準偏差 33.1）で，生活介護群の得点は有意に高いだけでなく，高い得点に偏りがあることがわかった．同様に，D5（2）：日常活動（仕事または学校の活動）の全体の平均値は 73.5 点（標準偏差 29.0），生活介護群 85.6 点（標準偏差 19.6），就労支援群 47.0 点（標準偏差 28.7）も，生活介護群の得点が有意に高いだけでなく，高い得点に偏りがあることがわかった．

3）利用サービスの選定に関わる要因

　利用者の 6 領域 7 種の領域別得点に加えて，障害支援区分や障害等級以外の基本属性（性別，年齢（30 歳以上かどうか），学校種別 (特別支援学校か普通学校か)，世帯（親と同居かどうか），婚姻・交際経験の有無，障害種別（知的障害があるかどうか）について，多重ロジスティック回帰分析を実施した．

　この結果，関連要因として「学校種別 (特別支援学校 0，普通学校 1)」と「D5(2)：日常活動（仕事または学校の活動）」が示され，生活介護群の多くは特別支援学校出身者であった．また，WHO-DAS の領域別得点「D5(2)：日常活動（仕事または学校の活動）」が高い者が生活介護を利用していた．このモデルの判別的中率は 85.9％であった（**Box 3**）．

　次に，6 領域 7 種類の WHO-DAS 領域別得点を投入し，多重ロジスティック回帰分析を実施したところ，関連要因としては，「D5(1)：日常活動（家庭活動）」と「D5(2)：日常活動（仕事または学校の活動）」が示された．これらの 2 つの値が高い者が生活介護を利用していた．このモデルの判別的中率は，85.9％であった（**Box 4**）．

ⅣＩＶ．考察

　本研究の調査対象が利用する A 指定障害福祉事業所（以下，A 事業所と略す）では，世界保健機構（以下，WHO）が開発した ICF の参加と活動を評価するために開発された WHO-DAS 2.0 の 36 項目版を用いてアセスメントを実施し，これを実施後に利用サービスにおける個別支援計画書を作成していた．

　A 事業所では，日本の障害者の生活状況や社会活動の参加を評価するにあたって，WHO-DAS の有用性が明らかにされてきたことから，先駆的な取り組みとして，この利用を推進してきた[2,9]．だが，A 事業所では，これまで WHO-DAS によ

BOX 3　生活介護と就労支援 B 型利用に関連する WHO-DAS の領域別得点と属性の検討

関連変数	偏回帰係数	p 値	オッズ比	オッズ比の95%信頼区間	
				下限	上限
学校種別（特別支援学校 0，普通学校 1）	-2.91	0.00	0.06	0.01	0.33
D5（2）：日常活動（仕事または学校の活動）	0.05	0.00	1.05	1.03	1.08
定数	-2.41	0.00	0.09		

モデルχ二乗検定：< 0.00　　判別的中率：85.9%
Hosmer と Lemeshow の検定：p = 0.54　　就労支援 B 型 = 0，生活介護 = 1

BOX 4　生活介護と就労支援 B 型利用選定に関連していた WHO-DAS の領域

関連変数	偏回帰係数	p 値	オッズ比	オッズ比の95%信頼区間	
				下限	上限
D5（1）：日常活動（家庭活動）	0.03	0.02	1.03	1.01	1.06
D5（2）：日常活動（仕事または学校の活動）	0.03	0.01	1.04	1.01	1.06
定数	-3.96	0.00	0.02		

モデルχ二乗検定：< 0.00　　判別的中率：85.9%
Hosmer と Lemeshow の検定：p = 0.54　　就労支援 B 型 = 0，生活介護 = 1

る得点や，アセスメント情報を，サービス選定の際の資料としては用いていなかった．

本研究の結果，生活介護と就労継続支援B型のサービス開始時の日常生活の活動と参加に係わるWHO-DASの領域別得点は，すべての領域において，生活介護群の方が就労支援群より高いことが明らかにされた．すなわち，WHO-DAS領域で高い得点となった利用者には，生活介護の利用を推奨できる．

これまで，A事業所の管理者及びサービス管理責任者は，豊富な臨床経験から，利用者の家庭や事業所での日常活動の自立度を想定できていた．そして，この自立度や利用者の生活の状況から，生活介護や就労支援B型等の多様なサービスの選定の支援をしてきた．

しかし，本研究の結果から，WHO-DASによるアセスメント情報が，現在，利用している個別支援計画書作成だけでなく，利用者が多様なサービスから，サービス選択に迷った場合に，そのアセスメント結果によって，助言できる可能性が示された．

前述したように，現在，生活介護と就労継続支援B型の「多機能型」の事業所は減少傾向にある．

これは，多くのサービスを提供するには，利用者の特性に応じたサービスの選定をしなければならない．つまり，この選定には，利用者の希望だけでなく，選定に関するエビデンスが必要となる．

しかし，現状ではこのエビデンスは，不足しているため，単独型へと切り替えが進んでいるのではないかとも推察される．

また，「都道府県・政令指定都市・中核市における生活介護・就労継続支援B型事業所の評価についての実態調査」[10]によると，これらの2つのサービス提供への苦情に共通していたのは，「障害特性に合わせた支援が不十分」ということが理由であった．とりわけ，生活介護事業では，「個別支援計画に基づいたサービスが行えていない」と指摘され，大きな課題となっている[11]．

本研究の結果からは，WHO-DASを活用することで障害特性に合わせた支援ができる可能性が示された．

また，現在，障害福祉サービス領域では，個別支援計画書の作成が義務付けられ，この計画書に基づいてサービス提供がされている．ただし，個別支援計画書は，障害福祉サービスを提供する事業所が独自に作成している．さらに，この計画書作成は事前にアセスメントをすべきとしているが，これも事業所毎に詳細に検討すると，同一事業所においても計画書やアセスメントを作成する職員の力量によって，その質は異なっているという実態がある[2]．

これまでは，このような違いに関しては，個々の障害者の特徴をより重視しているためとされてきた．それは，サービス利用前のアセスメントデータが存在しないことから，障害の特性に合致した適切なサービスが提供されているかを判断することは困難であったからともいえる．

昨今は，障害者の課題を解決し，適正な提供を実施するためには，計画書作成において，そのアセスメント方法や様式の標準化が求めるべきという意見が少なくない[12]．これは，障害福祉サービスの提供にエビデンスが求められていることに他ならない．

本研究から明らかにされた「D5(1)：日常活動（家庭活動）」と「D5(2)：日常活動（仕事または学校の活動）」の得点との関連性が高かったことは，臨床知見とも一致している．この得点をメルクマールとすることや，計画書作成に利用できることは重要な知見といえる．

このような根拠に基づいたサービス提供体制を確立するためには，利用者の特徴をアセスメントした際のデータを蓄積することと同時に，どのようなサービスを提供したかという双方のデータの蓄積が必要となる．

前者については，WHO-DASの活用が有用と考えられ，後者については，介護サービスの領域で活用されている，「介護プロフェッショナルキャリア段位制度」[13]*3の障害領域への導入等も期待される．

V．結論

　本研究の結果，WHO-DAS スコアのうち，日中活動のスコアに生活介護群と就労支援群とには有意な差が認められ，この情報がサービス利用開始時の適性判断等に活用できる可能性が示唆された．

　今後は，WHO-DAS の評価結果と具体的な支援の関係性を分析し，サービス利用のスクリーニングを含めた，障害福祉サービスマネジメントへの活用方法等を検討することが求められる．

謝辞：本研究は，厚生労働科学研究費補助金 政策科学総合研究（統計情報総合研究）JPMH20AB1003 の助成を受けたものである．

Glossary

*¹ WHO-DAS 2.0 (The World Health Organization Disability Assessment Schedule) は，世界保健機関（WHO）が開発した健康と障害について文化的影響を除いて測定する標準ツールである．WHO-DAS 2.0 は，以下の生活の6つの領域（domain）における生活機能（functioning）のレベルを把握するツールである．

・第1領域：認知 — 理解すること及びコミュニケーションをとること
（Cognition） — （understanding and communicating）
・第2領域：可動性 — 動くこと及び動き回ること
（Mobility） — （moving and getting around）
・第3領域：セルフケア — 身の周りの衛生に気をつけること，更衣，食べること，一人でいること
（Self-care） — （attending to one's hygiene, dressing, eating and staying alone）
・第4領域：人との交わり — 他の人とのかかわり
（Getting along） — （interacting with other people）
・第5領域：生活 — 家庭での責任，レジャー，職場や学校
（Life activities） — （domestic responsibilities, leisure, work and school）
・第6領域：参加 — コミュニティ活動に加わること，社会への参加
（participation） — （joining in community activities, participating in society）

*² 障害支援区分とは，障害の多様な特性その他の心身の状態に応じて必要とされる標準的な支援の度合を総合的に示すもの（https://www.mhlw.go.jp/content/000949621.pdf）．

*³ 「介護プロフェッショナルキャリア段位制度」は，2012年に内閣府が創設した介護分野における職業能力を評価・認定する仕組み．2015年以降は厚生労働省の管轄になった．役職のような肩書きではなく，スキルやキャリアで評価し，プロフェッショナルとして誇りを持てる社会づくりを推進する施策の一環として創設され，介護をはじめとする成長分野における人材育成の強化と，新しい労働力の確保を目指した制度である．（https://www5.cao.go.jp/keizai1/jissen-cu/kaigo/shiryou/2015/0326/shiryou2.pdf）

Reference

1) 岡野弘美．障害分野の法改正における福祉専門職に関する課題．京都光華女子大学研究紀要．2014；52：131-139.

2) 松本将八．WHO-DAS 2.0 を利用した就労継続支援B型のサービスマネジメント．兵庫県立大学大学院　経営研究科　修士論文．2018.

3) 障害福祉サービス等報酬改定検討チーム，"共同生活援助（介護サービス包括型・外部サービス利用型・日中サービス支援型）に係る報酬・基準について"資料2，第14回 2020.9.11，厚生労働省．https://www.mhlw.go.jp/content/12401000/000670104.pdf (accedded2022-09-29)

4) 厚生労働省政策統括官付参事官付社会統計室．"2 障害福祉サービス等事業所・障害児通所支援等事業所の状況" 令和 3 年社会福祉施設等調査の概況, 厚生労働省．2021.10.1. https://www.mhlw.go.jp/toukei/saikin/hw/fukushi/21/dl/kekka-kihonhyou02.pdf (参 照 2023-1-20)

5) 公益財団法人日本知的障害者福祉協会日中活動支援部会．"令和元年度 生活介護事業所（通所型）実態調査報告" 公益財団法人日本知的障害者福祉協会 2020.3. http://www.aigo.or.jp/choken/pdf/r1chosa1le.pdf (参照 2023-1-20)

6) 公益財団法人日本知的障害者福祉協会日中活動支援部会．"令和 2 年度 生活介護事業所（通所型）実態調査報告" 公益財団法人日本知的障害者福祉協会 2021.3. http://www.aigo.or.jp/choken/pdf/r2chosa4.pdf (参照 2023-1-20)

7) 松本将八．障害福祉サービス事業所が抱える経営課題の構造化―解決に向けたアプローチの一試案―．星陵台論集．兵庫県立大学大学院神戸商科キャンパス研究会．2022；55(1)：1-15.

8) 筒井孝子．WHO-DAS 2.0 日本語版の開発とその臨床的妥当性の検討．厚生の指標．厚生労働統計協会．2014；61(2)：37-44.

9) 松本将八．利用者の活動と参加に着目した障害サービスマネジメント手法の検討―WHO-DAS 2.0 によるアセスメントの活用を通して―．商大ビジネスレビュー．2017；7(3)：139-166.

10) 岡田祐樹，日詰正文，古屋和彦．都道府県・政令指定都市・中核都市における生活介護・就労継続支援 B 型事業所の評価についての実態調査．国立のぞみの園紀要．2019；12：29-38.

11) 津田耕一．障害者の「個別支援計画」の作成に向けての現状と課題．総合福祉科学研究．2010；1：39-48.

12) 重田史絵．利用者の well-being につながる福祉サービス評価をめざして：リサーチクエスチョンの変遷から福祉施設の研究を振り返る．まなびあい．2021；14：147-152.

13) 岩田泰彦．介護施設における人事制度導入に関する研究－キャリアパスおよび介護プロフェッショナルキャリア段位の導入－．商大ビジネスレビュー．2017；7(3)：1-21.

特集論文
看護必要度を使って多職種協働にチャレンジしよう

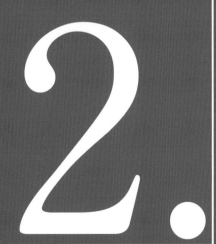

特集論文 3

多職種協働からみた DPC データの活用
—看護必要度を用いた適切な患者サービスの提供と働き方改革への応用—

齋藤 実 MD
Minoru Saitoh

地方独立行政法人　明石市立市民病院 副院長
〒 673-8501 兵庫県明石市鷹匠町１－３３
email: lucysaitohdesourou@gmail.com

要旨

　看護必要度を用いた適切な患者サービスの提供と働き方改革への応用について述べる．はじめに DPC 請求病院における，DPC データに使用されているそれぞれのファイルの特徴について概略を述べ，課題症例を紹介する．そして課題症例の EF ファイル，H ファイルから読み取れる内容について，更にこのファイルを結合することにより患者の病態と問題点を読み取り，多職種協働による患者サービスの向上を図ることができることを説明する．次に，予定外入院の症例で，H ファイルの元となる看護必要度の入力画面を入院中から確認し，実際に多職種で共有した例を紹介する．

　最後に，このような看護必要度を用いた多職種での検討が，医療と介護を繋ぐ重要な視点を持っているだけでなく，医師の働き方改革にもメリットがあることを述べる．

Highlight

Making the best use of Diagnosis Procedure Combination(DPC) data from the viewpoint of inter-professional work

The author showcases in this article the appropriate provision of the service for patient care using the nursing care intensity (NCI) along with the effect toward a physician's work style reforms.
First, explaining the files used in DPC data, the author shows the outline of features of each file, then introduces the illustrative cases. By combining the EF and the H file of these cases, the author insists a patient's state and problem can be understand leading to the level up the patient service with the aid of inter-professional work.
Next, the author presents a real case shared by inter-professional work for patients where hospitalization is unexpected, confirming the input screen of NCI which becomes basis of the H file.
Finally, performing the discussion together with inter-professional work can provide not only a vital perspective to integrate medical and nursing care, but can bring a physician's work style reforms.

Keywords

看護必要度（Nursing care intensity: NCI），DPC データ（DPC data），
多職種協働（Inter-professional work: IPW），
働き方改革（Work style reforms）

DPC データの構造－7 種類のファイル（Box 1）

まず，一般的な DPC データについて述べる．

DPC 標準病院群での届出が義務付けられている DPC データは，7 種類のファイルで構成されている．

様式 1 は患者の基本情報や病名，手術，重症度指標などが含まれ入院中に入力が必要である．

EF ファイルと D ファイルはレセプト情報である．実際に行われた診療行為・実施日，使用薬剤・使用量などの具体的な内容が記載されており，EF ファイルは入院と外来に分かれている．

これらの具体的な治療内容を提出する際に，DPC 請求病院では D ファイルとして提出する．

H ファイルには，看護師等が評価項目別・評価日別に評価したスコアが掲載される．重症度，医療・看護必要度 I の基準該当割合の計算が可能で

ある．これまで H ファイル単独で基準該当割合を算出できていたが，2020 年の改訂で A 項目の一部と C 項目はレセプトコード入力に変更になったため，看護必要度 I，II 共に基準該当割合を計算するためには EF ファイルと H ファイルとを結合させなければならなくなった．

したがって病院によっては，患者の状況を知るために，A 項目，C 項目の情報を同時に随時，入手する仕組みを作る必要がある．

課題の症例：80 歳男性　主病名：膀胱三角部膀胱癌（Box 2）

さて課題の症例は，外来からの予定入院でクリニカルパスを用いて膀胱癌に対して経尿道的膀胱腫瘍摘出術を施行しピノルビンを注入する予定である．予定どおり第 2 病日に全身麻酔下で膀胱

BOX 1　DPC データの構造　－7 種類のファイル－

ファイル名	表記	内容	項目	
様式 1 ファイル	FF1	DPC 版カルテあるいは退院サマリー	性別，郵便番号，病名，手術，重症度指標	様式 1 作成ソ… 新たな情報の収集と入力が必要
EF ファイル	EFn EFg	レセプト情報 入院と外来	診療行為，実施日，使用薬剤，使用量	医事会計システムで作成後，配布ソフトで統合 新たな情報の収集は不要 特定入院料に包括される行為は入力必要
D ファイル	Dn			医事会計システムで作成 DPC 病院のみ
様式 4 ファイル	FF4	支払い方法	医科のみ，自費，併用	医事会計システムで作成
H ファイル	Hn	医療・看護必要度	A 項目の一部，B 項目	H ファイル作成ソフトまたは電子カルテ 看護必要度を紙運用の場合にはソフトへ入力
様式 3 ファイル	FF3	施設基準	入院料，加算，看護必要度の割合，病棟コード	厚労省からのコー…
K ファイル	Kn	レセプト DB との連結用	識別番号，入院日，退院日，年月日，暗号 ID	医事… フト…

EF は出来高の請求分データ
DPC 病院は D ファイルで提出

評価項目別、評価日別に看護師等が評価したスコアを記載
I の基準該当割合の計算が可能

BOX 2　課題の症例：80 歳男性　　主病名：膀胱三角部膀胱癌

外来からの予定入院で，膀胱癌に対して経尿道的膀胱腫瘍摘出（TURBT）を施行しピノルビン注入しパス使用する予定．
第 2 病日に全身麻酔下で膀胱悪性腫瘍手術（経尿道的手術）（電解質溶液利用）実施した．麻酔時間 210 分
手術後は持続的に尿道バルーン挿入しているが術後の出血が持続し，第 9 病日に経尿道的電気凝固術実施した．麻酔時間 216 分
このため入院期間の延長が必要となった．

副傷病名　　　　1：2 型糖尿病性ニューロパチー
　　　　　　　　　糖尿病は 10 年以上前からの治療歴ありインスリン自己注射と内服併用中．認知症はなく服薬自己管理可能．
　　　　　　　2：パーキンソン病
　　　　　　　　　Yahr3 度（転倒しやすく日常生活での介助を必要とする）の状態
　　　　　　　3：高脂血症
　　　　　　　4：高血圧
入院後発症病名　1：慢性胃炎
　　　　　　　2：廃用症候群
家族：妻 80 歳（同居）　娘（隣県在住　連絡はすぐにつく）

悪性腫瘍手術（経尿道的手術）（電解質溶液利用）を実施している．麻酔時間は 210 分であった．手術後は持続的に尿道バルーンを挿入していたが術後の出血が持続しているために，第 9 病日に経尿道的電気凝固術を実施した．麻酔時間は 216 分で，このため入院期間の延長が必要となったという症例である．

　副傷病名は，2 型糖尿病性ニューロパチーで，この糖尿病は 10 年以上前からの治療歴がありインスリンの自己注射と内服を併用中である．

　認知症の症状はないし，自立度は高いので，服薬の自己管理は可能である．

　併存するパーキンソン病は，Yahr 3 度，つまり転倒しやすく日常生活での介助を必要とする状態である．また高脂血症や，高血圧の併存症がある．

　さらに入院後に，慢性胃炎，廃用症候群を発症している．

　ご家族は，同居の妻が 80 歳で，娘さんが隣の県に在住しているが連絡は，良好な状態である．

EF ファイルが示す内容—どのような情報が示されているのか—

　この症例の DPC データから抽出した EF ファイルの状況が Box 3 である．

　膀胱悪性腫瘍手術をしている．

　データ区分 50 というのは手術に関するものである．行為明細番号「0」は，E ファイルに記載された内容である．

　「膀胱悪性腫瘍手術」という行為に対して，治療手技の 2020 年度診療報酬点数 12,300 点，使用薬剤 56 点，行為材料 2,469 点，合計 14,825 点の診療を行ったことが示されている．

　F ファイルは行為明細番号が書かれている．1 からが該当しその詳細のデータと点数が記載されている．

　このように，EF ファイルから日にちごとの診療明細，つまり各日に使用された注射・点滴，処方内容，各種の加算などの明細を確認することができる．

H ファイルから作成した看護必要度得点の推移（Box 4）

　さらに，DPC データと「重症度，医療・看護必要度」との関係についても症例のデータから読み取ることができる．

　Box 4 の表は，EF ファイルと H ファイルを結合させた患者の入院後推移を示したデータである．

　B 項目は，寝返り，移乗，口腔清潔，食事摂取，衣服の着脱，危険行動，診療・療養上の指示が通じる，という内容について得点化したものである．移乗，口腔清潔，食事摂取，衣服の着脱に関しては，定義にしたがって患者の状態に適切な看護が提供されたことを基本として評価点がつけられる．即ちこのように H ファイルから作成した B 項目の

BOX 3　EF ファイルが示す内容 - どのような情報が示されているのか -

データ区分 50 は手術を示し，行為明細番号 0 は E ファイルとして「膀胱悪性腫瘍手術・・」を施行し，手技・薬剤・材料全体で 14,825 点を請求した

	E	F	G	H	I	J	診療明細名称		K	L	M	N	O	P	Q	R	S	T
	データ区分	順序番号	行為明細番号	病院点数	マレセプト電解釈番号		診療明細名称			使用量	基準単位		明細点数 円点数	金額 円点数	出来高実績点数	行為明細区分	行為点数	行為薬剤	行為材料
57	50	1	0	5AAQAH	1.5E+08	K8036イ	膀胱悪性腫瘍手術（経尿道的手術）電解質			0		0			14825		2469	56	1
58	50	1	0	5AAQAH	1.5E+08	K8036イ	膀胱悪性腫瘍手術（経尿道的手術）電解質			0		0					0	0	0
59	50	1	1	504799	7.3E+08	膀胱留置用ディスポーザブル	2管一般（2）			0		0	12300		12300	10000000	0	0	0
60	50	1	3	3GQOFME	6.2E+08	セフメタゾールNa静用1g「イ	標準型			7	561	7			56	0	0	0
61	50	1	4	2GRZRK	6.2E+08	ポビドンヨード外用液10%「イ			100	19	449	1			0	0	0	0
62	50	1	5	2GRODO	6.2E+08	ハイポエタノール液2%「ヨシ			100	36	113	1			0	0	0	0
63	50	1	6	3GRRAC	6.2E+08	ビルビン注射用30mg			1	36	66	1			0	0	0	0
64	50	1	7	3GQNYU	6.5E+08	注射用水	20mL			1	19	15973	1			0	0	0
65	50	1	8	2GPJSJ	6.2E+08	キシロカインポンプスプレー8			1	2	22	124	1			0	0	0
66	50	1	9	2GOSMG	6.2E+08	アネトカインゼリー2%			15	36	66	1			0	0	0	0
67	50	1	10	3GQFLP	6.2E+08	生理食塩液バッグ「フソー」	1L			1	20	237	1			0	0	0
68	50	1	11	3GQGHU	6.2E+08	生理食塩液PL「フソー」	2L			18	20	7488	1			0	0	0
69	50	1	12	3GQNFY	6.2E+08	注射用水PL「フソー」	500mL			2	19	332	1		2469	0	0	0
70	50	2	0	5AAPTL	1.5E+08	K800-2	経尿道的電気凝固術			0		0				9681	621	0	0

行為明細番号 1 は F ファイル

F ファイルに記載される出来高点数（行為と材料）

内容から，患者の日々の状態を読み取ることができるようになっている．

A項目では，先ほどのEFファイルから10月20日と27日に手術が行われ，専門的な治療・処置の項目はドレーン法，すなわち術後の尿道バルーン留置であり，10月30日には抜去されたことがわかる．

C項目の内容とEFファイルの使用薬剤・材料からこの治療は全身麻酔で行われたことが読み取れる．

このようにA項目，C項目も併せて記載すると，入院時の状態，術後の経過，退院時の状態など全入院経過を通した病状を推定することができる．

それでは各項目を見やすいようにグラフにしてみる．

▍看護必要度得点の入院後推移（Box 5）

B項目での各項目の詳細な点数の推移を検討する．

B項目の点数の推移をみると，入院時には衣服の着脱のみ介助が必要な状態であったようだが，手術当日は臥床安静の状態となっているため，全ての項目で介助を必要とする状態となっている．手術当日と翌日には，危険行動がみられている．また，術翌日から食事摂取が可能となり，早期の離床を進めるという方針に基づいて，食事摂取や移乗といった看護が発生しているためB得点が高くなっていることを示している．

2回目の手術後も，ほぼ同様の経過がB得点の推移から予想される．

この症例では基礎疾患としてYahr 3度のパーキンソン病，インスリン使用の糖尿病があった．

手術日と翌日には，危険行動があり，転倒の危険性への安全対策が必要となる．手術日には絶食であり，インスリン使用と糖尿病治療薬の内服や，血糖値についての指示が伝達できているか，他の薬剤も含めた薬剤師との連携がなされているかなど確認が必要である．

術翌日から食事が開始されているが，摂取量を把握しエネルギー量や食事形態の変更について管理栄養士，言語聴覚士の介入の必要性が検討されることになる．

BOX 4　EFファイル，Hファイルから作成した看護必要度得点の推移

日付	入院日 10/19	手術日 10/20	10/21	10/22	10/23	10/24	10/25	10/26	手術日 10/27	10/28	10/29	10/30	10/31	11/1	11/2	11/3	退院日 11/4
病日	1	2	3	4	5	6	7	8	9	10	11	12	13	14	15	16	17
A項目の合計	0	4	4	2	2	2	2	2	4	4	3	2	0	0	0	0	0
B項目の合計	1	8	6	3	2	2	2	1	8	6	3	2	2	1	1	1	1
C項目の合計	0	1	1	1	1	1	0	0	1	1	1	1	1	0	0	0	0
A：創傷処置	0	0	0	0	0	0	0	0	0	0	0	0	0	0	0	0	0
A：呼吸ケア	0	1	1	0	0	0	0	0	1	1	0	0	0	0	0	0	0
A：注射薬剤3種類以上	0	1	1	0	0	0	0	0	1	1	0	0	0	0	0	0	0
A：シリンジポンプの使用	0	0	0	0	0	0	0	0	0	0	0	0	0	0	0	0	0
A：輸血や血液製剤の使用	0	0	0	0	0	0	0	0	0	0	0	0	0	0	0	0	0
A：専門的な治療・処置	0	2	2	2	2	2	2	2	2	2	2	2	0	0	0	0	0
A：救急搬送後の入院（5日間）	0	0	0	0	0	0	0	0	0	0	0	0	0	0	0	0	0
B：寝返り	0	2	1	0	0	0	0	0	2	1	0	0	0	0	0	0	0
B：移乗	0	2	1	1	1	1	1	0	2	1	1	1	0	0	0	0	0
B：口腔清潔	0	1	0	0	0	0	0	0	1	0	0	0	0	0	0	0	0
B：食事摂取	0	1	1	1	0	0	0	0	1	1	1	0	0	0	0	0	0
B：衣服の着脱	1	2	1	1	1	1	1	1	2	1	1	1	1	1	1	1	1
B：危険行動	0	2	2	0	0	0	0	0	2	2	0	0	0	0	0	0	0
B：診療・療養上の指示が通じる	0	1	0	0	0	0	0	0	1	0	0	0	0	0	0	0	0
B：移乗（介助の実施）	0	0	1	1	1	1	1	0	0	1	1	1	0	0	0	0	0
B：口腔清潔（介助の実施）	0	1	0	0	0	0	0	0	1	0	0	0	0	0	0	0	0
B：食事摂取（介助の実施）	0	0	1	1	0	0	0	0	0	1	1	0	0	0	0	0	0
B：衣服の着脱（介助の実施）	1	1	1	1	1	1	1	1	1	1	1	1	1	1	1	1	1
C：開頭の手術(13日間)	0	0	0	0	0	0	0	0	0	0	0	0	0	0	0	0	0
C：開胸の手術(12日間)	0	0	0	0	0	0	0	0	0	0	0	0	0	0	0	0	0
C：開腹の手術（7日間）	0	0	0	0	0	0	0	0	0	0	0	0	0	0	0	0	0
C：骨の観血的手術(11日間)	0	0	0	0	0	0	0	0	0	0	0	0	0	0	0	0	0
C：胸腔鏡・腹腔鏡手術(5日間)	0	0	0	0	0	0	0	0	0	0	0	0	0	0	0	0	0
C：全身麻酔・脊椎麻酔の手術(5日間)	0	1	1	1	1	1	0	0	1	1	1	1	1	0	0	0	0
C：救命等に係わる内科的治療(5日間)	0	0	0	0	0	0	0	0	0	0	0	0	0	0	0	0	0
C：別に定める検査（2日間）	0	0	0	0	0	0	0	0	0	0	0	0	0	0	0	0	0
C：別に定める手術（6日間）	0	0	0	0	0	0	0	0	0	0	0	0	0	0	0	0	0

　全身麻酔手術による影響を考慮すると，尿道バルーン留置のままでも早期からの離床を促す，あるいは廃用を予防する目的でリハビリの介入について理学療法士と検討する必要がある.

　B項目の得点が入院時と同じ1点に改善したのは入院14日目だが，退院日は適切であったのか. 退院後の在宅ケアも考慮すると入院早期からSW（ソーシャルワーカー）による退院支援の必要性はどうだったのか.

予定入院患者に対する多職種協働の試み（Box 6）

　このように課題の症例は，クリニカルパスを用いた予定入院の患者に対する治療であった. 入院前に患者状態を知ることができるため，入院後には医師，看護師に加え薬剤師，理学療法士，管理栄養士，言語聴覚士，SWがそれぞれの立場から適切な時期に介入することが可能である.

　また繰り返し入院の場合には，看護必要度のB項目という「ツール」を用いていれば，前回の退院時のADLと比較することが可能である.

　提示した症例は，予定入院であり入院早期から多職種での事例検討を行うことが必要であったことがわかる.

　症例数が多く定型化した治療内容の場合には，

BOX 5　看護必要度得点の入院後推移

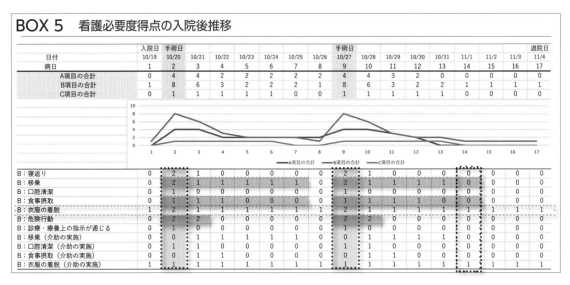

日付	入院日 10/19	手術日 10/20	10/21	10/22	10/23	10/24	10/25	10/26	手術日 10/27	10/28	10/29	10/30	10/31	11/1	11/2	11/3	退院日 11/4
病日	1	2	3	4	5	6	7	8	9	10	11	12	13	14	15	16	17
A項目の合計	0	4	4	2	2	2	2	2	4	4	3	2	0	0	0	0	0
B項目の合計	1	8	6	3	2	2	2	1	8	6	3	2	2	1	1	1	1
C項目の合計	0	1	1	1	1	1	0	0	1	1	1	1	0	0	0	0	0
B：寝返り	0	2	1	0	0	0	0	0	2	1	0	0	0	0	0	0	0
B：移乗	0	2	1	1	1	1	1	0	2	1	1	1	1	0	0	0	0
B：口腔清潔	0	1	0	0	0	0	0	0	1	0	0	0	0	0	0	0	0
B：食事摂取	0	1	1	1	0	0	0	0	1	1	1	0	0	0	0	0	0
B：衣服の着脱	1	2	1	1	1	1	1	1	2	1	1	1	1	1	1	1	1
B：危険行動	0	2	2	0	0	0	0	0	2	2	0	0	0	0	0	0	0
B：診療・療養上の指示が通じる	0	1	0	0	0	0	0	0	1	0	0	0	0	0	0	0	0
B：移乗（介助の実施）	0	0	1	1	1	1	0	0	0	1	1	1	1	0	0	0	0
B：口腔清潔（介助の実施）	0	1	1	0	0	0	0	0	1	1	0	0	0	0	0	0	0
B：食事摂取（介助の実施）	0	0	1	0	0	0	0	0	0	1	0	0	0	0	0	0	0
B：衣服の着脱（介助の実施）	1	1	1	1	1	1	1	1	1	1	1	1	1	1	1	1	1

BOX 6　予定入院患者に対する多職種協働の試み

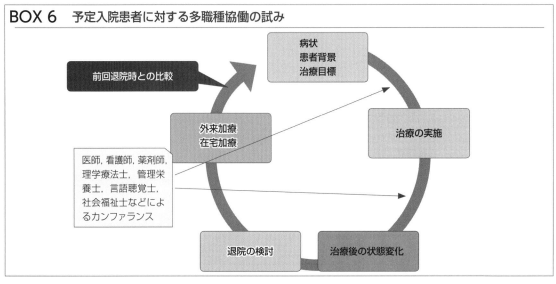

病状
患者背景
治療目標

前回退院時との比較

外来加療
在宅加療

医師，看護師，薬剤師，理学療法士，管理栄養士，言語聴覚士，社会福祉士などによるカンファランス

治療の実施

治療後の状態変化

退院の検討

その治療経過の概略はクリニカルパスとして把握されていることが多く，病棟管理者は患者背景を考慮し，さらに治療経過を見極めながら，それぞれの職種が適切な時期に介入して，患者に適切なサービスを提供できるようなシステム作りをすることが求められる．

また退院後の評価においても，それぞれの症例で各職種が介入すべき時期や介入の内容が適切であったのか，連携は密になされたかなどを検討することは，パスの内容を見直すきっかけとなる．

このようなマネジメントスキルは経験によって向上することが知られており，各病院で医師，看護師だけではなく，各職種が連携して取り組む必要があると思う．

提示したグラフは，予定入院患者の退院後にDPCデータを基に作成しているが，では予定外入院では，どうだろうか．

予定外入院患者に対する多職種協働－1(Box 7)

次に，予定外入院の場合について提示する．患者は80代の男性で，かかりつけ医で高血圧と心不全で加療中であった方だが，ある日昼食後に急な構音障害が出現して救急搬送されたという設定である．かかりつけ医からの情報では心不全，認知症と未破裂脳動脈瘤があるようだ．JCS1-2，右片麻痺があり，現病歴と神経徴候，MRI検査から，脳梗塞の急性期として入院加療が開始されている．

予定外入院患者に対する多職種協働－2 (Box 8)

この患者の入院中の電子カルテにおける重症度・医療・看護必要度を示す画面である．電子カルテで，入院後に看護師が各勤務で看護必要度を入力している場合には，経過表や看護記事とともに看護必要度を確認することができる．

画面ではA，B，C各項目を確認するタブがつ

BOX 7　予定外入院患者に対する多職種協働

【患　者】80代男性
【主　訴】構音障害
【既往歴】高血圧，心不全，未破裂脳動脈瘤，認知症
【現病歴】〇月×日，昼食後から構音障害が出現し，かかりつけ医に相談したところ救急要請をするように指示されて病院へ救急搬送された．救急隊接触時，JCS1-2，GCS446　14点，BP212/101，75整，36.5度，98%
【来院時】意識はJCS1-2，軽度の構音障害，挺舌右に偏倚，右片麻痺3/5，NIHSS5点，140/92　67整
　　　　　tPA 慎重項目：年齢，脳動脈瘤，軽症
【入院後】MRIで左内包付近の急性期梗塞を認め抗血小板薬の投与，補液を行い，早期からリハビリテーションを開始した

BOX 8　予定外入院患者に対する多職種協働

		歴参照	ICU	HCU	一般	回復期	アセスメント項目	カテゴリ1	カテゴリ2	カテゴリ3	カテゴリ4	カテゴリ5
1	ガイド	歴	*		*		寝返り	できる	何かにつ	できない		
2	ガイド	歴	*	*	*		移乗(得点)	[0点]	[1点]	[2点]		
3	ガイド	歴	*	*	*		移乗(患者の状態)	自立	一部介助	全介助		
4	ガイド	歴	*	*	*		移乗(介助の実施)	実施なし	実施あり			
5	ガイド	歴	*	*	*		口腔清潔(得点)		[1点]			
6	ガイド	歴	*	*	*		口腔清潔(患者の状態)	自立	要介助			
7	ガイド	歴	*	*	*		口腔清潔(介助の実施)	実施なし	実施あり			
8	ガイド	歴	*	*	*		食事摂取(得点)	[0点]	[1点]	[2点]		
9	ガイド	歴	*	*	*		食事摂取(患者の状態)	自立	一部介助	全介助		
10	ガイド	歴	*	*	*		食事摂取(介助の実施)	実施なし	実施あり			
11	ガイド	歴	*	*	*		衣服の着脱(得点)	[0点]	[1点]	[2点]		
12	ガイド	歴	*	*	*		衣服の着脱(患者の状態)	自立	一部介助	全介助		
13	ガイド	歴	*		*		衣服の着脱(介助の実施)	実施なし	実施あり			
14	ガイド	歴	*		*		診療・療養上の指示が通じる	はい	いいえ			
15	ガイド	歴					危険行動	ない	ある			

(A)モニタリング及び処置　　B患者の状況等　　(C)手術等の医学的状況

データ参照　　レベル歴参照　　SOAP&フォーカス　　項目歴一覧

いている．この画面はＢ項目を確認する画面となっている．

　更にＢ項目の中の「歴参照」を押すと，その項目の直近１週間の点数や入力内容を確認できる．

　また項目歴一覧のタブでは，１週間分の，Ｂ項目の全ての入力内容が確認できる．

電子カルテにおける入院中の看護必要度の確認画面 (Box 9)

　この症例の場合には，例えば車いす移乗の項目をみると入院日と翌日には２点であったものが３日目からは０点と変化している．その詳細を確認すると，患者の状態は全介助で変化ないものが入院日とその翌日は介助を実施し，３日目からは実施が施行されていなかった．点数が下がった原因は「実施されていない」ことによるものであった．

電子カルテにおける入院中の看護必要度の確認画面－２（Box 10）

　今度は食事摂取の項目を確認してみる．入院日と翌日には０点であったものが，２日目夜からは２点と変化し８日目には１点となっている．

　その詳細を確認すると初日と翌日は一部介助であったものが，３日目以降は全介助に悪化し，８日目に一部介助へと改善していた．初めの２日間

は実施されていない，つまり絶食であったものが，２日目から食事を開始したものの，その日の夜からは全介助が必要となっていた．

　これらの点数の推移から，この患者は入院後に症状が悪化して車椅子の移乗や，食事の介助量が増えたのではないかと考える．他の項目の推移も参考にすると，脳梗塞の進行により介助量が増加しているのではないかということが読み取れる．

　そしてこのような予定外入院の患者において，病状が変化したときこそ多職種協働が重要となる．

　主治医は病状の悪化から，追加の検査や投薬を考慮し，担当看護師に指示を出し，看護師は，移動能力の低下があることで主治医に安静度の再確認をし，転倒の危険性が高くなるため理学療法士と連携して離床スケジュールの変更を提言した．

　また言語聴覚士や管理栄養士と連携して誤嚥を防ぐための嚥下機能の再確認や食事形態の変更を検討した．薬剤師は内服が可能かどうか，剤型の変更が必要かなど同時に多くの問題点が掘り起こされることになる．

　このような変化に対応するためには，各職種がそれぞれの立場から看護必要度を読み解き，患者予後に向上できるような取り組みを提言できる体制が必要であろうと思う．

BOX 9　電子カルテにおける入院中の看護必要度の確認画面

電子カルテにおける入院中の看護必要度の確認画面 (Box 11)

　当院では，このような取り組みの中でより分かりやすい点数表を作成したいと考えて，情報システム課と協力して，閲覧日から2週間前のB項目の推移を自動的にグラフ化して確認することができるようにした．

　この症例は実際に10月5日に緊急入院した頭蓋内出血の患者で，同日に緊急で開頭血腫除去術を行っている．点数の変化をグラフ化することで，B項目はより理解しやすくなっている．閲覧したのは10月12日なので術後の最も必要度の高い時期の変化が把握できる．また今後退院時に，退院前2週間のB項目のデータを印刷して，その後の診療・介護を担うスタッフへと繋げてゆくことができる．

　自分たちの病院の電子カルテで，看護必要度を確認できる画面を知っておくことが重要である．

多職種連携とタスクシェア（Box 12）

　患者の病状変化は，医師・看護師は身近にいるためにリアルタイムで情報を得ることができるが，仮にリハビリ担当者が異変に気づくと，すぐに医師，看護師に連絡して対応を提言する．

　また言語聴覚士や管理栄養士はカルテより食事量が減った，あるいは介助が増えた原因を分析し，より嚥下しやすい形態に変更し，栄養量の調整を提言できる．これは病院により，栄養サポートチームが提言することもあるだろう．病棟担当薬剤師は，移動能力の低下が投薬と関連ないかを検討し，投薬の量や相互作用，剤形の変更，点滴の投与速度は適正か，さらに配合禁忌や副作用への注意喚起，ポリファーマシーへの提言などがなされるだろう．SWは治療経過を見て転院調整を開始し，ケアマネジャーへの連絡など在宅加療の準備へ進めていくことになる．

　多くの病院では，これらのことが既に行われていると思われる．しかし大切なのはこのことがルーチンとしてシステム化され，有効に機能しているかどうかということだ．

　それぞれの専門職が，個別に取得した情報を，遅滞なく共有できるシステムを作るためには，情報をどのように取得して提供するかというルール作りが必要である．

　このときの情報源としては，カルテ記載の内容とともに，看護必要度は継続的に記載されているために有力な拠り所となる．

BOX 10　電子カルテにおける入院中の看護必要度の確認画面

BOX 11　電子カルテにおける入院中の看護必要度の確認画面

日付	9/29	9/30	10/1	10/2	10/3	10/4	入院日 10/5	10/6	10/7	10/8	10/9	10/10	10/11	10/12
病日							1	2	3	4	5	6	7	8
DPC期間							I	I	I	I	I	I	I	I
B項目の合計							4	9	7	6	7	5	7	5

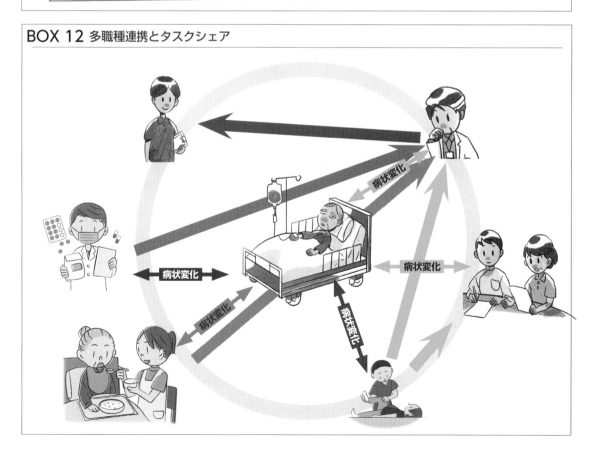

	9/29	9/30	10/1	10/2	10/3	10/4	10/5	10/6	10/7	10/8	10/9	10/10	10/11	10/12
B：寝返り							2	2	0	1	1	1	1	1
B：移乗							2	2	2	2	2	2	2	2
B：口腔清潔							1	1	1	1	1	1	1	1
B：食事摂取							2	2	2	1	1	1	1	1
B：衣服の着脱							2	2	2	2	2	2	2	2
B：診療・診察上の指示が通じる							0	0	0	0	0	0	0	0
B：危険行動							0	0	0	0	0	0	0	0
B：移乗(介助の実施)							1	1	1	0	1	0	1	0
B：口腔清潔(介助の実施)							0	1	1	1	1	1	1	1
B：食事摂取(介助の実施)							0	0	1	1	1	1	1	1
B：衣服の着脱(介助の実施)							0	1	1	1	1	1	1	1

BOX 12　多職種連携とタスクシェア

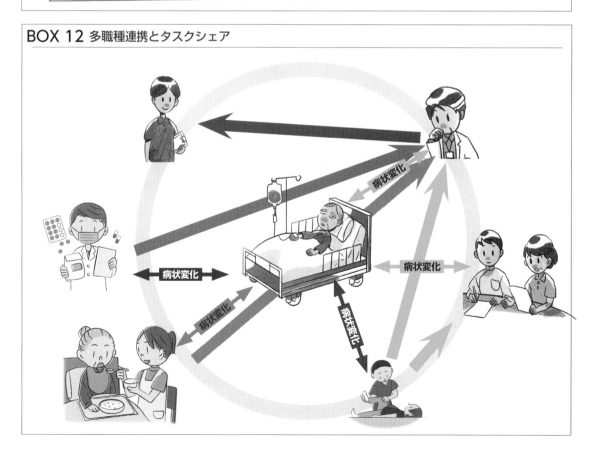

予定外入院患者に対する多職種協働 (Box 13)

先ほどの脳梗塞症例で行われた多職種カンファレンスの実際を提示する．まず誰かが基本となるカンファランスシートを前日までに作成し，探しやすいように付箋をつけておく．参加者名は当日記載するが，既にこの段階でシートは 10 版となっており担当の者が次々と追記をしていることがわかる．主治医は病状や経過を記載し，医学的な情報を提供しておく．この場合には入院後に麻痺が悪化したこと，MRI 所見には変化がなかったことなどが記載されている．看護師は，食事摂取に介助量が増えたこと，転倒の危険性が高まったことを，SW が家族構成や背景，将来的に在宅療養が可能かどうか，今後の希望など既に面談を済ませていた．リハビリからは現在の麻痺の状況や改善の可能性などを考慮して，装具での歩行が期待できるため回復期リハビリテーション病棟での訓練を提案している．言語聴覚士と管理栄養士からは，食事摂取が少ないことへの懸念と義歯作成へ

の提言がなされていた．

このように各職種はそれぞれの立場から，現在の状態や注意点を記載して，参加者に提供をしておく．これが当院でのルールである．各担当者は，これを基にそれぞれの立場から提言できるような準備を行っておく．これにより，担当者が当日に説明する時間が省かれて，カンファランスの時間短縮となる．

注意する点は，多職種カンファランスは，医師から治療方針の伝達をすることが目的ではなく，各職種がそれぞれの立場から患者に必要な提言をすることが目的である，ということを皆が理解することである．

医師は，各職種からみての問題点が何であるか，解決のためにどのような方針にすべきであるか，またどのような支援が必要であるかなどを知ることができる．

これは治療方針の変更などの際にも有力な情報となり，患者家族への説明にも利用でき，情報収

BOX 13　予定外入院患者に対する多職種協働

集や説明に要する時間が短縮される.

　このように看護必要度を軸にしての, 各職種が提言する多職種協働カンファランスは, 患者予後の向上だけでなく, 医師の働き方改革にも大きく寄与していると考える.

多職種で共有しておきたい情報は何か（Box 14）

　では, 多職種で共有しておくべき情報には何があるだろうか?

　もともとの ADL を含んだ患者, 家族背景や, 疾患・治療に関連する内容とその経過, 更に, 投薬内容や栄養状態であることが一般的である. 睡眠薬, リハビリテーションの進行具合, 栄養状態などがよく知られていることは既にご存じかと思う. 転倒は予後悪化につながるために, B 項目からそのリスクを予想することなども必要かもしれない. 　それぞれの病院において, 集めておく情報を決めておき, 各職種から適切な提言がなされ

ていくことが患者予後の向上や早期退院への実現につながると考える.

看護必要度に着目した多職種協働の推進（Box 15a）

　予定入院や予定外入院であっても, 入院から退院に至るすべての期間において, それぞれの職種が適切な時期に介入することができるシステムがあり, 適切な提言を行えるようなフットワークのよい病棟運営が必要である.

　現在の病院では, 医療従事者は患者担当があるものの, 常に同じ人が対応できるわけではない. 　各職種は複数で対応し, かつ全体としてチームで治療にあたることが一般的となっており, 医師も複数主治医制なども導入されつつある. 多くの関係者が関わる場合には, バイタルサインや検査結果の共有はもちろんのこと, 看護必要度の推移を効果的に利用することが有用であると考えている.

BOX 14 多職種で共有しておきたい情報は何か

・患者背景
　・年齢, 既往歴, 認知症, 錐体外路症状の有無

・家族背景
　・疾患・治療に関連する因子
　・手術の有無, 入院後経過（発熱やバイタルサイン）
　・合併症の有無（術後感染や誤嚥性肺炎など）, 新規病変
　・投薬の内容（抗癌剤, 鎮静剤使用の有無）
　・転倒の危険性, 栄養状態

各職種から効率良く情報提供されそれぞれから適切な提言がされ

患者予後の向上
チームの結束力
早期退院の実現

看護必要度に着目した多職種協働の推進 (Box 15b)

　日々診療業務に多忙な主治医は，看護師を中心にして，薬剤師，理学療法士，管理栄養士，ＳＷ等とともに効率的に情報を共有することで，入院中の患者管理においてタスクシェアが可能になる．

　看護必要度の活用は，外来・在宅加療を進める場合や，再入院に際して，経時的な変化を比較することができるため大変重要な情報となる．最近は高齢者の繰り返し入院が増加しており，看護必要度を活用することで，入院から適切な時期への退院，外来・在宅加療へ導くことが可能となり，患者の予後の向上にもつながると考える．

　入院中に，看護必要度をそのプラットフォームとしておくことで，各職種の担当者が電子カルテから病状の変化を読み取る能力は次第に向上し，より効果的な協働が可能となるだろう．

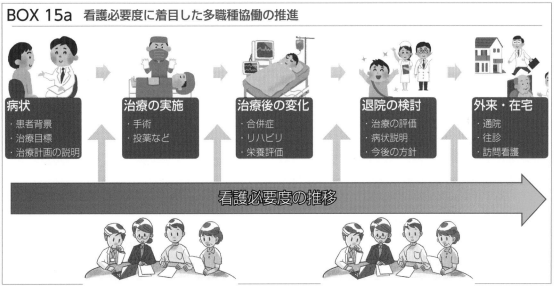

BOX 15a　看護必要度に着目した多職種協働の推進

病状
・患者背景
・治療目標
・治療計画の説明

治療の実施
・手術
・投薬など

治療後の変化
・合併症
・リハビリ
・栄養評価

退院の検討
・治療の評価
・病状説明
・今後の方針

外来・在宅
・通院
・往診
・訪問看護

看護必要度の推移

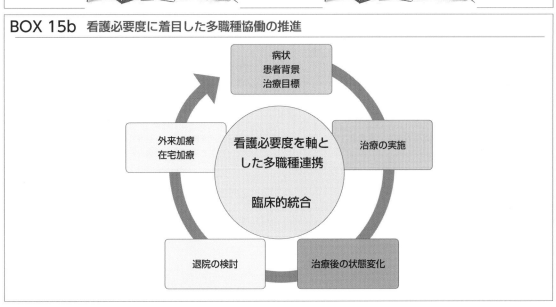

BOX 15b　看護必要度に着目した多職種協働の推進

病状
患者背景
治療目標

治療の実施

看護必要度を軸とした多職種連携

臨床的統合

外来加療
在宅加療

退院の検討

治療後の状態変化

多職種協働の重要性 (Box 16)

　患者の高齢化や重症化が進み，医療サービスの提供には多職種での情報共有が欠かせない．

　各職種は，患者がどのくらいの医療資源を要するかを判断する見通しをつける力を養い，どのようなデータを基に多職種と協働すべきか，どのような介入を行うべきかを考えることが必要である．

　「看護必要度」を軸として多職種で情報を共有し，有用な提言をもたらしてくれる臨床的統合は，患者予後の向上や医師の働き方改革に寄与するだけでなく，医療と介護を繋ぐ地域包括ケアシステムの新しい道筋として利用されるべきであると考える．

まとめ─看護必要度を用いた適切な患者サービスの提供と働き方改革への効果─(Box 17)

　以上，DPC データを活用し，重症度，医療・看護必要度を理解する方法について説明した．

　各患者の疾患や治療内容等の特徴は，EF 及び H ファイルのデータから，看護必要度の得点推移を基にパターン化することができ，多職種が適切に介入するきっかけにすることができる．

　予定外入院においても，入院中から看護必要度を適切に活用することは，効率的な多職種協働を可能にし，よりよい入院治療と退院・在宅加療へ繋ぐことができると考える．

　看護必要度を軸にした多職種協働の推進は，効率的にタスクシェアがなされて医師の働き方改革に繋げることができると考える．

参考文献

1) 筒井孝子，田中彰子．看護必要度　第 8 版，日本看護協会出版会，2020.
2) 筒井孝子．必携入門看護必要度，カイ書林，2022.
3) 筒井孝子．ナーシング・トランスフォーメーション─看護必要度によるリスキリング─．日本ヘルスケアテクノ株式会社，2022.

BOX 16　多職種協働の重要性

- 患者の高齢化や重症化が進み，医療サービスの提供を医師だけ，あるいは看護師だけという形では提供できなくなっているために，多職種での情報共有が必要である．
- 各職種は，変化する病期において患者がどのくらいの医療資源を要するかを判断する見通しをつける力を養い，どのようなデータを基に多職種と協働すべきか，患者の変化に応じてどのような介入を行うべきかを考えることが必要である．
- 「看護必要度」に注目して多職種でこの情報を共有し，新たな提言をする臨床的統合は，患者予後の向上や医師の働き方改革にもつながると考える．
- 多職種協働は，医療と介護を繋ぐ地域包括ケアシステムの新しい道筋として利用されるべであると考える．

BOX 17　まとめ

- 看護必要度を用いた適切な患者サービスの提供と働き方改革への効果 -

- DPC データを活用し，「重症度，医療・看護必要度（以下，看護必要度）」を理解する方法について説明した．
- 各患者の疾患や手術，救急搬送の有無，治療内容等の特徴は，EF 及び H ファイルのデータから，看護必要度の得点推移を基にパターン化することができ，多職種が適切に介入するきっかけにすることができる．
- 入院中から看護必要度を適切に活用することは，効率的な多職種協働を可能にし，よりよい入院治療から退院・在宅加療へ繋ぐことができる．
- 看護必要度を軸にした多職種協働の推進は，効率的にタスクシェアがなされて医師の働き方改革に繋げることができる．

特集論文 4

看護必要度をツールとした多職種協働
― 看護師の立場から ―

坂田 薫 Nurse
Kaori Sakata

京都民医連中央病院 看護部長
〒 616-8147 京都府京都市右京区太秦土本町 2 番 1
email: sakata_kaori@kyoto-hokenkai.jp

要旨

　患者の早期退院と良好な予後を目標とした院内の多職種協働の在り方について実際の事例を基に，多職種協働の実際について以下の 7 点について述べる.
1．看護必要度と EF ファイルを組み合わせることで，患者の変化のタイミングでどのような治療が行われているかを把握できる.
2．看護必要度と EF ファイルの組み合せることで，患者にとって必要なケア（看護計画）を想定できる.
3．患者にとって必要なケア（看護計画）の実施は，多職種との協働となる.
4．多職種連携は，患者にとって，より質の高い支援となる.
5．入院から退院までの経過で見ると，
　①「入院直後」はバリアンス対策を考える
　②「入院後 2 日から 4 日頃」は，患者に様々な負荷が掛かり，リスクが高まる
　③「A 項目 0 点になる」は退院支援の推進を図る時期であるため，この時期の予測が重要.
6．看護師は，「入院直後」，「入院後 2 日から 4 日頃」，「A 項目 0 点になる」という 3 地点で多職種へ情報を提供し，協働できる体制をつくるロールがある.
7．看護必要度は入退院支援のツールとして活用できる. そのために看護師は，
　①ケアマネジャーや家族の情報から入院前の看護必要度の得点を採点する.
　②看護必要度得点の変化を予測し，入院前の得点と比較する.
　③得点がピークアウトする時点で地域のサービス担当者と連携し，退院後のサービスと退院日を調整する.

Highlight

Inter-professional work with making of the nursing care intensity(NCI) as a tool: From the viewpoint of a nurse

The author describes an example of the practice of inter-professional work studied through a challenging case with regard to what inter-professional work should be for the aim of patients' early discharge and a better prognosis.
1. Combining NCI with EF file, printed monthly by medical accounting system, makes it possible to understand what kind of treatment has been carried out at each change of a patient's situation.

2.　Combining NCI with EF file can also provide necessary care, nursing plan for patients.

3.　Performing a necessary care, nursing plan for patients can bring inter-professional work.

4.　Inter-professional work is able to lead to better quality care for patients.

5.　From hospitalization to discharge, the following three points are crucial;

　①Right after hospitalization, counterplan for patients' variance should be considered.

　②Around two to four days after hospitalization, patients may have to bear various burdens, so their risks increase.

　③In the time when A item of NCI becomes zero, it means the timing when the aid for discharge should be promoted, so making an accurate forecast of the timing is important.

6.　Nurses should have their own role to provide information for inter-professional workers developing the system for co-works at the following three points, 1) right after hospitalization, 2) around two to four days after hospitalization and 3) in the time when A item becomes zero.

7.　NCI can be useful for a tool for aiding patients' charge and discharge. For that purpose nurses should perform the following three points;

　①To give a score of a patient's NCI of prehospitalization from his/her care manager or his/her family.

　②To forecast the change of NCI, and to compare the score with that of prehospitalization.

　③To work together with service personnel coordinating the after discharge service and the discharge day when the score passes its peak.

Keywords

重症度，医療・看護必要度 (Combining the nursing care intensity),

多職種協働　(Inter-professional work: IPW),

退院支援 (Aiding patients' charge and discharge),

看護師のロール (Nurse's roll)

本稿では，看護必要度というツールを用いた院内の多職種との連携と看護師のロール，また同じく看護必要度というツールを用いた地域のサービス担当者との連携と看護師のロール，そして入退院支援における加算と重症度，医療・看護必要度について，さらに最後に当院の入退院支援の実際について述べる．

多職種協働の4つの要件

多職種協働を実現するためには「組織の構成と役割を明確にする」ことが必須となる．つまり，「どのような目標の下で，どのような症状の，あるいは，背景をもった患者に対し，どのようにチーム員が介入するか」が，チームの中でルール化され

ていなければならない．そして，これがシステム化され，それぞれの職種の役割が明確にされていることが前提となる．

これを忙しい現場で意識的に実施するためには，3つの言葉，「ツール」，「ルール」，「ロール」が重要なキーワードである（**Box 1**）．

患者の早期退院と良好な予後を目標とした院内の多職種協働の在り方について実際の事例を基に，多職種協働の実際について述べる．

ＰＦＭにおける看護計画と連携する多職種

今回示した症例において，入院時に必要な看護計画を立てるために必要な多職種を **Box 2** に示す．本症例における「入院時に必要な計画を立て

る」ために連携する職種を挙げている．主な計画内容は，「術後管理」，「せん妄対策」，「ADL 低下予防」，「褥瘡予防」，「血糖コントロール」そして「退院支援」である．

それぞれの計画において，入院前からの関わりとして，PFM(patient flow management) において，入退院支援センターで，患者の服用薬の確認や栄養状態の評価，在宅での生活の様子等の確認を行っている．これらのことは，入院前の情報収集とその把握によって，入院後の治療を円滑に進め，リスク回避につなげることができる．

そして，今回掲げた看護計画を推進していく上で連携する多職種を列挙しているが，特に，看護師の立場からみた，色字で示している薬剤師，理学療法士，言語聴覚士，管理栄養士についての連携をこれから説明していきたい．

■ ＰＦＭにおける看護師の「ロール」

Box 3 は，本症例が入院した 10 月 19 日から退院した 11 月 4 日までの看護必要度の推移を表している．上から，A・B・C 項目の合計点，そしてその推移を示している折れ線グラフ，その下は，A 項目と B 項目の詳細の点数の推移を示している．

そして，上述の図で説明したそれぞれの看護計画のなかで着目するポイントを看護必要度の推移表の中の点線で囲っている．看護師は，勤務交代をしながら 24 時間毎日，患者を看てケアをしていくわけであるが，このような看護必要度の推移

を見逃さず，これらの情報を多職種に共有しながら，支援する「ロール」を担うのである．

■ 看護必要度（ツール）を用いた薬剤師との連携と目標（Box 4）

次に，薬剤師との情報共有を基盤とした連携のあり方を説明する．

連携する際の目標は，「せん妄対策」「血糖コントロール」「退院支援」の 3 つの実践となる．中程の図は，「多職種連携症例（資料）」の薬剤と検査を抜粋し，さらに看護必要度の評価結果と EF ファイルの情報を示している．

その情報から，本症例は糖尿病の治療に，ヒューマリン R 注 100 単位 /mL とインスリングラルギン BS 酸ミリオペン，ヒューマログ注ミリオペン，ジャヌビア錠 50mg，メトホルミン塩酸塩錠 250mg MT を使っていることが分かる．これらの記録からは，「いつから，いつまで処方されているか」が分かるだけでなく，糖尿病であれば検査の結果と照らし合わせて薬物治療の効果や処方が変更された理由も理解できる．このように持参薬，血糖コントロール，疼痛管理，排便コントロール，退院処方の情報が得られる．

薬剤師とは，これらの情報を共有することで，「在宅での服薬状況から入院後の服薬管理方法をどうするか」や「術後のソセゴン注射液の使用状況から疼痛コントロールの是非」等を話し合う．

例えば，この症例は，入院時の持参薬から，せん妄発症の要因となる薬が特定できるので，薬剤

BOX 1　多職種協働の４つの要件

どのようなツール目標の下で　　　　| 目標設定 |

どのようなツールを用いて　　　　| ツールの明文化 |

どのように構成員が介入するかのルールがあり
| 支援プロセスのルール化 |

組織内での構成員の責任が明確であること
| 責任（ロール）所在の明確化 |

参考文献：筒井孝子「地域包括ケアシステム構築のためのマネジメント戦略」「認知症初期集中支援チーム（2021 年 1 月 27 日講演資料）」

引用：筒井孝子著　ナーシング・トランスフォーメーション　P60　日本ヘルスケアテクノ株式会社　2022

BOX 2　ＰＦＭにおける看護計画と連携する多職種

	看護計画	連携する多職種
1	術後管理 （疼痛管理，輸液管理，膀胱留置カテーテル管理，抗がん剤による副作用の観察，出血の観察，等）	医師，薬剤師
2	せん妄対策	医師，薬剤師
3	ADL 低下予防	理学療法士，言語聴覚士，管理栄養士
4	褥瘡予防	医師，理学療法士，管理栄養士，言語聴覚士
5	血糖コントロール	医師，薬剤師，管理栄養士，言語聴覚士
6	退院支援	医師，社会福祉士，薬剤師，管理栄養士，理学療法士

BOX 3　ＰＦＭにおける看護師の「ロール」

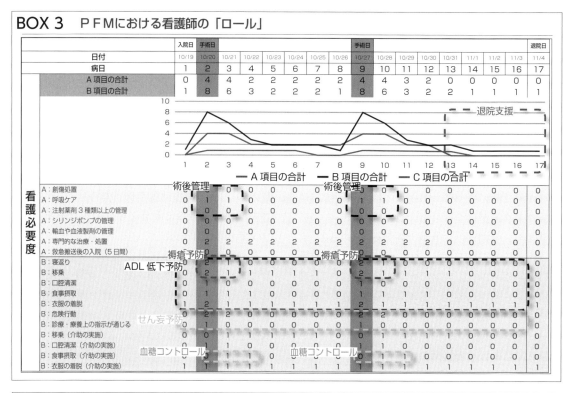

BOX 4　ＰＦＭにおける看護師の「ロール」

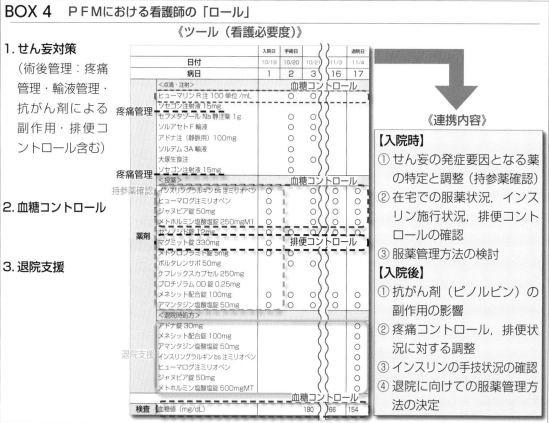

師からはせん妄の注意を受けることができるだけでなく，医師に薬剤の変更の提案をしてもらうことができる．また，この症例は血糖コントロールがうまくできていなかったようであるが，入院して，きちんと内服やインスリンを行うことで，急に血糖値が下がってしまうこともあるので，薬剤師からも服薬状況やインスリンの施行を薬剤師からも聞き取ってもらい，情報共有と対策を看護師と一緒に講じることはとても効果的である．入院後は，ピノルビンの副作用から膀胱留置カテーテルの不快が増すことや，疼痛コントロールが悪ければ，せん妄を発症させるリスクがある．このため，薬剤師に薬の副作用を示してもらうことは，患者の注意すべき事項がより明確になる，また疼痛コントロールの評価も薬剤師と協働することで，より明らかになるため重要である．

そして，高齢者は特に管理しなければならない薬が増える場合が多い．ポリファーマシーとしての検討はもちろんだが，患者がセルフケアをできるように，一包調剤や，1日の服用回数を減らすなどを薬剤師と協働するだけでなく，後述する言語聴覚士と在宅での内服薬の服用がしやすくなる方法や，管理栄養士と体重，食事の量，血糖値のセルフモニタリングの実行が可能かどうかの再確認も協働することで，患者のセルフケアへのより良い支援に繋がっていく．

看護必要度（ツール）を用いた理学療法士との連携と目標 (Box 5)

次に理学療法士との情報共有と実際の連携について述べる．

連携する際の目標は，「ADL低下予防」「褥瘡予防」「退院支援」である．

中程の図は，看護必要度の評価得点の推移を折れ線グラフで示している．ここには，看護必要度のB項目の評価結果と検査等が抜粋されている．症例は，パーキンソン病 Yahr 3度で，もともと転倒しやすく，日常生活での介助を必要とする状態で，入院を機にADLが低下する可能性が高いことが推測される．

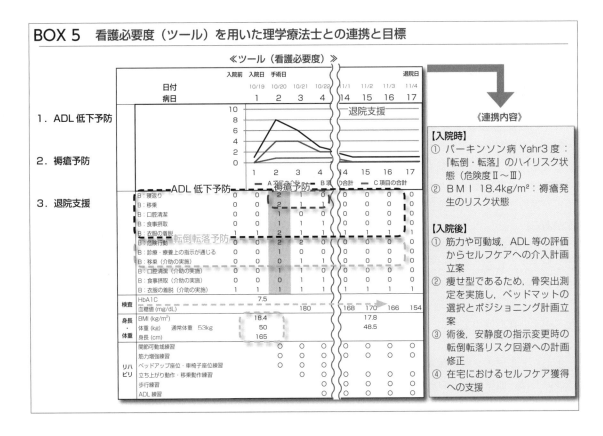

BOX 5　看護必要度（ツール）を用いた理学療法士との連携と目標

入院直後に理学療法士が筋力や可動域を評価している．入院することで自立度が低下せず，セルフケアが維持できるような介入計画を協働して作成していく．

その際，留意すべき点として身長・体重の推移と照らし合わせると，るい痩・低栄養状態であり，フレイルが進んでいることが推察される．そのため術後の安静度変更時には，とくに転倒・転落は十分に気を付ける必要がある．また，"何かに掴まらなければ"寝返りができない状態になっているため，褥瘡発生のリスクがある．手術中だけでなく，術後，理学療法士と連携して，骨突出測定する．この結果を踏まえて，ベッドマットの選択をし，ポジショニング計画を立案していく必要がある．理学療法士と検討し，ADL低下の進行を止め，るい痩から骨突出のリスクに対応できる計画作成とその実行をしていかなければならない．

看護必要度（ツール）を用いた管理栄養士と言語聴覚士との連携（Box 6）

管理栄養士と言語聴覚士との連携の目標は，「ADL低下予防」「褥瘡予防」「血糖コントロール」「退院支援」である．

本症例は，入院時の評価で，痩せ型の状態でアルブミンも基準値内の低値であることがわかっている．また，HbA1cからも血糖コントロールが悪いことが分かる．管理栄養士に，自宅での食事内容や摂取量，摂取状況の情報を収集してもらい，入院時との情報も照らし合わせて，情報共有が必要となる．パーキンソン病もあり，振戦によって，食べこぼしも多いと予測され，入院によってフレイルが進むことで，嚥下機能の問題が生じる可能性がある．

そこで，言語聴覚士と連携し，嚥下評価を行うことが考えられる．そして，誤嚥しにくい，食べこぼしが軽減する姿勢や環境調整を提案してもらうことが必要となる．管理栄養士とも並行して，食べやすい食形態の工夫についても，協働していくことが考えられる．

また，アルブミン値や体重減少による栄養不足については，血糖コントロールをしながらの栄養補助食等を管理栄養士から提案してもらうことを

検討する．

多職種協働における支援プロセス（看護師のロール）(Box 7)

これまで薬剤師，理学療法士，管理栄養士，言語聴覚士との連携内容を示してきた．これをチーム医療における支援プロセスとして整理したのが，Box 7である．

PFMを実施している施設は入院前に患者情報を得ることができる．入院直後は，このPFMの情報を，PFMを実施していない施設でも入院時に患者情報を得て，バリアンスを起こすことがなく，予定通りにスムーズに入院が経過するよう計画を立案するだろう．

また入院後2日から4日頃までには手術等が行われるが，その前後は，患者は心身ともに影響を受け，さまざまなリスクが発生しやすくなる時期となる．

臨床経験が豊富な看護師であれば，入院から，退院までの看護必要度の経過をみると，A項目が0点になる日を予測できるので，退院支援を具体的に実施するタイミングを想定しておくことができる．ただし，高齢患者においては，入院前とADLの低下が急激な患者も少なくないため，理学療法士らとの協働をすることで，随時，患者の能力を評価し，計画の再検討できる体制を構築しておくことが求められる．

看護師は，入院直後から，患者の状態の情報を他の職種に共有しながら，随時，連携できる調整をするロールがある．

看護必要度（ツール）を用いた地域のサービス担当者との連携の実際 (Box 8)

ここまで述べたような，看護必要度をツールとした，地域のサービス担当者との連携を行った実際を説明する．

ケアマネジャーからの入院時情報提供から，入院前のA項目は0点，B項目は，パーキンソン病Yahr 3度で，もともと転倒しやすく，日常生活での介助を必要とする状態で，ケアマネジャーや妻からの聞き取りで衣服の着脱が1点と判断した．

BOX 6　看護必要度（ツール）を用いた管理栄養士と言語聴覚士との連携

≪ツール（看護必要度）≫

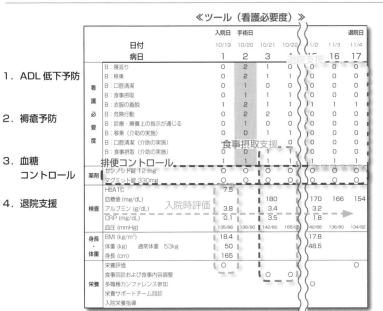

1．ADL低下予防

2．褥瘡予防

3．血糖コントロール

4．退院支援

		入院日	手術日			～			退院日
日付		10/19	10/20	10/21	10/22		11/2	11/3	11/4
病日		1	2	3			15	16	17
看護必要度	B：寝返り	0	2	1			0	0	0
	B：移乗	0	2	1	1		0	0	0
	B：口腔清潔	0	1	1	1		0	0	0
	B：食事摂取	0	1	1	0		0	0	0
	B：衣服の着脱	1	2	1	1		1	1	1
	B：危険行動	0	2	2	0		0	0	0
	B：診療・療養上の指示が通じる	0	1	0	0		0	0	0
	B：移乗（介助の実施）	0	0	1	1		0	0	0
	B：口腔清潔（介助の実施）	0	0	1			0	0	0
	B：食事摂取（介助の実施）			1	1		0	0	1
薬剤	センノシド錠 12mg	○	○	○	○		○	○	○
	マグミット錠 330mg	○	○	○	○		○	○	○
検査	HbA1C		7.5						
	血糖値（mg/dL）			180			170	166	154
	アルブミン（g/dL）	3.8		3.4			3.2		
	CRP（mg/dL）	0.1		3.5			1.8		
	血圧（mmHg）	135/88	136/90	142/80	165/8		128/80	136/80	134/82
身長・体重	BMI（kg/m²）	18.4					17.8		
	体重（kg）　通常体重 53kg	50					48.5		
	身長（cm）	165							
栄養	栄養評価	○					○		
	食事回診および食事内容調整			○	○				
	多職種カンファレンス参加						○		
	栄養サポートチーム回診								
	入院栄養指導								

入院時評価　排便コントロール　食事摂取支援　退院支援

《連携内容》

【入院時】
① ＢＭＩから痩せ型な状態．アルブミンは基準値内であるが低値．今後，低栄養状態になる可能性がある．
② HbA1cから血糖コントロール不良．
③ 食事内容，量，摂取状況等の情報共有

【入院後】
① 食事摂取支援：言語聴覚士による嚥下リハ・姿勢・環境調整，管理栄養士による食形態の工夫．
② 血糖コントロールに配慮した栄養補助食品の検討
③ 在宅における食生活の指導と支援．

BOX 7　多職種協働における支援プロセス　　（看護師のロール）

入院前	入院直後	手術，侵襲性の高い検査等イベント	手術，侵襲性の高い検査等イベント	退院支援促進
	入院	入院後2日～4日	2回目のイベント	A項目0点　退院

日付	10/19	10/20	10/21	10/22	10/23	10/24	10/25	10/26	10/27	10/28	10/29	10/30	10/31	11/1	11/2	11/3	11/4
病日	1	2	3	4	5	6	7	8	9	10	11	12	13	14	15	16	17

<入院時支援>
・患者情報の把握
・介護，福祉サービスの把握
・褥瘡：危険因子の評価
・栄養状態の評価
・服薬中の薬剤の確認
・退院困難な要件の有無
・入院中の治療，検査の説明
・入院生活の節目

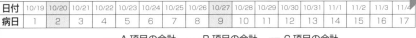
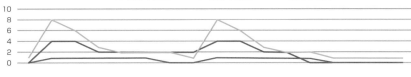

― A項目の合計　― B項目の合計　― C項目の合計

<バリアンス対策>
・褥瘡：ベッドマットの選択，ポジショニング計画
・栄養状態の評価：嚥下リハ・姿勢・環境調整，食形態の工夫
・服薬中の薬剤の確認：せん妄リスクのある薬剤の特定と調整
・ADL：筋力，可動域，ADLの動作確認

<支援計画の修正①>
・栄養状態の評価：血糖コントロールに配慮した栄養補助食品の検討
・薬物治療の評価：疼痛コントロール，排便状況に対する調整
・安静度の指示変更時の転倒転落リスク対策

<支援計画の修正②>
・栄養状態の評価：血糖コントロールに配慮した栄養補助食品の検討
・薬物治療の評価：疼痛コントロール，排便状況に対する調整
・安静度の指示変更時の転倒転落リスク対策

<退院支援促進>
・在宅における食生活の指導と支援
・在宅での服薬管理方法の決定
・在宅におけるセルフケア獲得への支援

ルール1
① 入院直後
② 薬剤師・理学療法士・言語聴覚士，管理栄養士と連携
③ 入院時支援内容と入院時評価を基に，バリアンス対策を講じた支援を行う．

ルール2
① イベント 入院後2日～4日
② 薬剤師・理学療法士・管理栄養士と連携
③ A項目に対する再評価，B項目のセルフケアへの介入，リスク防止の支援を行う．

ルール3
① A項目0点の時点
② 薬剤師・理学療法士・管理栄養士と連携
③ 在宅に向けてセルフケア能力の評価とセルフマネジメント支援を行う．

2日目に，A項目4点，血尿が持続し還流したため，9日まで2点で経過し，2回目の手術となった．9日目の時点で，今後A項目得点は0点になると予測され，入院前と同点となる．同じくB項目も2日に8点となる．寝返り2点，移乗2点，口腔清潔1点，食事摂取1点，衣服の着脱2点，危険行動2点，診療，療養上の指示が通じる1点だった．

術後8日目には入院前と同点の，衣服の着脱1点となる．

9日目には2回目の手術で1回目の手術と同じ8点になる．ここで看護師はパス通り順調に経過すれば，数日で，入院前と同様の衣服の着脱1点となることが予測される．

実際にA項目得点0点，B項目得点の衣服の着脱1点となったのは14日目である．

しかし2回目の手術日である9日目の得点が，入院中のピークであり，今後得点が下がるのであれば，この予測を基に，ケアマネジャーへ入院経過を報告し，4〜5日後には元のADLのへ戻る予定であることを説明し，退院後の必要なサービスは入院前と変更がないことを確認し，退院に向けての準備を始めてもらう．また妻・家族にも同様の説明を行い，ケアマネジャーと退院後の生活について相談することを勧める．

B項目得点は看護師の予測通り，入院前の1点から変化はなかった．
実際の退院日は17日目であるが，こういった連携ができれば，14日目には退院が可能であったことも考えられる．

看護必要度（ツール）を用いた地域のサービス担当者との連携のプロセス（看護師のロール）（Box 9）

看護必要度（ツール）を用いた地域のサービス担当者との連携における看護師の「ロール」について説明する．

看護師は，ケアマネジャーから入院前の看護必要度を点数化するための情報提供を受ける．当院では，地域支援課が入院前の情報提供を依頼するためにケアマネジャーに連絡する．また入院前，または入院時に看護部入退院支援課が入院時面接を行う．これらの情報から入院前の看護必要度を評価することが可能である．

入院後は入院前の必要度点数と比較し，どのように看護必要度点数が推移するのか予測する．点数がピークとなるのはいつか，またどこまで下がるのか，特にB項目の得点が入院前に比べて高い点数となる場合は，地域で提供されるサービスを在宅支援チームと再調整する必要がある．変化がなければ，サービスを再開できる時点が退院日となる．

看護必要度という共通した尺度を用いることで，患者の状態を正確に把握し，病院から地域へのシームレスで質の高いケアの提供が可能となる．

これまで記したような，看護必要度を活用する方法を看護師がリスキリングすることで，患者中心の必要なケアの提供を可能にする．

入退院支援における加算と情報提供と重症度，医療・看護必要度（Box 10）

入退院支援における加算と情報提供と重症度，医療・看護必要度について説明する．

看護師は入院患者の状態像について必ず行っているのが看護必要度である．ケアマネジャーからは入院前の情報が提供される．このとき看護必要度の評価を聞き取ることが可能であることをお示しした．

また入院中も看護必要度情報を基とした予後予測で，退院支援のタイミングを計ることを説明した．さらに多職種カンファレンスや連携において，情報連携に看護必要度が活用されることもわかった．以上のことから，入退院支援加算を算定し質の高い連携のプラットフォームとして看護必要度の活用が可能である．看護必要度は入院中だけでなく入院前，退院後に評価がつながるのである．

そして病棟看護師が退院後訪問し，入院中の指導を退院後に確認する退院後訪問指導料や訪問看護師と一緒に訪問する訪問看護同行加算も活用することができる．

BOX 8　看護必要度（ツール）を用いた地域のサービス担当者との連携の実際

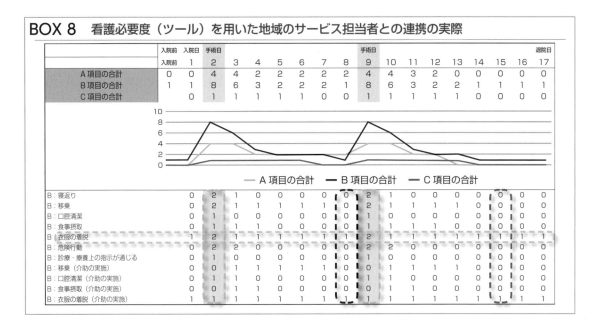

	入院前	入院日 1	手術日 2	3	4	5	6	7	8	手術日 9	10	11	12	13	14	15	16	退院日 17
A 項目の合計	0	0	4	4	2	2	2	2	2	4	4	3	2	0	0	0	0	0
B 項目の合計	1	1	8	6	3	2	2	2	1	8	6	3	2	2	1	1	1	1
C 項目の合計		0	1	1	1	1	1	0	0	1	1	1	1	1	0	0	0	0

B：寝返り	0	2	1	0	0	0	0	0	2	1	0	0	0	0	0	0	0
B：移乗	0	2	1	1	1	1	1	0	2	1	1	1	0	0	0	0	0
B：口腔清潔	0	1	1	0	0	0	0	0	1	1	0	0	0	0	0	0	0
B：食事摂取	0	1	1	0	0	0	0	0	1	1	0	0	0	0	0	0	0
B：衣服の着脱	1	2	1	1	1	1	1	1	2	1	1	1	1	1	1	1	1
B：危険行動	0	2	2	0	0	0	0	0	2	2	0	0	0	0	0	0	0
B：診療・療養上の指示が通じる	0	1	0	0	0	0	0	0	1	0	0	0	0	0	0	0	0
B：移乗（介助の実施）	0	0	1	1	1	1	1	0	0	1	1	1	1	0	0	0	0
B：口腔清潔（介助の実施）	0	1	1	0	0	0	0	0	1	1	0	0	0	0	0	0	0
B：食事摂取（介助の実施）	0	0	1	0	0	0	0	0	0	1	0	0	0	0	0	0	0
B：衣服の着脱（介助の実施）	1	1	1	1	1	1	1	1	1	1	1	1	1	1	1	1	1

BOX 9　看護必要度（ツール）を用いた地域のサービス担当者との連携のプロセス（看護師のロール）

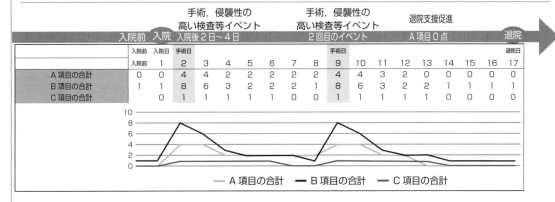

		手術，侵襲性の高い検査等イベント					手術，侵襲性の高い検査等イベント					退院支援促進					
入院前	入院	入院後2日〜4日						2回目のイベント				A項目0点					退院
	入院前	入院日 1	手術日 2	3	4	5	6	7	8	手術日 9	10	11	12	13	14	15	16	退院日 17
A 項目の合計	0	0	4	4	2	2	2	2	2	4	4	3	2	0	0	0	0	0
B 項目の合計	1	1	8	6	3	2	2	2	1	8	6	3	2	2	1	1	1	1
C 項目の合計		0	1	1	1	1	1	0	0	1	1	1	1	1	0	0	0	0

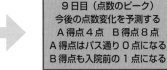

入院前の看護必要度を点数化する 入院前 A得点　0点 B得点　1点（衣服の着脱）	→	9日目（点数のピーク） 今後の点数変化を予測する A得点4点　B得点8点 A得点はパス通り0点になる B得点も入院前の1点になる	→	ケアマネジャーとの連携 必要度の点数変化の予想を伝え，退院に向けての課題と，連携すべき内容を検討する 退院日を決める

ルール1
入院時の情報提供と入院時面接で入院前の看護必要度を評価する

ルール2
看護必要度の点数変化を予測し，入院前の点数と比較する

ルール3
予測された点数変化を基に，在宅支援チームと連携し，支援内容を検討する

「令和3年度　重症度，医療・看護必要度ステップアップ研修」より

入退院支援の主な報酬等算定相関図（Box 11）

次に，看護必要度を用いた，地域のサービス担当者との連携における看護師の「ロール」について述べる．

厚生労働省は，医療と介護の連携に対して，様々な診療報酬の加算を設定した．また診療報酬だけでなく介護報酬にも加算が設定されている．

急性期病院では入退院支援加算がある．居宅支援事業所等と年3回以上の面談を行うことが要件となっている．入院後3日以内に退院支援の必要性を判断7日以内に退院支援計画書を作成し，患者・家族に説明を行う．入院前に面談などで支援を行った場合は入院時支援加算が算定される．

その他退院前在宅療養指導料，退院前訪問指導料，退院時リハビリテーション指導料，退院時薬剤情報管理指導料，診療情報提供料，退院後訪問間後指導料，訪問看護同行加算がある．

介護支援等連携指導料は，ケアマネジャーとの情報連携についたもので2回まで算定可能である．退院時共同指導料は往診診療所や訪問看護ステーション，ケアマネジャーとのサービス調整会議を行うことで算定される．またこれらはビデオ通話による算定も可能である．ケアマネジャーは入院後3日以内に病院に対し情報提供を行った場合介護報酬を算定できることになっている．

入退院支援加算　退院支援の必要性—ヤングケアラーへの対応—（Box 12）

2022年の診療報酬改定では，入退院支援加算の算定対象である退院困難な要因を有する患者としてヤングケアラーおよびその家族が追加された．当院の入院時に行われる入退院支援スクリーニングシートにも，一人暮らしおよび同居家族がいるが介護力の不足の注釈に介護者としての児童が追加されている．

ICTの活用：Web会議とタブレット面会（Box13）

当院の，2021年から22年のICTを活用した退院時共同指導料の算定件数を示す．当院は，COVID-19感染症流行当初から，Webミーティングツールを活用して，面会とカンファレンスを行ってきた．右のグラフは，病棟別のタブレットを活用した面会回数を表している．要望もたいへん多く，土曜，日曜も対応した．多い月では1病棟で90回を超えるタブレット面会を行った．

在宅患者訪問栄養指導料（Box 14）

在宅患者訪問栄養指導は，法人内の診療所の管理栄養士が行っている．面会制限で家族へのケア指導が限られているなか，退院後の生活を支援す

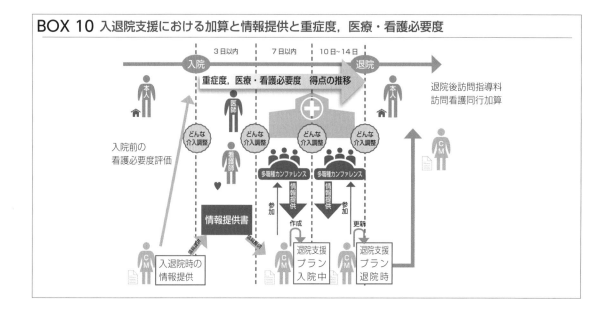

BOX 10 入退院支援における加算と情報提供と重症度，医療・看護必要度

BOX 11　入退院支援の主な報酬等算定相関図

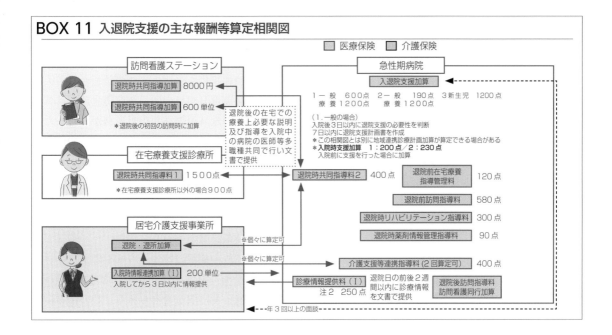

BOX 12　入退院支援加算　退院支援の必要性　ヤングケアラーへの対応

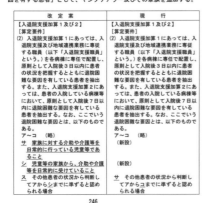

退院支援スクリーニングシート

① 無保険・生活困窮の予測
② ADL 低下にてサービス調整
③ 介護保険が必要である
④ 一人暮らしおよび同居家族がいるが介護力の不足（高齢者・児童が主な介護者となっている）
⑤ 身寄りなし
⑥ 1 か月以内の再入院
⑦ 悪性腫瘍，認知症または誤嚥性肺炎等の急性呼吸器感染症がある
⑧ 緊急入院
⑨ 排泄に介助が必要
⑩ 退院後の医療処置の予測（胃ろう・尿道留置カテーテルなど）
⑪ 虐待の恐れがる
⑫ その他患者の状況から判断して上記に準ずると認められる場合で，家族事情により入院が必要と判断

る方法として活用している．特に入退院を繰り返す慢性心不全や高齢者の患者の食支援には有効である．

入院時情報提供書（Box 15, 16）

次の図は，厚労省が提供している，入院時情報提供書のひな形である．患者背景を知る基本的情報，利用者や家族の意向，カンファレンスの希望などの情報が網羅されている．一部を拡大すると，更衣・移乗・食事といった ADL・コミュニケーション能力や精神面における療養上の問題など B 項目に関連した項目，褥瘡や疾患など A 項目に関連した情報が網羅されている．

電話等で情報連携する場合，看護必要度について聞き取りすると正確に情報提供される．当院の看護部入退院支援課では，ケアマネジャーとの電話での情報交換時には看護必要度評価を聞き取り，入院前の必要度評価を行う．

当院における入退院支援の実際 (Box 17)

当院における，入退院支援の流れの実際を説明する．

予定入院の場合は，外来での入院前面談，緊急入院では，入院日に退院支援スクリーニングを行い，退院支援が必要かどうかを判断している．退院支援が必要と判断されれば，入院日または 7 日以内に退院支援面談を行う．その後，退院支援計画書の作成と同意を入院日または 7 日以内に受け

る．ここまでは，できるだけ入院日に行うようにする．

入院後すぐに，入院時情報連携加算が算定できるような情報提供を受ける．この情報から，入院前の看護必要度 B 項目の情報を取得する．具体的には，当院の地域連携室の担当事務が入院したことをケアマネジャーに連絡して，書面での情報提供を受けてする．この情報はソーシャルワーカー，入退院支援課の看護師，病棟看護師で毎朝共有する．

退院支援面談は，看護部の入退院支援課の看護師や，病棟看護師が分担して行う．

患者や家族の病状に対する理解や考え，受けている介護情報，日常生活の課題などを聞き取る．

同意は後日受け取る場合もある．この情報は退院支援面談記録として残す．この記録用紙の項目は，カンファレンス記録や看護退院サマリーと一致しており，二重の記録をしないように努め，課題解決の流れが滞らないようにしている．

入院 3 日目をめどに病棟看護師からケアマネジャーに連絡する．ここで，患者さんの病状から予測される課題について情報提供を行い，その際に，退院に向けてケアマネジャーが課題としていることが何かも共有する．これが介護支援等連携指導料 1 回目の算定になる．

多職種による退院支援カンファレンスは週 1 回定例で行われる．医師，病棟担当にセラピストやソーシャルワーカー，薬剤師・管理栄養士が参加

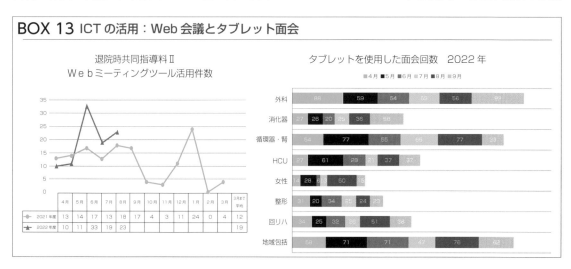

BOX 13 ICT の活用：Web 会議とタブレット面会

BOX 14　在宅患者訪問栄養指導料

1　在宅患者訪問栄養食事指導料1
　（当該保険医療機関の管理栄養士）
　イ　単一建物診療患者が1人の場合530点
　ロ　単一建物診療患者が2人以上9人以下の場合480点
　ハ　イ及びロ以外の場合440点

2　在宅患者訪問栄養食事指導料2
　（当該保険医療機関以外の管理栄養士）
　イ　単一建物診療患者が1人の場合510点
　ロ　単一建物診療患者が2人以上9人以下の場合460点
　ハ　イ及びロ以外の場合420点

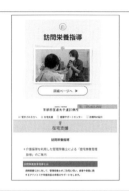

BOX 15　入院時情報提供書

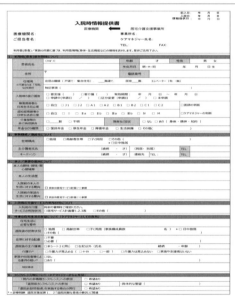

BOX 16　入院時情報提供書

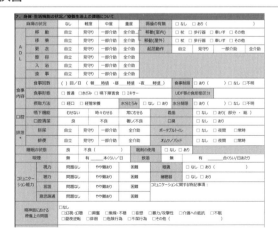

し，退院支援の課題の共有と分担を確認する．

　入院後1週間をめどに，新たなサービスの導入や，病像の変化など，必要に応じて退院後サービスの調整をケアマネジャーとともに組み立てる．

　これで介護支援等連携指導料2回目の算定ができる．

　退院前に，サービス担当者会議を行い，退院時共同指導料を算定する．ケアマネジャーは退院退所加算を算定する．

　これらの支援は，担当ケアマネジャーがいる場合は病棟看護師，新たなサービスの導入や介護保険の導入が必要な場合には，看護部入退院支援課・病棟担当のソーシャルワーカーが担う．

■ 事例紹介 (Box 18)

　事例を紹介する．50歳台，男性で，主病名は慢性炎症性脱髄性多発神経炎，ACHT単独欠損症である．妻と2人暮らし，身体障害者障害程度等級2級である．食道狭窄のための通過障害があり，胃瘻造設を視野に入れた入院である．在宅では，往診と訪問看護を導入している．

■ A氏　重症度，医療・看護必要度の推移と入退院支援 (Box 19)

　A氏の重症度，医療・看護必要度の推移と実際の入退院支援を示す．

　入院前のA項目は0点，入院後内視鏡により胃瘻が必要と判断され5日目の多職種カンファレンスで方針が決まった．A項目のピークは16日目の全身麻酔下での胃瘻造設で，その後0点になると予測した．

　B項目は入院前移乗1点，口腔清潔1点，衣服着脱1点の合計3点，胃瘻からの注入があるため，退院時には4点に上がることが予測され，10日目に退院後のサービスの導入を検討，ヘルパーの見守りが検討される．

　注入の手技の自立と，妻の迎えが可能な日を退院日として，青線で囲われた期間内に，黄色で囲われた胃瘻造設後の得点を予測し，退院に向けた支援を計画し，サービス担当者会議を設定，退院となった．

　Box 20は記録の実際である．A氏と妻への入院時の退院支援面談は，入院日に行われ，入院の目的や今後の方針ついて確認が行われている．また7日目には多職種カンファレンスを行い，治療方針が決定された．

　Box 21は10日目に行われた面談の内容である．胃瘻造設後に必要なサービスについて検討されている．26日目にはサービス担当者会議が行われ，今後の治療方針や退院後の生活について情報交換が行われた．

■ 当院の退院支援面談・カンファレンス・退院支援サマリーの様式 (Box 22)

　以上の当院の退院支援面談・カンファレンス・退院支援サマリーの様式を示す．2022年度の診療報酬改定で，退院時共同指導料2における情報提供の様式50が大幅に改訂された．当院は様式50に加え，退院後に必要な支援を検討するために，国際生活機能分類の評価項目の一部を活用している．生活評価は，日常的に看護必要度の評価を行っている看護師は容易に評価する．また日常活動の評価では，入院中に退院後の環境を加味した生活を具体的に評価することが難しいという弱点があることが分かっている．多職種・地域のサービス担当者との情報交換と連携をさらに深める必要がある．

■ 当院の退院支援面談・カンファレンス・退院支援サマリー (Box 22)

　Box 22で示した評価と退院に際してのご本人や家族の受け止め，退院後の生活における促進因子と阻害因子（心身状況・活動と参加）を環境の視点で整理し，退院後に必要なサービスを検討する．

　当院の電子カルテでは折れ線グラフで看護必要度を表示する機能がある．退院に際しての退院サマリーにも折れ線グラフを添付することができる．看護師は看護必要度の各項目を折れ線グラフで確認することで，点数がピークに達するのはいつか，入院前と比較して上がるのか，下がるのか，変わらないのかを予想する．毎日評価しているか

BOX 17 当院における入退院支援の実際

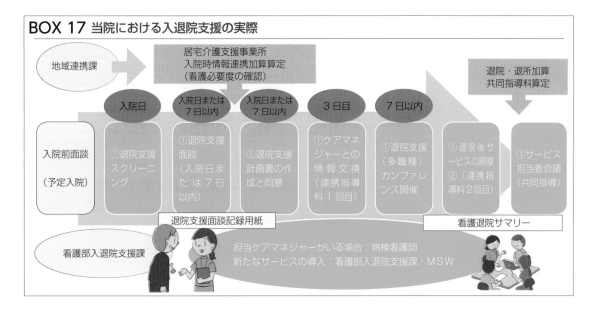

BOX 18 事例紹介

- ・50歳台　男性
- ・慢性炎症性脱髄性多発神経炎　ACHT単独欠損症

- ・妻と2人暮らし
- ・身体障害手帳　2級

- ・食道狭窄のための通過障害（CVポートからのTPN）
- ・胃ろう造設を視野に入れた入院
- ・往診と訪問看護

BOX 19 A氏　重症度，医療・看護必要度の推移と入退院支援

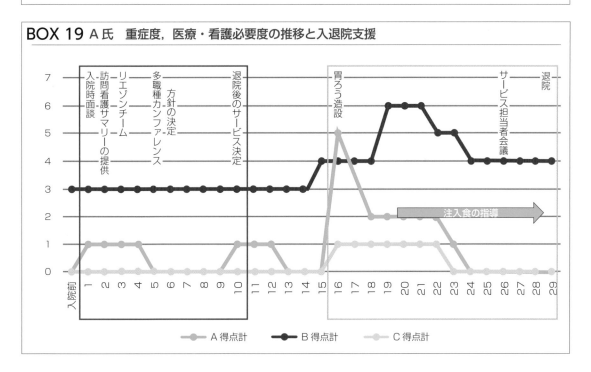

BOX 20 入院日　入院時

退院支援面談記録

| A氏　妻 |
| 看護師　退院支援看護師 |

介護保険	介護認定	介護保険申請	□ 済	要介護度	なし	有効期限		
	担当ケアマネ			居宅事業所			電話	
紹介元	医療機関				受診日		□ 往診管理	
かかりつけ医	医療機関				受診日		□ 往診管理	
退院・入所先	病院施設名				電話			担当

| 入院までの経過 | 【入院の経過】9/7入院。9/5一時退院。今回は、経口摂取の可能性を考える為、食道の精査目的にて入院となる。
【既往歴】慢性炎症性脱髄性発神経炎、ACTH単独欠損症
【身体の状況】家ではつかまり歩き、屋外は車椅子
【社会的状況】妻と二人暮らし。職業：元々、産業廃棄物処理のトラック運送
【介護サービス又は福祉サービスの把握】障害手帳2級を取得しており。多点杖と車いすの支給
【医療管理】 |
| 入院中の経過 | |

| 医療問題 | 今回は胃カメラして胃瘻や傾向の可能性を探る。
退院出来ればパルスを月に1回して入院しながら家で過ごせるか。下肢の痛みについてはリリカやオピオイドも使用していく。追加の鎮痛剤はボル坐が第一選択。アセリオは1日2回まで。 |

7日目　多職種カンファレンス
　　方針の確認

| 医師　看護師 |
| 退院支援看護師　SW |
| セラピスト　リエゾンナース |

| 医療問題 | 胃カメラ
中部～下部食道にわたって6cm長の狭窄あり
液体はながれているが、ねんちょうな喀痰が食道に残存していることもあり、食道内を通過する液体量はかぎられそう。
□□□先生とはなし、拡張術の適応にはならないことを確認した。
また少量の液体は少しづつはとおるが、ある程度の量を注入するのもむつかしい印象である。
＝栄養摂取方法については現状維持か |

退院に際しての本人・家族の状況

| | 本人への病名告知　　なし　　　（理由） |
| 〈本人〉病気・障害・意思・治療の受け止め | 胃カメラにて食道狭窄がつよく、拡張術の適応にならないことがわかった。
なので、現在の栄養摂取方法を継続するしかないとおもいます。
経口摂取はできるだけできるほうが免疫系にとっても有利になります。
基本的には水っぽいものをすこしづつですが、ある程度入院中にみきわめていきたいと思います。
＝本人は一生このままかとショックな様子であったが、前向きに受け入れられた。 |

BOX 21　10日目

退院後のサービス決定

| A氏　妻 |
| 主治医　看護師　セラピスト |
| SW |

◎主治医面談　　□Dr □本人 □奥様　□Ns参加
栄養の取り方について相談。①エンシュア等経口で取る方法②胃ろう　（外科的対応）③CVポートについて説明。
①の場合→口からとれる、ことがメリットではあるが、味にバリエーションがなく飽きが来る。
②簡易な手術（はなる。胃ろうつくることで少量好みのものが取れる可能性がある。注入は朝昼晩の3回
③感染症リスクについて説明。
本人・妻相談され②の方向で調整していくことを希望。
外科的胃ろう造設可能か検討していく。
胃ろう造設の上□□□初旬退院目指していくことを確認。
退院に向けて　サービス調整の課題
　ヘルパー調整　⇒相談支援専門員（CM的役割）にてサービス調整してもらえるように相談進めることで奥様と合意。
訪問看護　訪問医療の再開

26日目
サービス担当者会議

| A氏　妻 |
| 主治医　看護師 |
| SW　往診看護師　訪問看護師　セラピスト |
| 相談支援専門員 |
| 訪問ヘルパー |

ミオパチーによる痛みは軽減しており、点滴による痛み止めまではしていない。
今後はアグロブリンの治療5日間とレスパイトを含めて入院してもらう。
初回は退院後1周間で再入院予定。

質問
本人：注入の時間の時間は？カロリーは増やす必要がある？
→一時間はずれても問題なし。今の量が多いように思うかもしれないが最低でも1000kcalは必要。水分については、経口で少しずつ（さらっとしたもの）なら摂取問題なし。口から摂取するものは好みの物でOK（固形物は×　アイスやジュース○）
妻：注入の素でなければ何も食べてはいけないのか？
→朝昼　遠慮で購入可能。デメリットとしては

リハビリ、外科で胃ろう造設は痛み強く体験難しかったが　安定して来てからは自己で起居、ベッドから車椅子へ移乗可能。靴を自己で履くことが難しいが、日々改善している。
ベッドから降りると、□□転倒することがあるとのことで難しい。退院後は基本ベッドから車椅子程度の方が安全。
何かあった時（転倒したり、ベッドから上げれないとき）に呼べるものの設置が必要？
感覚麻痺もあるため、足の位置等ぶつけて怪我をしてもわからないため、基本一人で家にいる時はベッド上が望ましい。
□□□CVポートは使用していない？フラッシュは？入院中に対応可能？
→1～2ヶ月ごとにフラッシュは必要。フラッシュは病院で対応可能
本人：てんかん・ACTHについてはコントロール出来ている？
→経過観察でOK
　薬飲ない方がいい？
　→経過みて確認していきましょう。
胃ろう食い込んでいると言われたが、自分に取ってはちょうどいいが交換が必要？
→半年ごとに交換が必要なため、その時に相談、今は問題なさそうだが、今後瘢痕がついてきたらきつくなる可能性もある。

らこそ患者にとって必要なケアを考え，実践し，予後予測することが可能であり，多職種と経過を共有できることが看護必要度の優位性であると考える．今ある看護必要度をツールとして多職種とともに患者中心のケアを提供し，ケアが連続されるよう地域のサービス担当者との間でも活用されることが可能であると考える．

当院は2022年の診療報酬改定をきっかけに，遅まきながら医師の重症度，医療・看護必要度への関心が一気に高まった．医師が看護必要度の点数変化を意識し始めたところである．看護師が地道に評価し活用してきたことを多職種で評価し，チームで活用するチャンスがようやく到来したのである．

BOX 22　当院の退院支援面談・カンファレンス・退院支援サマリー

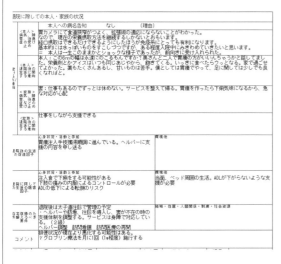

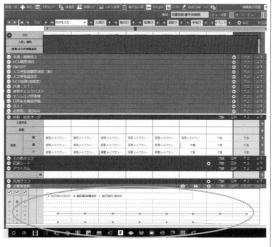

まとめ（Box 23）

本稿のまとめを Box 23 に示す.

参考文献

1）筒井孝子. 必携入門看護必要度，カイ書林，2022.
2）筒井孝子. ナーシング・トランスフォーメーション，日本ヘルスケアテクノ株式会社，2022.
3）社会保険研究所編. 看護関連施設基準・食事療養棟の実際，令和 4 年度 10 月版，社会保険研究所，2022.

BOX 23 まとめ

1. 看護必要度と EF ファイルを組合わせることで，患者の変化のタイミングでどのような治療が行われているかを把握できる.
2. 看護必要度と EF ファイルの組み合せることで，患者にとって必要なケア（看護計画）を想定できる.
3. 患者にとって必要なケア（看護計画）の実施は，多職種との協働となる.
4. 多職種連携は，患者にとって，より質の高い支援となる.
5. 入院から退院までの経過で見ると，
   ① 「入院直後」はバリアンス対策を考える
   ② 「入院後 2 日から 4 日頃」は，患者に様々な負荷が掛かり，リスクが高まる
   ③ 「A 項目 0 点になる」は退院支援の推進を図る時期であるため，この時期の予測が重要.
6. 看護師は，「入院直後」，「入院後 2 日から 4 日頃」，「A 項目 0 点になる」という 3 地点で多職種へ情報を提供し，協働できる体制をつくるロールがある.
7. 看護必要度は入退院支援のツールとして活用できる. そのために看護師は
   ① ケアマネジャーや家族の情報から入院前の看護必要度の得点を採点する
   ② 看護必要度得点の変化を予測し，入院前の得点と比較する
   ③ 得点がピークアウトする時点で地域のサービス担当者と連携し，退院後のサービスと退院日を調整する

特集論文 5

多職種協働
—薬剤師の立場から—

田辺 和史
Kazufumi Tanabe Pharmacist

日本赤十字社和歌山医療センター 薬剤部長
〒640-8558 和歌山県和歌山市小松原通４丁目２０
tanabe-k.ss@wakayama-med.jp

要旨

　多職種協働について，薬剤師の立場から述べる．

　患者の看護必要度Ａ項目やＢ項目の状況，注射薬の実施状況，リハビリの状況，栄養状態などの情報が多職種間で共有されることで，入院期間の短縮が図られ，早期退院や良好な予後が実現できる．院内で，ぜひ看護師以外のスタッフを対象とした看護必要度の研修をやっていただきたい．研修のポイントは下記の通り．

1.　Ａ項目に該当する注射薬は，薬剤師の確認事項でもある．
　・看護師と薬剤師間での速やかな情報提供と情報共有がリスクマネジメントとして重要
2.　Ｂ項目をプラットホームとした多職種協働
　・転倒転落予防やせん妄対策
3.　服薬コンプライアンス，薬の効果や副作用等の情報を共有することがポリファーマシー対策にも重要
4.　多職種による退院調整は，退院後の患者の生活に応じた指導ができ，患者の QOL 向上につながる
5.　病院薬剤師とかかりつけ薬局の入院前から退院後のシームレスな連携が重要

Highlight

Inter-professional work from the standpoint of a pharmacist

The author describes on inter-professional work from the standpoint of a pharmacist.
Sharing information with inter-professional workers about the patients' situation such as A and B item of the nursing care intensity, drug injection, rehabilitation, nutritional status and so on can reduce hospitalization. Moreover patients can enjoy early discharge and a good prognosis. The author asserts the training targeting other than nurses should be held inside the hospitals featuring the 5 points below.

1.　Injection drugs corresponding A item must be checked by a pharmacist.
Nurses and pharmacists should deliver and promptly share patients' information as appropriate risk management.
2.　B item is the platform of interprofessional work to avoid patient drops and falls.
3.　It's also vital for polypharmacy measure to value medical compliance, share the information on the

effects and side effects of drugs.

4. Discharge adjustment by inter-professional workers can promote a proper guide according to patients' way of life after discharge leading to level up of patients' QOL.

5. It's necessary for hospital pharmacists and family pharmacy to work together seamlessly both before and after hospitalization.

Keywords

地域連携 (Regional cooperation),

リスクマネジメント (Risk management),

ポリファーマシー対策 (Polypharmacy measure),

PFM (Patient flow management), セルフケア (Self care)

多職種協働について，薬剤師の立場から述べる.

平成 22 (2010) 年の厚生労働省医政局長通知では，「多種多様な医療スタッフが，各々の高い専門性を前提とし，目的と情報を共有し，業務を分担するとともに，互いに連携・補完し合い，患者の状況に的確に対応した医療を提供するチーム医療を推進すること」という多職種協働と，「医療の質の向上及び医療安全の確保の観点から，チーム医療において薬剤の専門家である薬剤師が主体的に薬物療法に参加すること」が非常に有益であることを指摘している

また，平成 24 (2012) 年度診療報酬改定では，薬剤管理指導料に加え，病棟薬剤業務実施加算が新設された.

PFM（Patient Flow Management）の利点（1）(Box 1)

入院前からの関わりとしては，昨今，PFM が取り入れられてきた．これにより，入退院支援センターで，患者の服用薬の確認や，入院前の休止薬の説明などが行われるようになった．この段階の情報共有によって，入院後の治療を円滑に進め，リスク回避となることがわかってきた.

PFM（Patient Flow Management）の利点(2)　(Box 2)

このＰＦＭで服用薬の確認を行うときに，患者の服薬管理に問題がありそうな場合は，かかりつけ薬局との連携を図ることがある．例えば，患者家族からの聞き取りの内容で，服用薬を一包化し

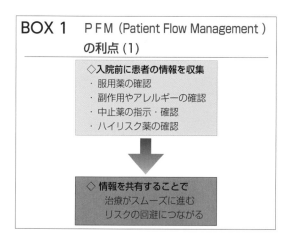

BOX 1　PFM (Patient Flow Management) の利点 (1)

◇入院前に患者の情報を収集
・服用薬の確認
・副作用やアレルギーの確認
・中止薬の指示・確認
・ハイリスク薬の確認

◇情報を共有することで
治療がスムーズに進む
リスクの回避につながる

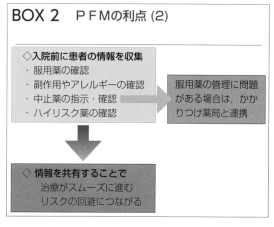

BOX 2　ＰＦＭの利点 (2)

◇入院前に患者の情報を収集
・服用薬の確認
・副作用やアレルギーの確認
・中止薬の指示・確認
・ハイリスク薬の確認

服用薬の管理に問題がある場合は，かかりつけ薬局と連携

◇情報を共有することで
治療がスムーズに進む
リスクの回避につながる

た方がいい場合や，術前休止薬が確実に休止できるか不安がある場合などは，かかりつけ薬局に連絡し，かかりつけ薬局の協力を得る．

薬局における対人業務の評価の充実（1）（Box 3）

令和4（2022）年度の診療報酬の改定で新設された服薬情報等提供料3を示す．術前休止薬を確実に休止できるか不安のある場合に，かかりつけ薬局に連絡し，患者が薬局に行く日を予約し，患者に予約日を書いた用紙をお渡しし，かかりつけ薬局に行ってもらうようにしている．

この他にも，服用薬を整理してもらうことを目的に，入院前に患者にかかりつけ薬局に行ってもらう．そして，かかりつけ薬局からは，服用薬の情報を入院前に，病院側に提供してもらう．これを利用することにより，患者は，正しくお薬を服用できることになり，また，病院側は，入院時の持参薬鑑別の負担軽減につながる．

【活用例】

80代男性．薬は自分で管理しているが，家族は正しく服用できているか不安である．4か所の

クリニックから薬が処方されている．2週間後に入院予定である．バイアスピリン錠を休止するように指示されたが休止できるか不安である．また服用している薬を整理してほしいと家族から相談あり．➡かかりつけ薬局に連絡し，薬と依頼書を持って〇月〇日に来局する予約を取った．

このように当医療センターでも取り組んでいるが，患者への説明に時間がかかることや，患者のかかりつけ薬局が自宅の近所ではなく，門前の薬局の場合は，自宅から離れた門前薬局に来局しないといけないなど，利用を進めるには，まだまだ課題が多い．

薬局における対人業務の評価の充実（2）（Box 4）

PFMで服薬管理に問題がありそうな患者には，かかりつけ薬局で服用薬を一包化してもらうことを勧めている．服用薬の聞き取り時に患者の服薬管理に問題がありそうな場合や，家族からの申し出があった場合に活用している．これも，そのときに，かかりつけ薬局に連絡し，予約を取る．しかし，入院前の服用薬の確認のときに患者と接

BOX 3　薬局における対人業務の評価の充実

服薬情報等提供料３の活用

➤ 服薬情報等提供料について、医療機関からの求めに応じて、薬局において入院予定の患者の服用薬に関する情報等を一元的に把握し、必要に応じて持参した服用薬の整理を行うとともに、医療機関に対して、当該患者の服薬状況等について文書により提供した場合の評価を新設する。

（新）服薬情報等提供料３　　　　　50点（3月に1回に限り）

［算定要件］
・ 入院前の患者に係る保険医療機関の求めがあった場合において、当該患者の同意を得た上で、当該患者の服用薬の情報等について一元的に把握し、必要に応じて当該患者が保険薬局に持参した服用薬の整理を行うとともに、保険医療機関に必要な情報を文書により提供等した場合に3月に1回に限り算定する。
・ これらの内容等については薬剤服用歴に記録すること。

厚生労働省保健局医療課　令和4年度調剤報酬改定の概要（調剤）令和4年3月4日版

【活用例】
80代男性。薬は自分で管理しているが、家族は正しく服用できているか不安である。4カ所のクリニックから薬が処方されている。2週間後に入院予定であるが、バイアスピリン錠を休止するよう指示されたが、休止できるか不安である。また、服用している薬を整理してほしいと家族から相談あり。
⇒　かかりつけ薬局に連絡し、薬と依頼書をもって〇月〇日に来局する予約を取った

するだけでは，なかなか服薬管理に問題があるかどうかわかりにくいものである．そこで，PFMで患者に説明する看護師など，他の職種の方からも情報をもらうようにしているが，まだまだ利用件数は少ない．

【外来服薬支援料の活用例】

入退院支援センターの看護師，ケアマネージャー，別居している家族（患者は独居）などから，患者の服薬管理に不安があるとの相談を受けた場合に，かかりつけ薬局に連絡して一包化等の服薬支援を行ってもらう．

PFMに基づく病棟での薬剤師の業務「ロール」 (Box 5)

患者が入院すると，薬剤師は，病棟で，持参薬の確認，術前休止薬が休止できているかの確認，アレルギー歴や副作用歴の確認，配合変化のチェック，相互作用のチェック，特に安全管理が必要な医薬品について，投与速度や投与量の計算，医師への処方提案，服薬指導，自己注射のペン指導や吸入指導などを行っている．特に安全管理が

必要な医薬品は，看護必要度のA項目に該当することが多い薬品である．

薬剤師は，患者の情報を得るために，医師の記録や看護記録を見ている．これまでの研究では，薬剤師が患者の状況を知るために，看護記録から情報を得ている率が高いことが示されている（Box 6）．一方，看護師が薬剤や患者の情報を薬剤指導記録から得ている率は，看護記録に比べ，大幅に低いという結果がある．これは，看護記録は，どこにあるかすぐにわかるが，薬剤管理指導記録は，どこにあるかわからないということが要因の一つである．

また，薬剤指導記録は，看護師が見ても必要な情報が記載されていないのかもしれない．薬剤師としては，反省，また，改善すべきことだと思う．また，薬剤師が看護記録から，知りたい情報を全て確認できているわけでもない．

いずれにしても，記録から情報を得るだけでなく，両職種のコミュニケーションを通じた，双方向から情報を得ることは有用と考えている．

BOX 4　薬局における対人業務の評価の充実

病棟薬剤師の注射薬の確認（ロール）(1)(Box 7)

職種が異なると，関わることが違ってくる．注射薬が処方されると薬剤師は，配合変化や相互作用，投与量などを確認している．

この症例のように，処方内容だけでは，セフメタゾールは，ソルアセトFとアドナを混合した点滴終了後に実施しているのか，または，その点滴のルートの側管から実施しているのか，また違う時間帯に実施しているのかわからない場合がある．この点は看護師から確認したいところである．

また，今回一般病棟用の重症度，医療・看護必要度において，「点滴ライン同時3本以上の管理」が削除され，「注射薬剤3種類以上の管理」が新設された．しかし，全ての注射薬剤が対象となるのではなく，厚労省から対象外となる薬剤2,293品目が示された．除外される主な薬品として，生理食塩液やブドウ糖液，1号輸液や3号輸液，リンゲル液，造影剤がある．またA項目の「専門的な治療，処置，薬剤」に該当する抗悪性腫瘍剤，麻薬，免疫抑制剤，輸血や血液製剤，血漿分画製剤なども除外される．

このほかにも同じ薬剤を1日に何回使用しても1種類とする，先発品や後発品のように薬品名称が違っても成分が同じものは1種類とするというようなルールがある．薬剤師と一緒に確認していくことが求められている．

病棟薬剤師の注射薬の確認（ロール）(2)(Box 8)

この症例で，抗生剤がセフメタゾールからセフトリアキソンに変更された場合を考えよう．セフメタゾールでは配合変化は問題なかった．しかし，セフトリアキソンはカルシウムを含む溶液と混ぜることで結晶が生じる．もし，ソルアセトFの側管からセフトリアキソンを投与する場合は，ソルアセトFにはカルシウムが含まれているので，結晶が生じる．配合変化は，希釈液や混合する薬剤だけでなく，側管から投与する場合，主となるルート内の薬剤との配合変化の確認が必要である．このことは，看護師から，別のルートで投与するのか，側管から投与するのかの情報提供が，重要であることを意味している．薬剤師は，この情報によって，より確実な医療ができるからである．

病棟薬剤師による薬剤の確認（ロール）(3)(Box 9)

この患者は図の一番下のメネシット配合錠とアマンタジン塩酸塩錠というパーキンソン病治療薬が処方されている．手術前に医師が内服薬はすべて中止という指示を出すことがあると思うが，この症例ではパーキンソン病治療薬が処方されている．パーキンソン病治療薬は周術期に注意が必要である．

BOX 5　PFMに基づく病棟での薬剤師の業務「ロール」

1　持参薬（入院前服用薬や休止薬）の確認
2　アレルギー歴や副作用歴の確認
3　配合変化のチェック
4　相互作用のチェック
5　特に安全管理が必要な医薬品について投与速度や投与量の計算
6　医師への処方提案
7　服薬指導
8　吸入指導やペン（自己注射）指導

BOX 6　病棟看護師と病棟薬剤師の薬剤管理に関する連携の現状

看護師	薬剤師
■ 薬剤管理指導記録を見る頻度 ◇常に見る・・・・・ 6.3% ◇必要に応じて・・・35.4% ■ 確認する情報 ◇服薬状況 ◇処方 ◇患者の訴え	■ 看護記録を見る頻度 ◇常に見る・・・・26.4% ◇必要に応じて・・56.3% ■ 確認する情報 ◇患者の訴え ◇服薬状況 ◇薬物治療の副作用

市村菜奈他．「病棟看護師と病棟薬剤師の薬剤管理と連携に関する調査研究」昭和学士会誌．2020；80（2）

BOX 7　病棟薬剤師の注射薬の確認（ロール）（1）

1　投与量（体重，体表面積，腎機能）
2　配合変化
3　希釈液の種類や量
4　投与速度
5　相互作用（注射薬だけでなく内服薬との相互作用も）
6　副作用の確認

 投与ルートや投与時間など，看護師に確認が必要

☆　看護必要度のＡ項目（注射薬剤３種類以上の管理，シリンジポンプの管理，
　　輸血や血液製剤の管理，専門的な治療・処置）と関係

	入院日	手術日		
日付	10/19	10/20	10/21	10/22
病日	1	2	3	4
＜点滴・注射＞				
ヒューマリンR注 100 単位 /mL		○	○	
セフメタゾール Na 静注用 1g		○	○	○
ソルアセト F 輸液		○	○	○
アドナ注（静脈用）100mg		○	○	○
ソルデム 3A 輸液		○		
大塚生食注		○	○	○
ソセゴン注射液 15mg		○		

BOX 8　病棟薬剤師の注射薬の確認（ロール）（2）

1　投与量（体重，体表面積，腎機能）
2　配合変化
3　希釈液の種類
4　投与速度
5　相互作用（注
6　副作用の確認

> **セフメタゾールＮａ静注用をセフトリアキソンＮａ静注用に変更すると・・・**

> **セフトリアキソンとソルアセトＦを同じルートを使用した場合**
> **セフトリアキソンとソルアセトＦ中に含まれるＣａが反応し，白濁する**
> **⇒　セフトリアキソン投与前後に，ルート内のフラッシュが必要**

	入院日	手術日		
日付	10/19	10/20	10/21	10/22
病日	1	2	3	4
＜点滴・注射＞				
ヒューマリンR注 100 単位 /mL		○	○	
セフメタゾール Na 静注用 1g		○	○	○
ソルアセト F 輸液		○	○	○
アドナ注（静脈用）100mg		○	○	○
ソルデム 3A 輸液		○		
大塚生食注		○	○	○
ソセゴン注射液 15mg		○		

BOX 9　病棟薬剤師の注射薬の確認（ロール）（3）

	入院日	手術日							手術日								退院日
日付	10/19	10/20	10/21	10/22	10/23	10/24	10/25	10/26	10/27	10/28	10/29	10/30	10/31	11/1	11/2	11/3	11/4
病日	1	2	3	4	5	6	7	8	9	10	11	12	13	14	15	16	17
＜点滴・注射＞																	
ヒューマリンR注１００単位／mL		○	○						○	○	○						
ソセゴン注射液15mg		○							○								
セフメタゾールＮａ静注用1g		○	○	○					○	○	○						
ソルアセトＦ輸液		○	○	○	○	○	○	○	○	○	○	○	○				
アドナ注（静脈用）１００mg		○	○	○	○	○	○	○	○	○	○	○	○				
ソルデム３Ａ輸液		○							○	○							
大塚生食注		○							○								
ソセゴン注射液15mg		○							○								
＜投薬＞																	
インスリングラルギンＢＳ注ミリオペン	○		○	○	○	○	○	○	○	○	○	○	○	○	○	○	○
ヒューマログ注ミリオペン	○		○	○	○	○	○	○	○	○	○	○	○	○	○	○	○
ジャヌビア錠５０mg	○		○	○	○	○	○	○	○	○	○	○	○	○	○	○	○
メトホルミン塩酸塩錠２５０mgMT	○		○	○	○	○	○	○	○	○	○	○	○	○	○	○	○
センノシド錠12mg	○		○	○	○	○	○	○	○	○	○	○	○	○	○	○	○
マグミット錠３３０mg	○		○	○	○	○	○	○	○	○							
メトクロプラミド錠5mg									○	○							
ボルタレンサポ５０mg									○	○							
ケフレックスカプセル２５０mg					○	○	○	○									
プロチゾラム OD 錠 0.25mg				○	○	○	○	○		○	○	○	○	○	○	○	○
メネシット配合錠１００mg	○	○	○	○	○	○	○	○	○	○	○	○	○	○	○	○	○
アマンタジン塩酸塩錠５０mg	○	○	○	○	○	○	○	○	○	○	○	○	○	○	○	○	○

> **パーキンソン病治療薬**

■ パーキンソン病患者の周術期管理 (Box 10)

　パーキンソン病患者が服用するドパミン製剤は，突然の中断によって振戦や固縮等の急性運動症状を誘発するだけでなく，ときに悪性症候群類似のPHS（Parkinsonism-hyperpyrexia syndrome; パーキンソニズム高熱性症候群）を惹起する危険性がある．

　周術期にも服用を継続すべきであるが，内服困難な場合はレボドパの注射投与が勧められる．

　病棟薬剤師は，周術期前にパーキンソン病治療薬が中止されている場合は，レボドパが処方されているか確認している．

BOX 10 パーキンソン病患者の周術期管理

・パーキンソン病患者が服用するドパミン製剤は，突然の中断によって振戦や固縮等の急性運動症状を誘発するだけでなく，ときに悪性症候群類似のPHSを惹起する危険性がある

・周術期にも服用を継続すべきであるが，内服困難な場合はレボドパの注射投与が勧められる

■ 病棟薬剤師による薬剤の確認（ロール）(4)（Box 11）

　次に糖尿病治療薬，とくにメトホルミンなどは手術前の休止期間は各医療機関で設定していると思う．メトホルミンの服用は手術中に乳酸アシドーシスを起こすことがあり，休止期間を設けている場合はメトホルミンが手術前に休止されていることを薬剤師は確認している．

■ 病棟薬剤師による薬剤の確認（ロール）(5)（Box 12）

　ブロチゾラムは，ベンゾジアゼピン系の睡眠導入剤である．入院4日目から退院まで連日投与されているが，本当に必要だったのか，検証する必要がある．また寝返りや移乗が手術日以外はできているので，転倒や転落に注意が必要である．

■ 多職種協働における「ルール」としての共有情報（Box 13）

　病棟では薬剤師が患者に処方薬の説明や副作用の確認を行っている．もちろん看護師も患者に変わった様子がないか，確認している．しかし薬剤師から看護師に，今服用している薬の副作用としてどのような症状が出ることがあるかを看護師に

BOX 11 病棟薬剤師の注射薬の確認（ロール）(4)

日付		入院日 10/19	手術日 10/20	10/21	10/22	10/23	10/24	10/25	10/26	手術日 10/27	10/28	10/29	10/30	10/31	11/1	11/2	11/3	退院日 11/4
病日		1	2	3	4	5	6	7	8	9	10	11	12	13	14	15	16	17
＜点滴・注射＞																		
	ヒューマリンR注100単位／mL		○	○						○	○	○						
	ソセゴン注射液15mg		○															
	セフメタゾールNa静注用1g		○							○								
	ソルアセトF輸液		○	○	○	○	○	○	○	○	○	○	○					
	アドナ注（静脈用）100mg		○	○	○	○	○	○	○	○	○	○	○					
	ソルデム3A輸液									○								
	大塚生食注									○								
	ソセゴン注射液15mg									○								
＜投薬＞																		
	インスリングラルギンBS注ミリオペン	○		○	○	○	○	○	○	○	○	○	○	○	○	○	○	○
	ヒューマログ注ミリオペン	○		○	○	○	○	○	○	○	○	○	○	○	○	○	○	○
	ジャヌビア錠50mg	○		○	○	○	○	○	○	○	○	○	○	○	○	○	○	○
	メトホルミン塩酸塩錠250mgMT	○		○	○	○	○	○	○	○	○	○	○	○	○	○	○	○
	セブンゾット錠12mg	○		○	○	○	○	○	○	○	○	○	○	○	○	○	○	○
	マグミット錠330mg	○	○	○	○	○	○	○	○	○	○	○	○	○	○	○	○	
	メトクロプラミド錠5mg	○								○								
	ボルタレンサポ50mg		○	○	○	○				○								
	ケフレックスカプセル250mg												○	○	○	○		
	ブロチゾラムOD錠0.25mg										○	○	○	○	○	○	○	○
	メネシット配合錠100mg	○		○	○	○	○	○	○	○	○	○	○	○	○	○	○	
	アマンタジン塩酸塩錠50mg	○		○	○	○	○	○	○	○	○	○	○	○	○	○	○	

糖尿病治療薬
手術前の休止は？

BOX 11 病棟薬剤師による薬剤の確認（ロール）(5)

		入院日	手術日								手術日								退院日
	日付	10/19	10/20	10/21	10/22	10/23	10/24	10/25	10/26	10/27	10/28	10/29	10/30	10/31	11/1	11/2	11/3	11/4
	病日	1	2	3	4	5	6	7	8	9	10	11	12	13	14	15	16	17
看護必要度 B項目	B：寝返り	0	2	1	0	0	0	0	0	2	1	0	0	0	0	0	0	0
	B：移乗	0	2	1	1	1	1	1	0	2	1	1	1	1	0	0	0	0
	B：口腔清潔	0	1	0	0	0	0	0	0	1	0	0	0	0	0	0	0	0
	B：食事摂取	0	1	1	1	0	0	0	0	1	1	1	1	0	0	0	0	0
	B：衣服の着脱	1	2	1	1	1	1	1	1	2	1	1	1	1	1	1	1	1
	B：危険行動	0	2	2	0	0	0	0	0	2	2	0	0	0	0	0	0	0
	B：診療・療養上の指示が通じる	0	1	0	0	0	0	0	0	1	0	0	0	0	0	0	0	0
	B：移乗（介助の実施）	0	0	1	1	1	1	1	0	0	1	1	1	1	0	0	0	0
	B：口腔清潔（介助の実施）	0	1	0	0	0	0	0	0	1	0	0	0	0	0	0	0	0
	B：食事摂取（介助の実施）	0	0	1	1	0	0	0	0	0	1	1	0	0	0	0	0	0
	B：衣服の着脱（介助の実施）	1	1	1	1	1	1	1	1	1	1	1	1	1	1	1	1	1
薬剤	＜投薬＞																	
	ジャヌビア錠50mg	○						○	○	○	○	○	○	○	○	○	○	○
	メトホルミン塩酸塩錠250mgMT							○	○	○	○	○	○	○	○	○	○	○
	センノシド錠12mg							○	○	○	○	○	○	○	○	○	○	○
	マグミット錠330mg							○	○	○	○	○	○	○	○	○	○	○
	メトクロプラミド錠5mg	○	○							○	○							
	ボルタレンサポ50mg		○	○	○					○								
	ケフレックスカプセル250mg						○	○	○				○	○	○			
	プロチゾラム OD錠0.25mg				○	○	○	○			○	○	○	○	○	○	○	○
	メネシット配合錠100mg	○	○	○	○	○	○	○	○		○	○	○	○	○	○	○	○
	アマンタジン塩酸塩錠50mg	○	○	○	○	○	○	○	○		○	○	○	○	○	○	○	○

転倒・転落に注意

BOX 12 多職種協働における「ルール」としての共有情報

1. ペン指導や吸入指導⇒患者の理解度は？
2. 副作用の確認⇒具体的な症状は？
3. 痛みの評価，睡眠導入剤の評価は？
4. 中止薬の再開時期は？
5. 患者の訴えは？
6. 薬剤の自己管理の現状把握，実際

　→　一包化が必要？

　　↓

看護記録や薬剤管理指導記録だけでなく，相互からの情報提供

BOX 13 膀胱がんに対して経尿道的膀胱腫瘍摘出術（TURBT）を施行しピノルビンを注入

手術室で使用された薬剤の情報
　　手術室薬剤師から病棟薬剤師へ
　　多職種で情報共有
　　　副作用の確認
　　　暴露対策

★　周術期薬剤管理加算（全身麻酔対象）
　　2022年診療報酬改定時に新設
　　薬剤師による周術期の薬物療法に係る医療安全に関する取組の実態を踏まえ，質の高い周術期医療が行われるよう，手術室の薬剤師が病棟の薬剤師と薬学的管理を連携

BOX 14 「ツール（看護必要度）」を用いた退院調整

1. A項目の全てが0点になった日は？（入院13日目）
　　＝処置などの医療が終了
2. 注射薬の投与が終了した日は？（入院13日目）
3. 血圧や血糖値が安定してきた日は？（入院13日目）
4. B項目の寝返りや移乗が0点になった日は？（入院14日目）
　　＝ADLが自立（ただし，症例では，衣服の着脱には介助が必要）
5. NST回診や食事回診の結果は？（入院12日目）

　　　↓

検討事項：　早期の退院調整により入院期間は短縮できたのでは？

伝えておけば，看護師は患者の状況を把握しやすいのではないかと思う．例えば薬剤師が看護師に患者に何か副作用が出ていないかと尋ねても，看護師はどんな副作用があるかわからないので，「この薬はめまいの副作用があるので，ふらつきなどなかったか」という尋ね方を看護師にすれば，看護師はそのような副作用があることがわかり，患者を見に行くときの参考になると思う．このような薬剤師からの具体的な質問が必要である．薬剤師は，患者のところに行く時間は短いが，看護師は患者を常に見ているので，看護師からの情報が非常に有用になる．薬剤師は指導を行ったとか薬剤の相互作用の確認を行ったなどの確認をするだけでなく，患者の理解度や状況，また必要な情報を看護師に伝え，看護師からも患者の情報を薬剤師に伝えるということがルール化されることが望まれる．例示した症例は，睡眠導入剤であるブロチゾラムを毎日服用することが必要だったのか，服用を続けることによりせん妄を起こすリスクが高まらないかが問題となる．この患者はせん妄のリスクがある．また，移乗できるようになったことで，転倒の危険性が生じるのではないか，多職種で考えてリスクに関する情報を共有しながら議論していくことが求められる．医師，看護師，薬剤師，理学療法士，管理栄養士など多職種間の情報共有と意見交換が随時できる仕組みが必要である．

膀胱がんに対して経尿道的膀胱腫瘍摘出術（TURBT）を施行しピノルビンを注入（Box 13）

患者は手術室で抗がん剤ピノルビンを膀胱注入している．手術中の記録はカルテで医師や看護師の記録とは別のところで手術記録として記載されていることが多いと思う．このため情報が共有されない場合があるので，手術室の薬剤師や看護師から病棟の薬剤師や看護師への情報伝達が有用である．このことは2022年診療報酬改定時に新設された周術期薬剤管理加算においても，薬剤師による周術期の薬物療法に係る医療安全に関する取組の実態を踏まえ，質の高い周術期医療が行われるよう，手術室の薬剤師が病棟の薬剤師と薬学的

管理を連携することが重要とされている．またピノルビンを膀胱注入した場合，排尿時の注意が必要であるので，病棟看護師や病棟薬剤師は情報共有が重要となる．

「ツール（看護必要度）」を用いた退院調整（Box 14）

この症例の場合，17日間の入院であったが，A項目のすべてが0点になった日は入院13日目である．これは処置などの医療が終了したことを示している．また注射薬の投与は入院13日目で終了している．血圧や血糖値が安定してきた日は入院13日目，B項目の寝返りや移乗が0点になった日は入院14日目である．ということはADLが自立してきたということになる．ただし，症例では，衣服の着脱には介助が必要だった．NST回診や食事回診は入院12日目に行われている．

この患者の入院期間は，果たして17日間必要だったかは多職種で検討することが必要ではないかと思う．

看護必要度からみた退院調整の検討（Box 15,16）

今回の症例は17日間入院だったが，A項目が0点になった日の13日目とか，13日目に処置が終了しているので14日目に退院できたのではなかったかと多職種で共有しておくべきと思う．

NST回診や食事回診も行われ，食事摂取も13日目には介助の必要はなくなっている．これらのことからは，早期の退院調整が行われていれば，入院期間は短縮できたとも考えられる．

このように看護必要度の項目の評価結果の情報からは，入院期間の適切性も評価できるが，薬剤師も看護師も，看護必要度は，ただ7対1や10対1の入院基本料の算定のために評価していると思っている方が多いのではないだろうか．

入院13日目でA項目が0点になると述べたが，血圧や血糖値は入院13日目には入院前の状態に回復している．注射薬の投与も13日目ですべて終わっている．抗生剤の投与も少し長かったかもしれない．その点もAST（Antimicrobial

BOX 15 看護必要度からみた退院調整の検討（1）

		入院日	手術日							手術日								退院日
日付		10/19	10/20	10/21	10/22	10/23	10/24	10/25	10/26	10/27	10/28	10/29	10/30	10/31	11/1	11/2	11/3	11/4
病日		1	2	3	4	5	6	7	8	9	10	11	12	13	14	15	16	17
	A 項目の合計	0	4	4	2	2	2	2	2	4	4	3	2	0	0	0	0	0
	B 項目の合計	1	8	6	3	2	2	2	1	8	6	3	2	2	1	1	1	1
	C 項目の合計	0	1	1	1	1	1	0	0	1	1	1	1	1	0	0	0	0
看護必要度	A：創傷処置	0	0	0	0	0	0	0	0	0	0	0	0	0	0	0	0	0
	A：呼吸ケア	0	1	1	0	0	0	0	0	1	1	0	0	0	0	0	0	0
	A：注射薬剤 3 種類以上の管理	0	0	0	0	0	0	0	0	0	0	0	0	0	0	0	0	0
	A：シリンジポンプの管理	0	0	0	0	0	0	0	0	0	0	0	0	0	0	0	0	0
	A：輸血や血液製剤の管理	0	0	0	0	0	0	0	0	0	0	0	0	0	0	0	0	0
	A：専門的な治療・処置	0	2	2	2	2	2	2	2	2	2	2	2	0	0	0	0	0
	A：救急搬送後の入院（5 日間）	0	0	0	0	0	0	0	0	0	0	0	0	0	0	0	0	0
	B：寝返り	0	2	1	0	0	0	0	0	2	1	0	0	0	0	0	0	0
	B：移乗	0	2	1	1	1	1	1	0	2	1	1	1	1	0	0	0	0
	B：口腔清潔	0	1	0	0	0	0	0	0	1	0	0	0	0	0	0	0	0
	B：食事摂取	0	1	1	1	0	0	0	0	1	1	1	1	0	0	0	0	0
	B：衣服の着脱	1	2	1	1	1	1	1	1	2	1	1	1	1	1	1	1	1
	B：危険行動	0	2	2	0	0	0	0	0	2	2	0	0	0	0	0	0	0
	B：診療・療養上の指示が通じる	0	1	0	0	0	0	0	0	1	0	0	0	0	0	0	0	0
	B：移乗（介助の実施）	0	0	1	1	1	1	1	0	0	1	1	1	1	0	0	0	0
	B：口腔清潔（介助の実施）	0	1	0	0	0	0	0	0	1	0	0	0	0	0	0	0	0
	B：食事摂取（介助の実施）	0	0	1	1	0	0	0	0	0	1	1	1	0	0	0	0	0
	B：衣服の着脱（介助の実施）	1	1	1	1	1	1	1	1	1	1	1	1	1	1	1	1	1
	C：開頭手術（13 日間）	0	0	0	0	0	0	0	0	0	0	0	0	0	0	0	0	0
	C：開胸手術（12 日間）	0	0	0	0	0	0	0	0	0	0	0	0	0	0	0	0	0
	C：開腹手術（7 日間）	0	0	0	0	0	0	0	0	0	0	0	0	0	0	0	0	0
	C：骨の手術（11 日間）	0	0	0	0	0	0	0	0	0	0	0	0	0	0	0	0	0
	C：胸腔鏡・腹腔鏡手術（5 日間）	0	0	0	0	0	0	0	0	0	0	0	0	0	0	0	0	0
	C：全身麻酔・脊椎麻酔の手術（5 日間）	0	1	1	1	1	1	0	0	1	1	1	1	1	0	0	0	0
	C：救命等に係る内科的治療（5 日間）	0	0	0	0	0	0	0	0	0	0	0	0	0	0	0	0	0
	C：別に定める検査（2 日間）	0	0	0	0	0	0	0	0	0	0	0	0	0	0	0	0	0
	C：別に定める手術（6 日間）	0	0	0	0	0	0	0	0	0	0	0	0	0	0	0	0	0

BOX 16 看護必要度からみた退院調整の検討（2）

		入院日	手術日							手術日								退院日
日付		10/19	10/20	10/21	10/22	10/23	10/24	10/25	10/26	10/27	10/28	10/29	10/30	10/31	11/1	11/2	11/3	11/4
病日		1	2	3	4	5	6	7	8	9	10	11	12	13	14	15	16	17
薬剤	＜点滴・注射＞																	
	ヒューマリンR注100単位／mL		○	○						○	○	○						
	ソセゴン注射液15mg		○															
	セフメタゾールNa静注用1g		○	○	○	○				○	○	○	○					
	ソルアセトF輸液		○	○	○	○	○	○	○	○	○	○	○	○				
	アドナ注（静脈用）100mg		○	○	○	○	○	○	○	○	○	○	○	○				
	ソルデム3A輸液		○							○	○							
	大塚生食注		○	○	○	○				○	○	○	○					
	ソセゴン注射液15mg		○							○								
検査	HbA1C (%)	7.5																
	血糖値 (mg/dL)			180		168		176		188	225	220	246	182	168	170	166	154
	アルブミン (g/dL)	3.8		3.4							3.0					3.2		
	CRP (mg/dL)	0.1		3.5							4.7					1.8		
	血圧 (mmHg)	135/88	136/90	142/80	165/88	154/90	144/80	136/94	144/80	158/88	164/82	154/82	140/80	136/82	140/64	142/86	136/80	134/82
身長体重	BMI (kg/m²)	18.4														17.8		
	体重 (kg)　通常体重 53kg	50														48.5		
	身長 (cm)	165																
リハビリ	関節可動域練習		○	○	○	○	○	○	○	○	○	○	○	○	○	○	○	○
	筋力増強練習		○	○	○	○	○	○	○	○	○	○	○	○	○	○	○	○
	ベッドアップ座位・車椅子座位練習		○	○	○						○							
	立ち上がり動作・移乗動作練習			○	○	○	○	○	○	○	○	○	○	○	○	○	○	○
	歩行練習				○	○	○	○	○	○	○	○	○	○	○	○	○	○
	ADL練習					○	○	○	○	○	○	○	○	○	○	○	○	○
栄養	栄養評価	○							○									○
	食事回診および食事内容調整			○	○							○						
	多職種カンファレンス参加				○											○		
	栄養サポートチーム回診									○								
	入院栄養指導														○			

Stewardship Team；抗菌薬適正使用支援チーム）などの多職種カンファレンスがあれば投与期間が短縮できたかと考えられる．患者のADLを表すB項目についても，14日目には移乗が0点で入院前の状態に回復している．

このように看護必要度の項目の評価結果の情報からは，入院期間の適切性も評価できるが，看護必要度は7：1や10：1の入院基本料の算定のために評価していると思っている方が多いと思う．とくに薬剤師は，使用されている薬剤がA項目に該当するのではないかと確認している薬剤師はいても，看護必要度の内容を理解して，これを退院調整にも使えると思っている薬剤師はいないと思う．したがって，院内で，ぜひ看護師以外のスタッフを対象とした看護必要度の研修をやっていただけるとよいと思う．これによって多職種協働も進むのではないかと思う．また経営会議でDPCのⅡの期間越えを減らそうと言われることがあると思う．そういうときにⅡの期間を越え

ている要因は何かを看護必要度を用いて検討すれば，今回の症例のように早期から退院調整することによって入院期間が短縮できることがデータを用いて一目で見ることができる．医師と対話するときには非常に有用ではないかと思う．

病院とかかりつけ薬局の連携（Box 17）

かかりつけ薬局との情報共有として退院時薬剤情報連携加算がある．この加算を算定することは，連携を進めるうえで重要な情報提供となっている．この加算には算定する要件があるが，たとえこの要件に入ってなくとも本当に連携に必要であれば，かかりつけ薬局にとっても非常に有用な情報となる．

図の上段に薬剤総合評価調整加算という加算がある．これは現在問題になっているポリファーマシー対策であるが，この加算を算定するには，多職種の協力も必要で，忙しい現場では，なかなかハードルが高い加算である．

BOX 17 病院とかかりつけ薬局との連携

入院時のポリファーマシーに対する取組の評価
➤ 現在は2種類以上の内服薬の減薬が行われた場合を評価しているが、これを見直し、①処方の総合的な評価及び変更の取組と、②減薬に至った場合、に分けた段階的な報酬体系とする。

現行	改定後
薬剤総合評価調整加算（退院時1回）　250点　次のいずれかに該当する場合に、所定点数を加算する。 （1）入院前に6種類以上の内服薬が処方されていた患者について、処方の内容を総合的に評価及び調整し、退院時に処方する内服薬が2種類以上減少した場合 （2）精神病床に入院中の患者であって、入院前又は退院1年前のいずれか遅い時点で抗精神病薬を4種類以上内服していたものについて、退院日までの間に、抗精神病薬の種類数が2種類以上減少した場合その他これに準ずる場合※	①薬剤総合評価調整加算（退院時1回）　100点 　ア 患者の入院時に、関連ガイドライン等を踏まえ、特に慎重な投与を要する薬剤等の確認を行う。 　イ アを踏まえ、多職種によるカンファレンスを実施し、薬剤の総合的な評価を行い、処方内容の変更又は中止を行う。 　ウ カンファレンスにおいて、処方変更の留意事項を多職種で共有した上で、患者に対して処方変更に伴う注意点を説明する。 　エ 処方変更による病状の悪化等について、多職種で確認する。 ②薬剤調整加算（退院時1回）　150点 　①に係る算定要件を満たした上で、次のいずれかに該当する場合に、更に所定点数に加算する。 　・退院時に処方する内服薬が2種類以上減少した場合 　・退院日までの間に、抗精神病薬の種類数が2種類以上減少した場合その他これに準ずる場合※ ※ クロルプロマジン換算で2,000mg以上内服していたものについて、1,000mg以上減少した場合

医療機関から薬局に対する情報提供の評価
➤ 入院前の処方薬の内容に変更、中止等の見直しがあった場合について、退院時に見直しの理由や見直し後の患者の状態等を文書で薬局に対して情報提供を行った場合の評価を新設する。

退院時薬剤情報管理指導料
（新）　退院時薬剤情報連携加算　　60点
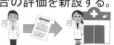
220

厚生労働省ホームページより

ここで薬剤総合評価調整加算の算定例を示す．（Box 18）

80 代女性，肺炎にて入院．発熱あり，食欲不振．入院時：eGFR 34mL/min/1.732，カリウム 2.9mEq/L

退院前に医師，看護師，薬剤師でカンファレンス．

痛みの訴えはないためエトドラク錠中止．

低 K 血症の要因として偽アルドステロン症の可能性があるため，漢方薬（六君子湯，芍薬甘草湯）中止．
↓
3 剤減薬

これでこの加算を算定することができる．

また患者の B 項目を確認すると，移乗だけが 1 点で，そのほかは 0 点であった．この加算を説明するには患者の理解力が必要である．危険行動がない，診療・療養上の指示が通じるが 0 点なので，説明して理解してもらえていると判断できる．この症例では，寝返りや移乗ができる．ゾルピデム錠を服用しているので，転倒転落やせん妄のリスクがある．しかし，入院したことで大きく環境が変わるため，不眠になることを心配し，継続してゾルピデム錠を服用していた．コントロールができているので，せん妄のリスクのある眠剤である

が，このゾルピデム錠で行うこととなった．

病院・診療所と薬局間の情報連携に関連する主な診療報酬項目（Box 19）

これまで病院とかかりつけ薬局との連携を述べてきた．退院時薬剤情報連携加算など説明してきた．いろいろな項目があるが，この中で入院中の情報をかかりつけ薬局に情報提供する，またかかりつけ薬局から病院に情報提供するということで患者の情報の共有ができるので，スムーズな服薬管理につながる．

病院とかかりつけ薬局との連携（Box 20，21）

外来がん化学療法では，病院と保険薬局との間で連携が取れているケースが多い．病院側からはレジメン（治療内容）や検査値など必要な情報を保険薬局に提供している．保険薬局からはトレーシング・レポートとして治療内容や服薬情報や，副作用の訴えなど病院に提供している．

服薬情報提供料 3 は，かかりつけ薬局で服用薬の整理をすることや，入院前の休止薬など確認してもらう．病院側からは処方の見直しや変更があった場合はかかりつけ薬局に情報提供する．このようなシームレスな情報提供が重要となってくる．

BOX 18　薬剤総合評価調整加算の算定例

80 代女性，肺炎にて入院，
発熱あり，食欲不振，
入院時：：eGFR 34 mL/min/1.73㎡
カリウム　2.9mEq/L

退院前に医師，看護師，薬剤師でカンファレンス
⇒ 痛みの訴えは無いためエトドラク錠中止
⇒低 K 血症の要因として偽アルドステロン症の可能性があるため，漢方薬（六君子湯，芍薬甘草湯）中止

3 剤減薬

入院前服用薬
ランソプラゾール OD 錠20mg 1 T　朝食後
バイアスピリン錠100mg 1 T　朝食後
ツムラ六君子湯 7.5g 【中止】毎食前
ロスバスタチン錠5mg 1 T　夕食後
エトドラク錠100mg 2 T 【中止】後
ツムラ芍薬甘草湯 7.5g 【中止】朝昼食前と眠前
ゾルピデム錠10mg 1 T　　眠前

	1日目	2日目	3日目	4日目	5日目	6日目	7日目
B：寝返り	0	2	1	0	0	0	0
B：移乗	0	2	1	1	1	1	1
B：口腔清潔	0	1	0	0	0	0	0
B：食事摂取	0	1	1	1	0	0	0
B：衣服の着脱	1	2	1	1	1	1	1
B：危険行動	0	2	2	0	0	0	0
B：診療・療養上の指示が通じる	0	1	0	0	0	0	0

BOX 19 病院・診療所と薬局間の情報連携に関連する主な診療報酬項目

情報の流れ	主な診療報酬の項目名	診療報酬点数(点)	情報提供の大枠の概要（算定要件や加算の本体等）
病院・診療所 ↓ 薬局	処方箋料	28/40/68	処方箋の発行（3種類以上の睡眠薬等/7種類以上等/それ以外）
	連携充実加算	150	抗がん剤に関連する情報（外来腫瘍化学療法診療料1）
	退院時薬剤情報連携加算	60	入院中の薬物治療情報（退院時薬剤情報管理指導料）
	診療情報提供料I注3	250	在宅サービスの為の情報提供を行う
	退院時共同指導料2	400/700/2400	退院後と入院中の多職種で退院指導等実施（参加者で点数異なる）
薬局 ↓ 病院・診療所	特定薬剤管理指導加算2	100	連携充実加算の返事（服薬管理指導料）
	吸入薬指導加算	30	吸入薬に関連した情報提供（服薬管理指導料）
	調剤後薬剤管理指導加算	60	糖尿病薬に関連した情報提供
	服薬情報等提供料1	30	医療機関からの求めでの服用薬の情報等
	服薬情報等提供料2	20	患者や薬局薬剤師の判断から服用薬の情報等
	服薬情報等提供料3	50	入院する病院からの依頼で服用薬を一元管理して情報提供
	退院時共同指導料	600	退院後と入院中の多職種が共同で退院指導等実施
	外来服薬支援料1	185	残薬整理後に処方医へ情報提供
	服用薬剤調整支援料1	125	ポリファーマシー対応の情報提供を行い、実施されたら算定
	服用薬剤調整支援料2	90/110	ポリファーマシー対応の情報提供を行う（施設基準で点数異なる）
	薬剤服用歴管理指導料	45/59	お薬手帳にて情報共有をはかる（処方箋の持参頻度で点数異なる）
	かかりつけ薬剤師指導料	76	保険医への情報提供や処方提案が算定条件

BOX 20 病院とかかりつけ薬局との連携

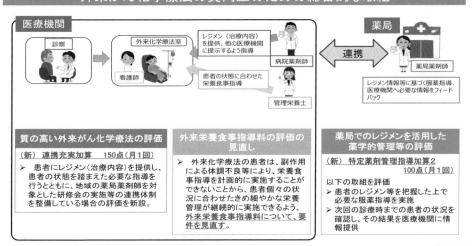

BOX 21 病院とかかりつけ薬局との連携

服薬情報提供料等3
服用薬の整理
入院前（術前）休止薬の服薬管理
入院予定患者の服用薬等に関する情報の一元的管理

【入院前】
保険薬局
↓
医療機関

【退院時】
医療機関
↓
保険薬局

退院時薬剤情報連携加算
入院中に入院前処方薬に変更や中止があった場合、
退院時に見直しの理由や見直し後の患者の状態等を情報提供

┃ セルフケア・セルフメディケーションの推進
┃ （1）（Box 22）

　セルフメディケーションとは，WHO(世界保健機構)によると「自分自身の健康に責任をもち，軽度な身体の不調は自分で手当てすること」と定義されている．

　今後も，ジェネリック医薬品のさらなる促進を含めた"医療費削減策"は続くものと考えられる．そして，いわゆる自分の健康は自分で管理する時代，つまり，セルフメディケーションの時代へシフトしていくと考えられる．

セルフメディケーションを推進していくには，次の4つが課題となる．

1）　健康の保持・増進や医療のかかり方に対する国民の意識向上のための環境整備

2）　国民・医療関係者の行動変容を促すためのインセンティブ

3）　医療関係者による相談体制の構築

4）　スイッチＯＴＣ化の推進など医薬品の充実

┃ セルフケア・セルフメディケーションの推進
┃ （2）（Box 23）

　セルフメディケーションにおいて重要な役割・機能を果たすのは，薬剤師や登録販売者などの専門人材を有するドラッグストアだと考えられている．ドラッグストアは消費者と直接接点をもち，医薬品をはじめとする多様な商品を扱うことから，消費者のセルフメディケーションをサポートする役割が期待されている．

BOX 22 セルフケア・セルフメディケーションの推進（1）

社会保障制度の持続可能性を確保するため，健康寿命の延伸とそれに伴う給付額の抑制策の一つ

↓

- ☞ 健康の保持・増進や医療のかかり方に対する国民の意識向上のための環境整備
- ☞ 国民・医療関係者の行動変容を促すためのインセンティブ
- ☞ 医療関係者による相談体制の構築
- ☞ スイッチＯＴＣ化の推進など医薬品の充実

BOX 23 セルフケア・セルフメディケーションの推進（2）

ドラッグストアに求められる役割

■セルフメディケーションを進める消費者へドラッグストアが「情報提供」でサポートする
・身体と心の健康づくりに適切な情報提供が不可欠
・「情報提供」が生活の新しい満足をつくりだし「情報提供」に商品、サービスが加わり新しいマーケットが創造される
・ドラッグストアならではの情報を提供する

■高齢化・人口減少社会におけるドラッグストアの役割（イメージ）
・新しい社会的機能の創造
（例）―セルフメディケーションのサポート、窓口機能
　　　―買物弱者への対応と安心・安全な暮らしのサポート
　　　―在宅介護および在宅ケアのサポート

・新しいマーケットの創造
（例）―健康食品機能性表示制度への対応
　　　―訪日外国人への対応および買物支援
　　　―在宅介護食の啓発、普及、その他

⇒「情報提供」や「社会的機能」、「新しいマーケットの創造」が求められる。

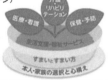

出典:厚生労働省「地域包括ケアシステム」

平成26年12月経済産業省
ドラッグストアの果たす社会的役割②

セルフメディケーションに向けたドラッグストアの役割（Box 24）

商品を比較でき，店員が豊富な知識をもっていることを重要視する消費者は多く，ドラッグストアが情報発信機能を強化することで潜在的な消費者ニーズに応えられる可能性がある．

また，食品や日用品などの生活必需品の買物へのアクセスが悪くなることや，高齢化などを理由に身体的な問題で外出することが困難な「買物弱者」が社会問題になっている．買物弱者への対応には，医薬品や生活必需品などを取りそろえたドラッグストアにも積極的な対応が期待されている．

地域包括ケアシステムに向けた取り組み（Box 25）

地域包括ケアシステムでは，これまで以上にセルフメディケーションの重要性が高まるものと考えられる．患者はかかりつけ医，かかりつけ薬局を持つことになり，予防・治療・処方までシームレスで情報が共有できるようになるだろう．その結果，患者の利便性にあわせ，医療用医薬品やセルフメディケーション，その他日用雑貨を含めたあらゆる生活資材を取り扱う店舗が必要となってくる．その役割を担うのが，保険薬局や，ドラッグストアが考えられる．

多職種協働の4つの要件（Box 26）

多職種協働の実現には，組織の構成と役割を明確にすることが必須となる．すなわちどのような目標の下で，どのような症状，あるいは背景を持った患者に対して，どのようにチーム員が介入するかをルール化すること，これがシステム化されていること，さらにこのシステムには責任を持つ管理者が存在することが前提となる．この実現には多職種のそれぞれのツール，ルール，ロールが明確にされる必要がある．

まとめ（Box 27）

薬剤師は，安全管理が必要な薬剤は，必ずチェックしている．看護師の方は，看護必要度のA項目に示されているような薬剤は薬剤師に確認してほしい．

また，薬剤師は，医師の処方内容に疑問がある場合は，医師に疑義照会を行い，必要があれば，医師は処方内容を変更する．看護師は，このやりとりの結果はわかるが，処方が変更された経緯はわからないものである．薬剤師も，疑義照会の結果だけでなく，経緯を看護師に伝えることで，変更理由が理解でき，リスクマネジメントにもつながっていく．

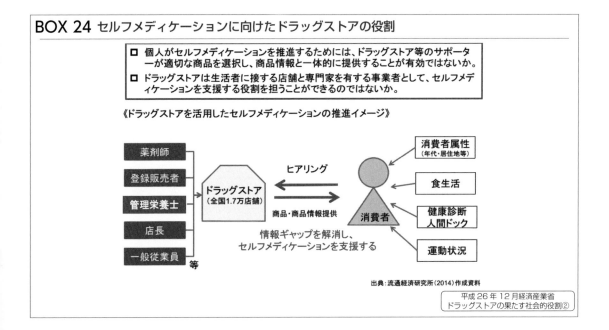

BOX 24 セルフメディケーションに向けたドラッグストアの役割

- 個人がセルフメディケーションを推進するためには、ドラッグストア等のサポーターが適切な商品を選択し、商品情報と一体的に提供することが有効ではないか。
- ドラッグストアは生活者に接する店舗と専門家を有する事業者として、セルフメディケーションを支援する役割を担うことができるのではないか。

《ドラッグストアを活用したセルフメディケーションの推進イメージ》

薬剤師／登録販売者／管理栄養士／店長／一般従業員　等 → ドラッグストア（全国1.7万店舗）

ヒアリング／商品・商品情報提供
情報ギャップを解消し、セルフメディケーションを支援する

消費者 ← 消費者属性（年代・居住地等）／食生活／健康診断 人間ドック／運動状況

出典：流通経済研究所（2014）作成資料

平成26年12月経済産業省
ドラッグストアの果たす社会的役割②

BOX 25 病院とかかりつけ薬局との連携

- 全国各地で「地域包括ケアシステム」に向けた取り組みが進んでいる。
- 「地域包括ケアシステム」との関係で、ドラッグストアがどのような役割を果たしていくことが可能か。

地域包括ケアシステム

○ 団塊の世代が75歳以上となる2025年を目途に、重度な要介護状態となっても住み慣れた地域で自分らしい暮らしを人生の最後まで続けることができるよう、住まい・医療・介護・予防・生活支援が一体的に提供される地域包括ケアシステムの構築を実現していきます。

○ 今後、認知症高齢者の増加が見込まれることから、認知症高齢者の地域での生活を支えるためにも、地域包括ケアシステムの構築が重要です。

○ 人口が横ばいで75歳以上人口が急増する大都市部、75歳以上人口の増加は緩やかだが人口は減少する町村部等、高齢化の進展状況には大きな地域差が生じています。
　地域包括ケアシステムは、保険者である市町村や都道府県が、地域の自主性や主体性に基づき、地域の特性に応じて作り上げていくことが必要です。

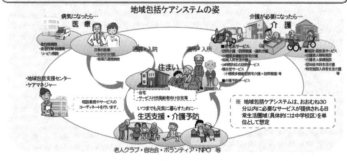

地域包括ケアシステムの姿

出典：厚生労働省「地域包括ケアシステム」

ドラッグストア（全国1.7万店舗）

将来的な連携・支援の範囲を検討する必要がある

平成26年12月経済産業省
ドラッグストアの果たす社会的役割②

BOX 26 多職種協働の4つの要件

どのようなツール目標の下で　**目標設定**

どのようなツールを用いて　**ツールの明文化**

どのように構成員が介入するかのルールがあり　**支援プロセスのルール化**

組織内での構成員の責任が明確であること　**責任（ロール）所在の明確化**

参考文献：筒井孝子「地域包括ケアシステム構築のためのマネジメント戦略」「認知症初期集中支援チーム（2021年1月27日講演資料）」

BOX 27 まとめ

1　A項目に該当する注射薬は、薬剤師の確認事項でもある
　・看護師と薬剤師間での速やかな情報提供と情報共有がリスクマネジメントとして重要
2　B項目をプラットフォームとした多職種協働
　・転倒転落予防やせん妄対策
3　服薬コンプライアンス、薬の効果や副作用等の情報を共有することがポリファーマシー対策にも重要
4　多職種による退院調整は、退院後の患者の生活に応じた指導ができ、患者のQOLの向上につながる
5　病院薬剤師とかかりつけ薬局の入院前から退院後のシームレスな連携が重要

　薬剤師は，処方薬を患者に説明するが，患者と接する機会は，看護師に比べ，はるかに短い．看護師と薬剤師が患者の状況を確認しあうことで，薬の効果や副作用を確認していくことが求められる．例えば，睡眠導入剤を服用している患者は，特に，夜間での転倒転落対策やせん妄予防が必要となり，このような対策には多職種協働が必須である．

　薬剤師としては，服薬指導前に，患者の状態を把握している看護師サイドから薬剤師に情報提供していただけると，患者の状況を知ることができるので，より正確に患者の状況に応じた説明や指導ができる．

　また，入院中の服薬コンプライアンスや患者の退院後の生活環境の情報を共有することで，退院後の患者の生活に応じた指導や説明もできる．

　今回の症例は，80歳の患者で，高齢者夫婦世帯であり，パーキンソン病患者でもある．このような背景から，インスリンの自己注射には不安がある．また，糖尿病治療薬も処方されており，服薬コンプライアンスも含め，調剤薬局との連携が必須である．この他にも，薬の飲みこみに支障があれば，同効薬の口腔内崩壊錠への処方提案も効果的である．

　このように，看護師と薬剤師が，カルテ上だけでなく，直接，情報共有することにより，リスクマネジメントや患者のQOLの向上につながる．最後に，患者の看護必要度A項目やB項目の状況，注射薬の実施状況，リハビリの状況，栄養状態などの情報が多職種間で共有されることで，入院期間の短縮が図られ，早期退院や良好な予後が実現できることが理解されたと思う．看護必要度による評価は，毎日，継続されていて，患者の状態を正確に評価している．だからこそ看護必要度は，多職種が協働するプラットホームの役割を果たしている．看護必要度から得られる情報は多職種にとっても，有用な情報となっている．

　以上のことから，繰り返しにはなるが，院内で，ぜひ看護師以外のスタッフを対象とした看護必要度の研修をやっていただけるとよいということを強調したいと思う．

参考文献

1) 市村菜奈，他．病棟看護師と病棟薬剤師の薬剤管理と連携に関する調査研究．
昭和学士会誌．2020；80（2）．
2) 経済産業省　ドラッグストアの果たす社会的役割②　－ドラッグストアの果たす役割と課題－　平成26年12月
3) 厚生労働省保健局医療課　令和2年度調剤報酬改定の概要　令和2年3月5日版
4) 厚生労働省保健局医療課　令和4年度調剤報酬改定の概要（調剤）　令和4年3月4日版
5) 筒井孝子．地域包括ケアシステム構築のためのマネジメント戦略．「認知症初期集中支援チーム（2021年1月27日講演資料）」

特集論文
看護必要度を用いた多職種連携のために

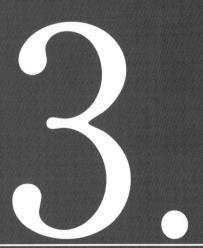

特集論文 6

病院と地域をつなぐ
—看護必要度を用いた医療と介護の新たな連携—

松原 健治
Kenji Matsubara　Visiting nurse

株式会社デザインケア　みんなのかかりつけ訪問看護ステーション神戸　事業所長
〒652-0807　兵庫県神戸市兵庫区浜崎通 5-24　エスペラール神戸 0503
email: k.matsubara.kakaritsuke@gmail.com

本事例を選んだ理由

- 看護必要度は診療報酬の要件として活用されているが，その本質は，多職種連携の共通のツールとして活用し，患者の比較，予後予測を行うことでマネジメントに活かすことである．多職種連携が難しい在宅にこそ，この看護必要度のデータが有用であると考えた．
- 病院と在宅が看護必要度のデータをやりとりすることで，病院と在宅が一本の線で繋がり，より適切なケアを行うことができる．病院と地域を看護必要度でつなぐためには，戦略的なアプローチが必要と考えた．

要旨

　本稿では，訪問看護が新規介入となった患者の看護必要度のデータを示すとともに，実際に訪問看護師が介入し在宅での看取りを行った事例について，看護必要度のデータを用いて分析した内容を紹介する．

　看護必要度のデータをマネジメントに活かすことで，在宅にいる患者がどのような予後や経過を辿るのかが予測でき，必要な地域に，必要なタイミングで，必要な医療資源を投資することができる．
また，どの時点で多職種の担当者会議をすればよいか，どの時点でどのようなサービスをいれたらよいか，訪問看護としてはどのくらいのケア量になるかなどの予後予測ができるようになるということは，最適なケアにつながることを意味する．

　病院と違い，密な連携が難しい在宅だからこそ，多職種を一本の線でつなぐ共通のツールとしての看護必要度が必要と考える．ただし，病院と地域を看護必要度でつなぐには，まだ課題は多く，戦略的なアプローチが必要である．

Highlight

Let's combine hospitals with communities to initiate a new co-operation for medical and long-term care by using nursing care intensity

The author shows in this paper the data of patients' nursing care intensity (NCI) to whom a home-visit nursing care service was provided until the end of their lives. Also the author lays out in the study the data of NCI which, by applying for patients' management, enables the prediction of patients' prognosis and progress, furthermore, to bring necessary medical resources in appropriate community and timing. Moreover it leads to the best care for inter-professional workers to understand at what occasion their meeting should be held, at what occasion and what kinds of service should be provided or what amounts of home-visit nursing care service should be required. Since home healthcare is harder than hospital care to build a close inter-professional co-operation, the author stresses NCI is crucial to unite inter-professional workers with a line as a common tool. Still there remains room for strategic approach, because there are some challenges that must be overcome in order to unite hospitals and communities with NCI.

Keywords

看護必要度 (Nursing care intensity),
域包括ケア (Community-based integrated care system),
多職種連携 (Interprofessional collaboration),
介護 (Long-term care),
在宅ケア (Home healthcare)

本事例の概要

病院の地域連携室から訪問看護ステーションに新規依頼がある場合，多くの場合は **Box 1** のようなやりとりが行われる．もし仮に，地域連携室と訪問看護ステーションの双方が看護必要度を理解しており，看護必要度のデータに基づいてやりとりすることができれば，**Box 2** のように，具体的なやりとりができるようになる．

当訪問看護ステーションに新規依頼があった30名の，新規介入時点の看護必要度を評価した結果，平均は A 得点 0.23 点，B 得点 2.20 点，C 得点 0.07 点であった（**Box 3**）．一方，B 得点は，1 点以上の利用者に限定すると平均 3.00 点であった．当ステーションの利用者は，まだ30名と少ない．しかし，どの訪問看護ステーションにおいても，利用者の患者像を把握する，一つの目安になると考えられた．

このように訪問看護ステーションにおいても，看護必要度のデータを集めて，分析できれば，多職種間での情報共有のみならず，患者の比較や予後予測，そして，その分析結果から，何曜日に，何人の看護師を配置すればよいかなど，具体的なマネジメントに関するデータが得られることがわかった．

実際に訪問看護師が介入し在宅での看取りを行った事例を看護必要度のデータを用いて分析した内容を以下に紹介する（**Box 4**）．

6月30日退院日にサービス担当者会議[*1]を行ったが，退院当初は，ADL は自立し，状態が安定していたことが，この看護必要度のデータからはわかる．7月17日ごろから ADL が低下し，7月20日の時点でせん妄が出てきたことが訪問看護カルテに書かれていたが，確かに，B 項目の変化から ADL の低下が明らかに示されていた．7月21日には，ケアマネージャーと再度担当者会議を行い，ポータブルトイレや訪問入浴の利用を開始した．その後，しばらく横ばいで推移したが，その数日後には，さらに意識レベル・ADL ともに低下し，8月9日に永眠となった．永眠される数日前からは，酸素投与や麻薬投与開始となっていたため A 得点は上昇していた．状態悪化に伴い，B 得点（10点が最大値）は，6〜8点で推移していた．

このように在宅においても，看護必要度を用いることで，患者の状態変化を可視化できたことは有用な資料となることを示していた．また，多職種協働の共通言語としてのツールとして活用することができた．

BOX 1　病院から在宅の流れ（例）

Aさん（例）

地域連携室　　　　　　　　　　　　　　　　　　**訪問看護ステーション**

 ご紹介したい患者さんがおられるのですが　訪問の枠はまだ空いておりますか？

はい，まだ空いております．どのような患者さんでしょうか？

 名前はAさんで　年齢は〜．今はこういうご病気で入院中でして〜　ご家族様は〜

承知しました．その患者さんであれば当ステーションで担当可能です．いつ頃の退院予定でしょうか？

 〇月〇日ごろの退院を目標にしております
退院前カンファレンスを〇日に行う予定にしております

 〇日ですね．また退院サマリーを送っていただければ，内容を確認させていただきます．

BOX 2　看護必要度データがあれば…

病院から在宅の流れ　Bさん（例）

地域連携室　　　　　　　　　　　　　　　　　　**訪問看護ステーション**

 ご紹介したい患者さんがおられるのですが　訪問の枠はまだ空いておりますか？

はい，まだ空いております．どのような患者さんでしょうか？

名前はBさんで　年齢は〜疾患は〜　今現在の看護必要度はA4点　B8点　C0点です

 A4点は重症度高めですね．B8点というとADLはかなりの介助を要しますね．A4点は何が算定されていますか？ちなみにいつ頃の退院予定でしょうか？

A得点は　創傷処置や酸素吸入　専門的な治療（麻薬）です
A得点が1〜2点になれば退院可能と考えております　〇日ごろの退院を目標にしています

 創傷処置や酸素は，在宅でも可能です．麻薬は貼付剤や内服に切り替えていただければ在宅でも管理可能です．B得点についてはサービスを考えましょう．

 そこまで訪問看護ステーションで見ていただけるのでしたら　もうすこし早めに退院ができるかもしれませんね　ケアマネージャーや病棟の多職種とも共有しておきます

BOX 3　訪問看護の新規介入時の看護必要度

・当ステーションに新規依頼があったご利用者様　30名
＜平均＞
・A得点　0.23点
A得点1点以上の方5名
内訳　創傷処置1名，酸素療法2名，専門的治療：麻薬使用2名

・B得点　2.20点
B得点1点以上の方（22名）に限れば，平均3.00点　最高8点

C得点　0.07点
C得点1点の方　1名　カテーテル治療後の方がおられた

A・B・C得点すべて0点の方は6名　**20%**

		できる	18	60.0%
B：寝返り	40.0%	何かにつかまればできる	9	30.0%
		できない	3	10.0%
		自立	8	26.7%
B：移乗	73.3%	一部介助	15	50.0%
		全介助	7	23.3%
B：口腔清潔	40.0%	自立	18	60.0%
		要介助	12	40.0%
		自立	18	60.0%
B：食事摂取	40.0%	一部介助	7	23.3%
		全介助	5	16.7%
		自立	15	50.0%
B：衣服の着脱	50.0%	一部介助	10	33.3%
		全介助	5	16.7%
B：診療・療養上の指示が通じる		はい	25	83.3%
		いいえ	5	16.7%
B：危険行動		ない	29	96.7%
		ある	1	3.3%

BOX 4　　RT 様の看護必要度の推移

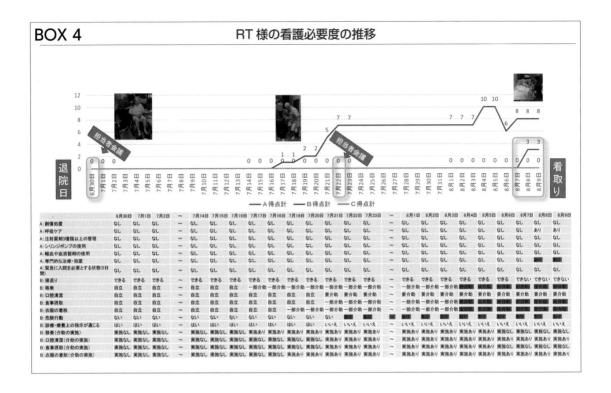

	6月30日	7月1日	7月2日	~	7月14日	7月15日	7月16日	7月17日	7月18日	7月19日	7月20日	7月21日	7月22日	7月23日	~	8月1日	8月2日	8月3日	8月4日	8月5日	8月6日	8月7日	8月8日	8月9日
A:創傷処置	なし	なし	なし	~	なし	なし	なし	なし	なし	なし	なし	なし	なし	なし	~	なし	なし	なし	なし	なし	なし	なし	なし	なし
A:呼吸ケア	なし	なし	なし	~	なし	なし	なし	なし	なし	なし	なし	なし	なし	なし	~	なし	なし	なし	なし	なし	なし	なし	あり	あり
A:注射薬剤3種類以上の管理	なし	なし	なし	~	なし	なし	なし	なし	なし	なし	なし	なし	なし	なし	~	なし	なし	なし	なし	なし	なし	なし	なし	なし
A:シリンジポンプの使用	なし	なし	なし	~	なし	なし	なし	なし	なし	なし	なし	なし	なし	なし	~	なし	なし	なし	なし	なし	なし	なし	なし	なし
A:輸血や血液製剤の使用	なし	なし	なし	~	なし	なし	なし	なし	なし	なし	なし	なし	なし	なし	~	なし	なし	なし	なし	なし	なし	なし	なし	なし
A:専門的な治療・処置	なし	なし	なし	~	なし	なし	なし	なし	なし	なし	なし	なし	なし	なし	~	なし	なし	なし	なし	なし	なし	なし	あり	あり
A:緊急に入院を必要とする状態(5日間)	なし	なし	なし	~	なし	なし	なし	なし	なし	なし	なし	なし	なし	なし	~	なし	なし	なし	なし	なし	なし	なし	なし	なし
B:寝返り	できる	できる	できる	~	できる	できる	できる	できる	できる	できる	できる	できる	できる	できる	~	できる	できる	できる	できる	できる	できる	できない	できない	できない
B:移乗	自立	自立	自立	~	自立	自立	自立	一部介助	一部介助	一部介助	一部介助	一部介助	一部介助	一部介助	~	一部介助	一部介助	一部介助	全介助	全介助	全介助	全介助	全介助	全介助
B:口腔清潔	自立	自立	自立	~	自立	自立	自立	自立	自立	自立	要介助	要介助	要介助	要介助	~	要介助	要介助	要介助	要介助	要介助	要介助	要介助	要介助	要介助
B:食事摂取	自立	自立	自立	~	自立	自立	自立	自立	自立	自立	一部介助	一部介助	一部介助	一部介助	~	一部介助	一部介助	一部介助	全介助	全介助	全介助	全介助	全介助	全介助
B:衣服の着脱	自立	自立	自立	~	自立	自立	自立	自立	一部介助	一部介助	一部介助	一部介助	一部介助	一部介助	~	一部介助	一部介助	一部介助	全介助	全介助	全介助	全介助	全介助	全介助
B:危険行動	ない	ない	ない	~	ない	ない	ない	ない	ない	ない	ない	ない	ある	ある	~	ある	ある	ある	ある	ある	ある	ある	ある	ある
B:診療・療養上の指示が通じる	はい	はい	はい	~	はい	はい	はい	はい	はい	はい	はい	はい	はい	はい	~	いいえ	いいえ	いいえ	いいえ	いいえ	いいえ	いいえ	いいえ	いいえ
B:移乗(介助の実施)	実施なし	実施なし	実施なし	~	実施なし	実施なし	実施なし	実施あり	実施あり	実施あり	実施あり	実施あり	実施あり	実施あり	~	実施あり	実施あり	実施あり	実施あり	実施あり	実施あり	実施あり	実施あり	実施なし
B:口腔清潔(介助の実施)	実施なし	実施なし	実施なし	~	実施なし	実施なし	実施なし	実施なし	実施なし	実施なし	実施あり	実施あり	実施あり	実施あり	~	実施あり	実施あり	実施あり	実施あり	実施あり	実施あり	実施あり	実施あり	実施あり
B:食事摂取(介助の実施)	実施なし	実施なし	実施なし	~	実施なし	実施なし	実施なし	実施なし	実施なし	実施なし	実施あり	実施あり	実施あり	実施あり	~	実施あり	実施あり	実施あり	実施あり	実施あり	実施あり	実施あり	実施あり	実施あり
B:衣服の着脱(介助の実施)	実施なし	実施なし	実施なし	~	実施なし	実施なし	実施なし	実施なし	実施あり	実施あり	実施あり	実施あり	実施あり	実施あり	~	実施あり	実施あり	実施あり	実施あり	実施あり	実施あり	実施あり	実施あり	実施あり

図表の読み方のポイント

Box 1

訪問看護ステーションへの新規依頼は，病院の地域連携室，居宅介護支援事業所，地域包括支援センター，クリニックなどからの紹介や，患者やご家族から直接ご依頼をいただくことがある．

Box 2

病院側はまだ退院はできないと考えていた患者も，看護必要度の点数に基づいて具体的な情報をやりとりすることで，患者の適切な把握につながるだけでなく，早期退院に有用な情報になる．

Box 3

B 得点に点数が付く患者は，どれか一つだけということは少なく，平均 3.00 点という数字からも分かるように複数の項目に介助が必要な状況となっていた．その結果，ADL に関する介助は 40% を超えており，その中でも，移乗の介助は，73.3% と高く，ついで衣服の着脱介助は 50.0% と高い数値を示した．

Box 4

患者は RT さん，95 歳男性である．肝癌末期の状態で，自宅でのお看取りを希望され，訪問看護の介入が開始となった．6 月 30 日に退院してこられ，在宅で療養生活を送り，8 月 9 日に永眠された．（写真使用の同意あり）

本ケースでできていること

　看護必要度のデータをマネジメントに活かすことで，在宅にいる患者がどのような予後や経過を辿るのかが予測でき，必要な地域に，必要なタイミングで，必要な医療資源を投資することができた．

　さらに，どの時点で多職種の担当者会議をすればよいか，どの時点でどのようなサービスをいれたらよいか，訪問看護としてはどのくらいのケア量になるかなどの予後予測ができるようになるということは，最適なケアにつながるということを意味していた．

　今回は，はじめて訪問看護の利用者の看護必要度データを可視化したが，これらのデータを集め分析することで，比較や予後予測にも活用でき，在宅においてもより適切なケアへとつなげられると期待される．

今後の課題

　在宅の訪問看護ステーションから，病院の地域連携室に看護必要度の情報を病院から在宅に引き継いでほしいとの要望に対しては，懐疑的な反応が示され，情報伝達には消極的な態度であった（**Box 5**）．この状況の打開に際しては，3つの戦略的アプローチが必要と考えた．
一つ目は「看護必要度の正しい理解」，

二つ目は「看護必要度を用いた多職種協働の実現」，三つ目は「看護必要度を用いた病院と地域の連携」である．

　一つ目「看護必要度の正しい理解」は，個人から病棟，病院内全体へと，看護必要度の有用性に関しての理解度のレベルをあげることが重要である．院内全体の理解を促すには，看護師のみならず，多職種の個人個人の理解度を促進させる取り組みが必要である．

　二つ目「看護必要度を用いた多職種協働の実現」においては，具体的に看護必要度のデータを用いて，多職種とデータ分析することを勧めたい．看護必要度のデータに基づいて患者を共通認識し，マネジメントに活かせるということを多職種が実感することで，その理解は促進される．

　三つ目「看護必要度を用いた病院と地域の連携」では，地域の訪問看護ステーション等と実際に看護必要度のデータのやりとりをすることである．病院と在宅とでデータのやりとりをすることで，自病院でどのようなケアを行う必要があるか，どのような退院支援を行う必要があるかが見えてくるであろう．そうすることで，「多職種と協働してマネジメントに活かす」ということが実現できる．

　今後は，この三つの戦略的アプローチを，各病院や施設，地域で実行することが課題である．

用語解説

*¹ サービス担当者会議：在宅では，在宅医や訪問看護師，ケアマネージャー，リハビリセラピスト，ヘルパーや福祉用具業者等の多職種と，最適なサービス導入やケア方針を検討するため，自宅等に集まって会議を行っている．この会議のことをサービス担当者会議という．

Reference

1) 筒井孝子．必携 入門看護必要度，株式会社カイ書林，2022.

2) 筒井孝子．ナーシング・トランスフォーメーション，日本ヘルスケアテクノ株式会社，2022

3) 筒井孝子．地域包括ケアシステムの深化．東京：中央法規出版株式会社．2019

4) 田中典子．文献レビューによる「看護必要度」の臨床看護マネジメント活用における現状と課題．商大ビジネスレビュー．2020; 10（2）:173-191.

BOX 5 看護必要度を地域でも使おう

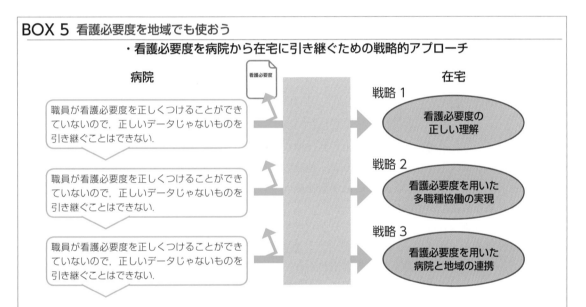

看護必要度を使って病院と地域が連携するには，多くの課題が示された．この状況を打開するためには，3つの戦略的アプローチが必要である．

特集論文 7

看護必要度を活用して多職種で取り組む食支援

河田 津也
Shinya Kawata　Nurse

Nursing Department Deputy Nursing Director
公益財団法人　浅香山病院看護部 副看護部長
〒590-0018　大阪府堺市堺区今池町 3-3-16
Email: tvks30953@outlook.jp

本事例を選んだ理由

・ 「多職種協働チェックシート」を作成し，看護必要度を活用することができたケースであったため.
・ 高齢患者の栄養の問題に対して，各専門職者のベクトルが一致して活動することができたため.
・ 「多職種協働チェックシート」を活用したことで，多職種の看護必要度への関心が強くなった様を実感することができたため.

要旨

　看護必要度は，主に看護師が患者評価のために使用してきた尺度であると共に，多職種協働の推進に活用できるマネジメントツールである．今回，地域包括ケアシステムを推進するうえで，高齢者自身が希望する生活を継続するために入院中の低栄養状態の改善が必要であり，そのためには多職種で食支援の強化に取り組む必要性が明確になった.

　看護必要度の評価内容は患者の臨床像を分かりやすく示すことが出来ることから，看護必要度を活用した「多職種協働チェックシート」を作成した．看護必要度項目に点数が付けば，「多職種協働チェックシート」から協働すべき職種と協働内容がわかり，連携が円滑になった．他職種は，自分たちの専門性を活かし，より良い支援の提供に繋がることを実感できる機会になった.

　今後は事例を重ね，多職種協働を推進して食支援を強化するとともに，看護必要度を用いた多職種協働内容を引き継ぐシステムを構築する必要性の示唆を得た.

Highlight

Dietary nursing with a form of interprofessional collaboration by using of nursing care intensity

Nursing care intensity is a measurement tool which has been used for the patient assessment used by mainly nurses, as a tool for management which is able to advance the interprofessional collaboration. In order to encourage a community-based integrated care system, it's required for the elderly to improve their undernutrition during hospital stay so as to better continue the lives they want to lead. For that purpose, it has become clear to interprofessional workers that there is a need to beef up dietary support. Because the contents of assessment of nursing care intensity is easy to show the patient's clinical image, the authors have created a "Check sheet for interprofessional collaboration" utilized by nursing care intensity. With giving marks to each item of nursing care intensity, the "Check sheet for interprofessional collaboration" made it possible to show what kinds of interprofessional works should be collaborated so as to provide the smooth cooperation for health care professionals. As a result, the author came to the conclusion that, experiencing more cases from now on, also strengthening dietary support, he should construct a new system which will take over the contents of interprofessional collaboration.

Keyword
地域包括ケアシステム (Community-based integrated care system),
看護必要度 (Nursing care intensity),
多職種協働 (Interprofessional collaboration),
食支援 (Dietary support)

はじめに

地域包括ケアシステムの構築は，高齢者の尊厳の保持と自立生活の支援のもと[1]とされている．このシステムが目指す姿は，国民の健康寿命を延伸することであり，また，たとえ要介護状態になっても，自身が希望する生活を継続できるようにすることである．しかし，昨今，要介護高齢者群においては，「低栄養」という問題が多く寄せられるようになり，急性期病院の入院患者の中では，65歳以上の患者のうち，43.9％がフレイル[*2]群であった[2]との報告が示された．

低栄養状態においては，活動量の低下や転倒・骨折，疾病発症等のリスクが高く，これによるQOL[*3]の低下にも影響することが知られている．

自施設の急性期病棟でも，症状が改善しても，食事摂取量が増えず，低栄養状態が続く高齢患者が少なくない．そして，こういった患者は自宅への退院ができず，回復期病床や療養病床への転床，施設に移ることになってしまう．

そこで，本院では，入院患者の食支援を強化するために看護必要度[*1]を活用した『多職種協働チェックシート』を作成した．

『多職種協働チェックシート』の取り組み

Box 1 は，DPC[*4]調査の様式1[*5]から作成した自施設の急性期病棟の入院経路と退院先，年齢分布に関する解析結果である．

急性期病棟の入院患者の平均年齢は73.4歳であった．入院経路は，「自宅」からの入院が最も多く，次いで「介護施設」，「他の病院」，「院内」であった．

退院先も，「自宅」が多く，次いで「転院・転棟」，「施設」となったが，「自宅」から入院した患者が，「自宅」に退院できない割合は11.9％であった．

自宅に戻れなかった患者の退院先は，「院内への転棟」，「他の病院・診療所への転院」，「介護老健施設への入所」，「社会福祉施設・有料老人ホームへの入所」，「介護老人福祉施設への入所」となっていた．

急性期病棟の退院時の年齢分布と栄養状態はBox 2 に示した通り，「自宅退院患者」の平均年齢は70.9歳であった．また，退院時の低栄養状態であった患者は，全患者の5％であった．

「転棟・転院した患者」の平均年齢は79.3歳，「施設に退院した患者」は86.1歳とはなっていた．さらに，「転棟・転院した患者」で退院時に低栄養状態であった者の割合は30％であった．「自宅」に退院できず，施設入所や転棟・転院する急性期病棟の患者の平均年齢と低栄養状態の割合が高いことがわかる．

Box 3 では，自施設の地域包括ケア病棟に他病院・他病棟から転入した患者の低栄養状態の割合を示した．地域包括ケア病棟で入院時に低栄養状態であった割合は55％であった．これは，他病院・他病棟から転入してくる高齢患者の2人に1人は

BOX 1　自施設急性期病棟における入院経路と退院先　DPC 様式１より筆者作成

【入院経路】

| 自宅からの入院 77.0% |
| 介護施設・福祉施設に入所中 11.5% |
| 他の病院・診療所の病棟からの転院 .5.9% |
| 院内の他病棟からの転棟 5.4% |
| その他 .8.1% |

急性期病棟での治療

n=2,448人
【平均在院日数11.4日】

【退院先】

| 自宅への退院 73.7% |
| 社会福祉施設・有料老人ホーム等に入所 4.2% |
| 介護老人福祉施設に入所 3.3% |
| 介護老人保健施設に入所 3.1% |

10.6%

| 他の病院・診療所へ転院 .5.8% |
| 院内の他病棟への転棟 5.8% |

11.6%

| 死亡 4.0% |

年齢分布
平均年齢 73.4　年齢中央値 76
～40歳 5%／41～64歳 20%／65～74歳／75歳以上 50%
■～40歳　■41～64歳　■65～74歳　■75歳以上

「自宅からの入院」だったが、自宅に戻れなかった患者の転帰
n=227人（11.9%）

院内への転棟	74
他の病院・診療所へ転院	56
介護老健施設入所	21
社会福祉施設・有料老人ホーム入所	16
介護老人福祉施設入所	8
死亡	52

入院経路は「自宅から77%」等，どこから入院したのか各割合を示している．退院先は「自宅が73.7%」等，どこに退院したのか各割合を示している．
40人の入院患者がいれば，自宅への退院は30人，施設への退院は5人，転棟・転院は5人と考えられる．

BOX 2　自施設急性期病棟退院時の患者の年齢分布と栄養状態　DPC 様式１より筆者作成

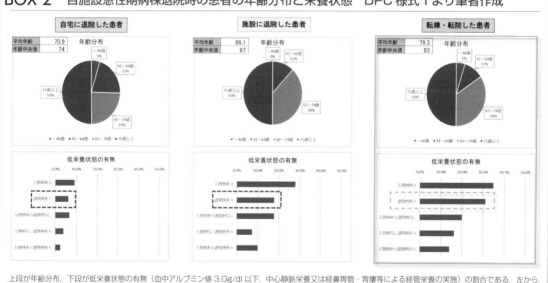

上段が年齢分布，下段が低栄養状態の有無（血中アルブミン値 3.0g/dl 以下，中心静脈栄養又は経鼻胃管・胃瘻等による経管栄養の実施）の割合である．左から，自宅，施設，転棟・転院のデータ．退院時に低栄養状態の割合が最も高いのは転棟・転院した患者で30%．急性期病棟から転棟・転院する患者の３人に１人は低栄養状態．

BOX 3　急性期病床から地域包括ケア病棟に入院するときの問題　DPC 様式１より筆者作成

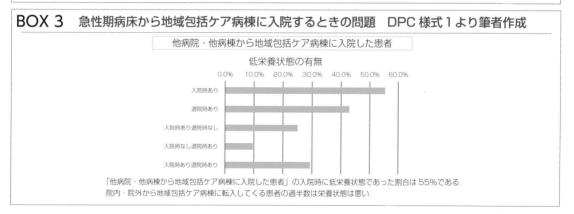

「他病院・他病棟から地域包括ケア病棟に入院した患者」の入院時に低栄養状態であった割合は55%である．
院内・院外から地域包括ケア病棟に転入してくる患者の過半数は栄養状態は悪い．

低栄養状態であることを示しており，高い割合であることがわかる．これらのことは，高齢で低栄養状態となると，「自宅」への退院が難しくなっていることがわかる．

急性期での治療後の予後をよくするためには，急性期病棟の入院中の食支援を見直す必要があると考える．例えば，食べたいけど食べられないときに，薬剤師による薬の副作用の確認，管理栄養士による食形態の工夫，言語聴覚士・歯科衛生士による咀嚼・嚥下訓練，理学療法士や作業療法士によるシーティングや自助具の選定等の支援をす

ることは有効である．

このような支援を実現するために，A病院の多職種協働例[3]を参考に，看護必要度を活用した「多職種協働チェックシート」を作成した（Box 4）．これは，看護師が毎日評価している看護必要度のA項目とB項目の状況内容から，患者の臨床像が分かりやすく示されるので，他の職種でも患者の状態像を容易に理解できる．このことは，病院の中にたくさんいる職種をつなぐ（多職種協働）プラットフォームになる可能性を示唆している[4]．

BOX 3　自施設での看護必要度の評価項目別の食支援に関する多職種協働チェックシート

	看護必要度項目	職種	症状	支援内容
A-1	創傷処置	医師・薬剤師	・痛みがあり，食べられない．	・鎮痛薬の評価や投与量の変更
A-2	呼吸ケア（喀痰吸引のみの場合を除く）	理学療法士 言語聴覚士	・呼吸困難やSpO₂の低下がある．	・呼吸リハの介入，ポジショニング ・食事前の体位ドレナージ・スクウィージングによる喀痰喀出 ・咳嗽・咳払い促し
A-3	注射薬3種類以上の管理	医師，薬剤師 理学療法士・作業療法士	・点滴ルートによる食事行動の抑制が起こる．	・点滴施行時間の検討，配合変化の確認． ・点滴ルートがあっても安全に食事摂取ができる環境設定．
A-4	シリンジポンプの管理	医師，薬剤師 理学療法士・作業療法士	・点滴ルートによる食事行動の抑制が起こる．	・点滴施行時間の検討． ・点滴ルートがあっても安全に食事摂取ができる環境設定．
A-5	輸血や血液製剤の管理			
A-6	専門的な治療 ①抗悪性腫瘍剤の使用（注射剤のみ） ②抗悪性腫瘍剤の内服の管理 ③麻薬の使用（注射剤のみ） ④麻薬の内服，貼付，坐剤の管理 ⑤放射線治療 ⑥免疫抑制剤の管理（注射剤のみ） ⑦昇圧剤の使用（注射剤のみ） ⑧抗不整脈剤の使用（注射剤のみ） ⑨抗血栓塞栓薬の持続点滴の使用 ⑩ドレナージの管理 ⑪無菌治療室での治療	医師・薬剤師	・食欲がない． ・薬の副作用による嘔気・嘔吐，口内炎や口腔潰瘍	・副作用による食欲への影響の確認 ・治療薬の副作用の確認，制吐剤の提案，治療薬の変更，歯科医への診察依頼
A-7	緊急に入院を必要とする状態			
B-8	寝返り			
B-9	移乗	理学療法士 作業療法士	・移乗後の座位が安定しないので，食事摂取が進まない．	・シーティングの調整
B-10	口腔清潔	オーラルケアナース 歯科医 歯科衛生士 言語聴覚士	・口内環境が悪い（口内の汚れ，う歯，義歯が合わない）	・口腔アセスメント（OAG評価），口腔ケア ・う歯の治療，義歯作成，歯科衛生士による口腔ケア ・言語聴覚士との口腔ケア （嚥下機能，口腔内の状況に見合った物品の使用と姿勢による口腔ケアの実施）
B-11	食事摂取	管理栄養士 医師・薬剤師 言語聴覚士・管理栄養士 理学療法士・作業療法士	・食欲がない． ・食べたいけど食べられない． ・飲水が少ない ・食事摂取に介助が必要	・食習慣や嗜好を確認し，食事内容を工夫する．補食の提案． ・睡眠調整，睡眠薬や向精神薬の副作用による睡眠への影響 ・食事介助方法の提案（姿勢の調整 ・一口量・ペース・注意点等） ・食種，主食内容，量の変更の提案． ・嚥下調整食の提案，姿勢の調整，食事形態の工夫，とろみ濃度の調整と提案 ・食事前後の口腔内環境の観察とケアの実施（追加） ・上肢等可動域拡大，把持力の強化，食器や自助具の選定，椅子やテーブルの調整，食事環境の設定
B-12	衣服の着脱			
B-13	診療・療養上の指示が通じる	医師・薬剤師 言語聴覚士・認知症看護 認定看護師	・認知症状，せん妄状態で食事に集中出来ない． ・食べる意欲がない	・認知症やせん妄治療 ・視覚認知障害や注意障害等，睡眠状態等を評価によるコミュニケーション支援 ・食事環境の調整 ・嗜好対応 ・食事介助方法の提案（食べる順番・提供の仕方など）
B-14	危険行動	医師・薬剤師 言語聴覚士	・認知症状，せん妄症状による危険行動 ・異食　盗食	・認知症やせん妄治療 ・食事環境の調整 ・コミュニケーション支援

それぞれの専門職者が看護必要度の評価を確認して，この「多職種協働チェックシート」をもとに支援していく．
例えば，患者に食欲がなく，「B-11 食事摂取」の評価で，患者の状態が全介助で，その他の実施がある場合，管理栄養士は食事内容の工夫，医師・薬剤師は薬の副作用の有無，薬の調整の検討等の実施をしていく．

『多職種協働チェックシート』を活用する

　この「多職種協働チェックシート」を活用した
ケースについて，少し説明してみよう．例えば，
「A-6 専門的治療（ドレナージ）」という項目から
は，食事を摂取する際に，手術後のチューブが抜
けてしまうのではないかという不安があること
や，「B-9 移乗」からは，座位が安定せずに食事
摂取が進まない状況がわかる．つまり，この「多
職種協働チェックシート」の情報を基に，言語聴
覚士に，姿勢の調整や摂取方法の提案をしてもら
うこと，あるいは，管理栄養士から，食事形態の
工夫をしてもらうといった協働が実現しました．
さらに理学療法士と作業療法士からは，手術後の
ドレーン類があっても患者が安全に活動できる方
法を指導してもらうことができた（Box 5）．

　このように，看護必要度の項目から必要な支援
が各専門職者により行われ，その協働が可視化す
ることができたことで，他の職種との連携が円滑
になった．もともと看護師は，看護必要度の各項
目に，何かしら，点数が付いていれば，患者の状
況が概ねわかる．これらの情報を看護師集団内だ
けに留めずに，他職種と協働できるように，これ

らの情報を公開し，連携を進めることができる工
夫をしていくことが大事だと思う．

　こういった活動が進んでいけば，病棟を管理す
る看護師長も，看護必要度項目から必要な他職種
に必要な協働内容が実施できているかを把握でき
る．他の職種の方々も，自分たちの専門性を活か
せ，より良い支援に繋がっていくのではないかと
考えた．今は，看護必要度を理解したいとのこと
で，他の職種との勉強会を行っているが，多職種
協働を推進する良い機会になった．

今後の課題

　看護師以外の他の職種の看護必要度の理解は，
まだ十分ではない．看護師の看護必要度の活用も
進んでいない状況であるが，今回示した具体的な
内容からは，多職種が協働すれば，患者への支援
内容がより良くなることがわかる．

　今回示した「多職種協働チェックシート」での
事例を重ね，多職種協働を推進して食支援の強化
に繋げたいと考えている．さらに転棟や転院に
なっても，看護必要度を用いた多職種協働内容を
引き継ぐシステムを構築できればと考えている．

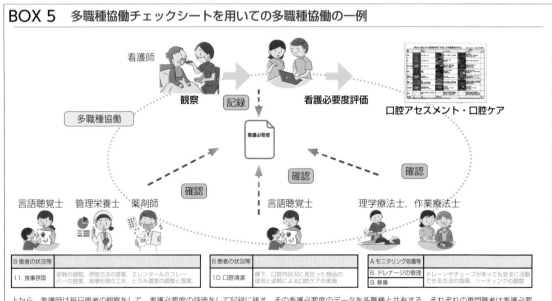

BOX 5　多職種協働チェックシートを用いての多職種協働の一例

上から，看護師は毎日患者の観察をして，看護必要度の評価をして記録に残す．その看護必要度のデータを多職種と共有する．それぞれの専門職者は看護必要度の項目に点数がついていれば，自身の役割をチェックする．例えば，B 項目の食事摂取に関して，言語聴覚士は姿勢の調整や摂取方法の提案，管理栄養士は食事形態の工夫，薬剤師はエレンタールのフレーバーの提案（このケースの患者はエレンタールを服用していた）をする等の協働を進める．

用語解説

*¹ 看護必要度(重症度, 医療・看護必要度)：入院患者に必要とされる看護の業務量を推定するための尺度. 自施設は, 重症度, 医療・看護必要度Ⅱの評価票で提出しているが, 看護師による毎日の評価も継続している.

*² フレイル：健康な状態と要介護状態の中間の段階を指す. 年齢を重ねていくと, 心身や社会性などの面でダメージを受けたときに回復できる力が低下し, これによって健康に過ごせていた状態から, 生活を送るために支援を受けなければならない要介護状態に変化する. (厚生労働省)

*³ QOL(Quality of Life)：一人ひとりが健康で, 自分らしくより豊かな生活を送り幸せな人生をかなえようとする概念. (一般社団法人 クオリティ・オブ・ライフ推進機構)

*⁴ DPC(Diagnosis Procedure Combination)：急性期入院医療を対象とした診療報酬の包括評価制度のこと.

*⁵ 様式1：DPC調査にある項目で, 患者属性や病態等の情報であり, 入院時と退院時に病院職員がデータ入力を行っているもの.

Reference

1) 厚生労働省ホームページ 地域包括ケアシステムの実現に向けて https://www.mhlw.go.jp/stf/seisakunitsuite/bunya/hukushi_kaigo/kaigo_koureisha/chiiki-houkatsu/

2) 山口晃樹, 平瀬達哉, 小泉徹児, 井口茂. 急性期病院におけるフレイルを有する高齢入院患者の特徴. 日老医誌. 2018；55：124-130.

3) 筒井孝子. 必携 入門看護必要度. p11, カイ書林, 2022

4) 筒井孝子. マンガでわかる 最新 看護必要度. p149-154, ヴェクソンインターナショル, 2022

特集論文 8

転倒転落事故の予防方策に関する検討
― 薬剤使用数，看護必要度 B 得点との関連 ―

山口 崇臣 [1]，筒井孝子 [2]
Takaomi Yamaguchi[1] (Pharmacist),
Takako Tsutsui[2] (Doctor of Medical Science, Doctor of Engineering),

[1] 国立病院機構　姫路医療センター
[2] 兵庫県立大学大学院社会科学研究科
[1] 兵庫県姫路市本町 68 番地
[2] 兵庫県神戸市西区学園西町 8-2-1
[1]yamaguchi.takaomi.wf@mail.hosp.go.jp
[2]takako@tsutsui.vianet.jp

本事例を選んだ理由

・ 入院患者の転倒転落を予防する方策を検討するため，DPC データと多職種の活動記録から患者の転倒転落事故事例と薬の使用，看護必要度の B 項目得点との関連を分析した．この結果，事故事例となった患者には，いくつかの特徴があった．

・ 転倒転落した患者は使用した薬剤の種類数が多く，日々の状態を示す看護必要後 B 項目の得点が高かった．

・ 以上の結果は，これまで明らかにされてこなかった患者特性であり，予防方策の検討に有用と考えられた．

要旨

　入院中に発生するインシデント事例の中で転倒転落事故が占める割合は高く，これを予防する方策が求められてきた．本研究では，DPC データ及び病院内の多職種の活動記録から，「転倒転落」事例を抽出し，これら患者の「重症度，医療・看護必要度（以下，看護必要度）」，「医薬品」に係るデータ等を収集し，事故との関連性を分析した．

　その結果，転倒転落事例（以下，転倒群と略す）では，非転倒転落事例（以下，非転倒群と略す）よりも有意に多くの医薬品が使用されていた．また，転倒群は看護必要度の B 項目得点が有意に高く，要介護認定を受けている者が有意に多かった．

　以上のことからは，要介護認定を受けている高齢者で，入院時の看護必要度の B 項目の得点が高く，医薬品の使用種類数が多い患者に対しては，転倒転落のリスクがあることから，特段の配慮を必要とし，事故の予防に努めなければならないことが明らかにされた．

Highlight

A study on prevention measures for incidents of patient falls in relation to number of drugs used and B item score of nursing care intensity

There is a high percentage of incidents of patient falls occurring during hospitalization so that prevention measures have been pursued. In this study, the authors extracted cases of patient falls from the data of Diagnosis Procedure Combination (DPC) and the activities record of inter-professional cooperation within the hospital. From the data collection related with nursing care intensity (NCI) and the drugs that caused these incidents, the authors analyzed the related factors. As a result, significantly more drugs were used for the cases of patient falls (Group of patients falls) than for the cases of non- patient falls (Group of non-patient falls). In addition, the B item score was significantly higher, and there were significantly more elderly who were certified as needing long-term care in the group of patient falls. The study showed there are risks of patient falls for elderly certified as needing long-term care as well as having more frequency of drug use. Therefore, special attention is required in order to avoid incidents.

Keywords

転倒転落（Patient falls）

ポリファーマシー（Polypharmacy），

看護必要度（Nursing care intensity），

DPC データ（DPC data）

1）背景・目的

一般に，入院中に発生するインシデント事例には，「薬剤関係」，「ドレーン・チューブ関係」，「転倒転落」が多いことが知られている．これらの中でも転倒や転落事故は，睡眠薬[1]やポリファーマシー[2]という薬品の投与がリスクとなるため，これらの薬や多剤の投与に関しては，ガイドラインや指針[3][4]で事故への対応策が検討されるべきとされてきた．

他方，日々の看護必要度の得点や，その評価の内容と転倒転落事故との関係性，薬品種類数との関連は，これまでほとんど言及されてこなかった[5]．すなわち，転倒群と非転倒群の特徴を看護必要度の評価結果から明らかにしたデータはわずかである．

本研究では，H医療センターの2021年度の1年間に発生した転倒転落事例における医薬品の使用状況，看護必要度のB項目に係る情報，性別や年齢等といった患者の基本情報等を分析し，事故事例の特徴を明らかにすることで，事故予防方策への資料を提供することを目的とした．

2）方法

①調査対象とデータ

2021年度のH医療センターの2021年4月1日から2022年3月31日までのデータで欠損等の無い5,822名のDPCデータ（様式1，EFファイル，Hファイル）のうち，非転倒群5,601例と，転倒群221例を分析対象とした．

これらの対象の年齢，性別，要介護認定の有無，使用医薬品，看護必要度B項目を分析した．ただし，分析項目によって用いたデータの欠損や延べ人数は異なっているため，項目毎の例数は一致しない．

②年齢等の基本情報や対象医薬品，看護必要度B項目のデータ抽出

DPCのEFファイルのレセプト電算処理システム用コードを個別医薬品（YJ）コード12桁に変換後，薬効分類4桁または投与経路及び成分を含む7桁から薬剤群を抽出した．薬剤群単位の該当日数のカウントは，対象薬剤が処方された日を1日とした．

日ごとの薬剤数のカウントは，YJ コード 9 桁が同じ場合は同一日に複数薬剤が出現しても 1 剤としてカウントした．また，同 9 桁が異なる場合は，それぞれを 1 剤としてカウントし，1 日の合計薬剤数を算出した．外用薬は，体循環系を通じて作用する薬剤のみを対象として，内服薬と同様のカウント方法で算出し，注射薬は除外した．

本稿では，これらを含めて内服医薬品と以後，記載する．なお，EF ファイルからの抽出においては，定期服用薬と屯用薬との区別は行なわず，非転倒群：86,642 日，転倒群：6,627 日のデータとなった．

看護必要度 B 項目の情報は，DPC データの H ファイルから入手した．入院日のデータは，非転倒群 5,601 日と転倒群 221 日分となった．他の日々の患者情報の比較においては，非転倒群 93,379 日と転倒群 7,643 日分が抽出された．

③抽出したデータの統計解析

非転倒群と転倒群での間の平均値の差は，対応の無い t 検定で実施し，性別と要介護認定の有無に関しては，オッズ比を算出した．

3）結果
①分析対象の基本情報

性別は，転倒群と非転倒群は，転倒群は男性が 66.5％，非転倒群は 63.7％でほぼ同じであった（Box 1）．平均年齢は，転倒群が 76.57 歳で，非転倒群の 68.99 歳に比べ，有意に高かった（Box 2）．

転倒群は，使用されている内服医薬品数が 6.66 種類と非転倒群の 5.81 種類よりも有意に多かった．

転倒群の入院日の看護必要度の B 項目の総得点の平均値は，3.14 点で，非転倒群の 1.99 点よりも有意に高く（Box 2），転倒群のほうが非転倒群よりも，要介護認定を受けている割合がオッズ比 3.08 と示され，かなり高かった（Box 1）．

②転倒群，非転倒群の看護必要度の B 項目を構成する領域別得点の内容

入院中の転倒群の看護必要度「B 項目の総得点」の平均値は，非転倒群が 2.72 点であったが，転倒群では 4.58 点であった（Box 3）．

B 項目の各項目の平均値は，「寝返り」は非転倒群では 0.60 点，転倒群では 0.81 点で転倒群が有意に高かった．非転倒群と転倒群を比較した結果，「移乗」は，非転倒群が 0.46 点，転倒群が 0.74 点，「口腔清潔」は，非転倒群が 0.47 点，転倒群が 0.74 点，「食事摂取」は，非転倒群が 0.32 点，転倒群が 0.57 点，「衣服の着脱」は非転倒群が 0.54 点，転倒群が 0.89 点，「診療・療養上の指示が通じる」は，非転倒群が 0.12 点，転倒群が 0.34 点，「危険行動」は，非転倒群が 0.21 点，転倒群 0.50 点と，それぞれの項目の得点の平均値も総合得点と同様に，転倒群が非転倒群よりも有意に高かった（Box 3）．

4）考察

転倒転落事故の発生と看護必要度 A 項目との関連性は，これまで報告されてきた[6]が，看護必要度 B 項目との関係は，小野の報告[5]以外には，ほとんど言及されてこなかった．

本研究では，小野の研究手法を踏襲し，患者の基本属性や看護必要度の B 項目と転倒転落事故の発生との関連性を分析した．この結果，性別では，森脇らの報告[6]と同じく，転倒群と非転倒群には有意差は無いことがわかった．

しかし，年齢は，転倒群の方が非転倒群よりも平均年齢が有意に高かった．すでに先行研究の結果から，転倒転落のリスク因子は「75 歳以上」とされていた[6]が，本研究の結果も概ね，これに準ずる結果となっていた．

また，転倒群では使用医薬品数が多かった．これも先行研究[5]と同様であり，使用種類の平均も 6 種類を超過していた．これは，ガイドライン等[3][4]で示されているポリファーマシーの状況であった．ただし，今回は入院中に使用している内服薬剤数の平均値での評価であったため，今後は，先行研究[5]と同様に，使用薬剤の種類毎や併用数毎，医薬品の追加時期等の層別化した分析が必要と考える．

他方，患者の入院時の状態を示す看護必要度の B 項目の得点は，転倒群の方が全項目で高かった．

BOX 1　分析対象の基本情報①

非転倒群と転倒群の性別，要介護認定の有無についてのオッズ比を求めた.

		非転倒群 n	非転倒群 %	転倒群 n	転倒群 %	オッズ比	95%信頼区間			p値
性別	男性	147	66.5	3570	63.7	1.13	0.85	-	1.50	n.s
	女性	74	33.5	2031	36.3					
要介護認定※	有り	84	40.2	983	17.9	3.08	2.32	-	4.10	< .001
	無し	125	59.8	4508	82.1					
※申請中等確定していないものは除外した										

BOX 2　分析対象の基本情報②

入院中に転倒転落あった患者を転倒群，なかった患者を非転倒群として，年齢，入院中の使用薬剤数，入院時の看護必要度のB項目得点のそれぞれ平均値を示した.

		非転倒群 平均	SE	転倒群 平均	SE	t値	p値
	年齢（歳）	68.99	0.16	76.57	0.64	-11.50	<0.01
薬剤数	平均使用薬剤数（種類）	5.81	0.01	6.66	0.04	-18.35	<0.01
入院時の看護必要度のB項目得点	B得点合計	1.99	0.01	3.14	0.17	-6.80	<0.01
	寝返り	0.40	0.01	0.71	0.05	-6.26	<0.01
	移乗	0.58	0.01	0.93	0.05	-6.86	<0.01
	口腔清潔	0.28	0.01	0.58	0.03	-3.75	<0.01
	食事摂取	0.14	0.00	0.26	0.03	-6.62	<0.01
	衣服の着脱	0.30	0.01	0.65	0.05	-6.62	<0.01
	診療・療養上の指示が通じる	0.06	0.00	0.21	0.03	-5.37	<0.01
	危険行動	0.23	0.01	0.59	0.06	-5.72	<0.01

BOX 3　入院中の転倒転落と看護必要度B項目の関係

入院中の看護必要度のB項目得点の平均値を非転倒群と転倒群で評価した結果である.

		非転倒群 平均	SE	転倒群 平均	SE	t値	p値
入院中の看護必要度のB項目得点	B得点合計	2.72	0.01	4.58	0.03	-55.11	<0.01
	寝返り	0.60	0.00	0.81	0.01	-28.07	<0.01
	移乗	0.46	0.00	0.74	0.01	-35.53	<0.01
	口腔清潔	0.47	0.00	0.74	0.01	-51.04	<0.01
	食事摂取	0.32	0.00	0.57	0.01	-32.39	<0.01
	衣服の着脱	0.54	0.00	0.89	0.01	-40.44	<0.01
	診療・療養上の指示が通じる	0.12	0.00	0.34	0.01	-40.30	<0.01
	危険行動	0.21	0.00	0.50	0.01	-48.97	<0.01

入院中の日々の得点においても「危険行動」の項目を除いた全項目で非転倒群の入院時の平均値が最も低く，次いで，非転倒群の入院中平均，転倒群の入院時平均，転倒群の入院中平均の順となっており，これらの得点には，有意な差が示されていた．

先行研究[6]では，「危険行動」は「診療・療養上の指示」と組み合わせて，転倒転落のリスク因子として用いることができるとの報告がされているが，「危険行動」は転倒群においても，そして非転倒群においても，入院時よりも入院中は得点が低下していた．

これは，単に危険行動が起きたことでは，得点されないというルールがあるためである．すなわち，看護上，危険行動が起こるリスクがある患者は，入院時に一定の対策をすることとされており，この対策をした上で危険行動が起こった場合だけが得点できる．このため，対策がされずに，危険行動が起こった場合には，得点は加算されない．

このルールでは，入院時に危険行動の得点が高い場合は，対策がされるため，入院時よりも点数が高くなることはほとんどない．このようなルールがあるため，「危険行動」に関しては他の得点とは，異なった傾向を示していると考えられる．

また，転倒群では非転倒群よりも，要介護認定を受けている（OR3.08）という結果が得られた．これは，饗場ら[7]の報告によれば，運動機能に障害のない地域高齢者での転倒発生率は約20％であるのに対し，介護保険制度にて要介護・要支援と認定されている外来患者での転倒の発生頻度は58.3％であると報告されていることからわかるように，要介護認定の有無は，転倒転落のリスクとして考慮すべきであることが示されていた．

ただし，要介護度は，介助や介護の必要性で区分されているため，要支援1と介護度5では，転倒転落に結びつく心身の活動状況は大きく異なっている．従って，今後は要介護認定のレベル別の詳細な分析も必要と考えられる．

以上のように，転倒群と非転倒群を比較した結果から，「高年齢」，「医薬品の使用種類が多い」，「看護必要度のB項目の得点が高い」，要介護度の「認定あり」の患者は，転倒群に多いことがわかった．

これらの特徴を持つ患者には転倒転落事故防止のための予防策を講じることが求められる．

また，以上の結果からは，転倒転落事故の発生と患者群のプロフィールや看護必要度の得点との関連性は明らかにされたが，これらの患者の状態を層別化し，さらに薬品の種類数をコントロールした後に事故発生のリスクを検証するといった分析には至っておらず，今後の課題である．

▌5）今後の課題

今回の報告では，転倒転落事故の有無別に患者の基本属性や看護必要度の得点，薬品投与の有無を検討した結果を示した．

今後は，高年齢で，同程度の看護必要度B得点の患者群を抽出し，これらを薬の使用数や，その薬効，疾患により層別した，より詳細な分析をすすめていかなければならないと考える．

他方，看護必要度は，すでに多職種間での情報連携や業務分担の際に利用されている[8]が，薬剤師においては，病院薬剤師と薬局薬剤師の連携でさえも不十分な状況である．これは，患者の状態を示すための標準的なツールが未整備[9]であることも原因のひとつと考えられる．

今後，病院と地域の薬局薬剤師間だけでなく，さらに多くの職種間の連携を視野に入れるならば，本研究で検討した看護必要度の得点やその内容をさらに標準化していくことで，看護必要度をプラットフォームとして利用できる可能性が示された．

▌Glossary

ポリファーマシー：「ポリファーマシー」は，単に服用する薬剤数が多いのみならず，それに関連して薬物有害事象のリスク増加，服用過誤，服薬アドヒアランス低下等の問題につながる状態をいう．

Reference

（引用文献）

1) 菊田裕規, 濱田武, 神吉佐智子, 他. 転倒転落防止を目的とした不眠症治療の院内標準化への取り組み. 医療の質・安全学会誌. 2022;17（4）: 417-423.

2) 岩瀬利康. 高齢者医療の現状と展望 ―各領域のトピックス―高齢患者のポリファーマシーの実態と問題点―睡眠薬処方と転倒転落に着目して―. Dokkyo Journal of Medical Scienc. 2017；44（3）：327-337.

3) 日本老年医学会. "高齢者の安全な薬物療法ガイドライン2015" Minds ガイドラインライブラリ. 2015-12-20. https://minds.jcqhc.or.jp/n/med/4/med0233/G0000860,（参照 2023-01-23）

4) 高齢者医薬品適正使用検討会. "高齢者の医薬品適正使用の指針（総論編）"厚生労働省. 2018-5-29. https://www.mhlw.go.jp/content/11121000/kourei-tekisei_web.pdf,（参照 2023-01-23）

5) 小野勝. 退院後を見据えた多職種協働に必要な薬剤師の視点−高齢者の転倒・転落, 要介護度と処方薬剤の関連性−. 商大ビジネスレビュー. 2022；12（2）：44-67.

6) 森脇睦子, 鳥羽三佳代, 尾林聡, 他. 重症度, 医療・看護必要度を用いた転倒転落ハイリスク患者の識別モデルとリスクスコア開発に関する検討. 日本医療・病院管理学会誌. 2019;49（5）5-15.

7) 饗場郁子, 齋藤由扶子, 吉岡勝, 他. 要介護者における転倒による重篤な外傷の発生頻度および特徴 〜医療・介護を要する在宅患者の転倒に関する多施設共同前向き研究（J-FALLS）〜. 日本転倒予防学会誌. 2015；2（1）：19-33.

8) 西井穂, 田邊和史, 筒井孝子. 多職種連携における看護必要度利用に関する文献レビュー. 日本臨床看護マネジメント学会誌. 2023；4：1-11.

9) 角明香里, 柴田賢三, 亀井浩行, 他. 在宅医療での薬剤師の業務を評価する在宅薬学管理評価基準票の開発および現状調査. 薬局薬学. 2021；13（2）：126-137.

（参考文献）

11) 筒井孝子. 必携 入門看護必要度, 第1版. カイ書林, 253p, 2022.

12) 西井穂, 筒井孝子, 木下隆志. 「重症度, 医療・看護必要度」評価における信頼性向上のための監査システムの現状と課題. 商大ビジネスレビュー 2022；12（1）：274-288.

13) 高齢者医薬品適正使用検討会. "高齢者の医薬品適正使用の指針（各論編（療養環境））"厚生労働省. 2019-6-14https://www.mhlw.go.jp/content/11120000/000568037.pdf,（参照 2023-01-23）

14) 日本老年薬学会. ポリファーマシーの見直しのための医師・薬剤師連携ガイド, 第1版. 南山堂, 209p, 2018.

15) 平岡紀代美, 花尾初美, 中原保治. 入院患者における転倒・転落のリスク因子とアセスメント項目の検討 − DPC データ活用事例−. 診療情報管理. 2018；30（3）：77-81.

特集論文 9

看護必要度のＢ項目に着目したセルフケア支援のケース — 管理栄養士との協働 —

西井 穂
Mizuho Nishii
national registered dietitian，Lecturer　Dept.of Home Economics

神戸女子大学　家政学部　講師
〒 654-8585 神戸市須磨区東須磨青山２－１
email: m-nishii@suma.kobe-wu.ac.jp

本事例を選んだ理由

- 日々の多職種連携において，看護必要度の評価情報を無意識に使って多職種協働（チームアプローチ）が成立していることがある．看護必要度評価情報と協働とが意識化され，可視化できることで，患者への最適なアプローチの実現ができると考えた．
- 多職種による有効な患者支援のためには，システムを統合し，情報を一括して管理できるようなプラットフォームとなるツールが必要であるが，看護必要度は，その一つとして有用と考えた．

要旨

　本稿では，看護必要度のＢ項目に着目したセルフケア支援を管理栄養士が行ったケースを紹介する．多職種での栄養ケアの適正化には，看護必要度のＢ項目の「食事摂取」の項目だけでなく，「移乗」，「口腔清潔」，「衣服の着脱」，「診療・療養上の指示が通じる」，「危険行動」といった多様なデータの評価情報の分析が必須となる．なぜなら，これにより，適切な食事，服薬，口腔清潔のサービスを予測できるからである．

　病院内では，多職種がケアの課題の抽出と分析をしている．そして，日々の多職種間の連携においては，看護必要度の評価情報は無意識に使われている．

　今後，患者にとってのセルフケア支援を充実させるためには，看護必要度の評価情報をプラットフォームとして利用していることを意識化し，これを可視化することで，多職種協働の意義を明確化することが必要となる．このためには，院内に看護師だけでなく，多職種のための看護必要度の「学習の場」が創られていくことが課題となる．

Highlight

Report of a patient to whom a registered dietitian together with nurses performed interprofessional collaboration by focusing their attention on the B category of the nursing care intensity

The author, a national registered dietitian cooperating with nurses, lays out a case report of performing inter-professional collaboration by focusing their attention on the B category of the nursing care intensity（NCI）. It becomes essential for an appropriate dietary care to analyze not just the item of feeding but also such various kinds of assessment information like the item of transfers, oral care, dressing, communicating and behavioral and psychological symptoms of dementia of the B category of NCI. By doing that, it becomes possible to predict the implementation of appropriate feeding, taking medicine, oral care. In fact, inter-professional workers extract and analyze issues for patients' care in the hospital. Therefore, the information for the assessment is used unconsciously in the daily practice of inter-professional co-operation.

The author insists that it's necessary for inter-professional workers, for the full support for patients' self-care, to be conscious of making use of NCI as a platform with identifying problems, bringing them to the foreground and clarifying the significance of NCI. For that purpose, the author recommends creating more learning places for NCI for inter-professional workers.

Keywords

看護必要度（nursing care intensity），

セルフケア（self-care），

管理栄養士（national registered dietitians），

多職種連携（inter-professional co-operation）

▍本事例の概要

　管理栄養士の立場から，栄養支援における看護必要度の評価項目のデータを用いた多職種連携の事例を紹介する．

▍本ケースでできていること

　看護必要度の評価項目のデータを利用することで，患者に対する多職種の多様な介入が容易になるが，今回は，在宅生活で特に重要となる栄養ケアに関する連携内容を紹介した．

　医療機関での食事場面での一連の行為を分析すると，

　1 食堂まで移動し，椅子に座る．

　2 提供された食事を認知し，

　3 食器の蓋を開け，食具および食器を把持する．

　4 食物を食具で把持し，口まで運び，咀嚼嚥下をする．食後は，

　5 薬を内服し，

　6 歯磨きやうがいを行い，口腔内の食物残渣を除去し，口腔清潔を保持する．

となる．

　これらの一連の過程のいずれか1か所でも問題があれば，経口摂取量が減少し，低栄養状態に陥るリスクが高まる．

　医師，看護師，管理栄養士，介護福祉士等は，

この食事場面を日常的に見守り評価をしている．さらに各場面において，理学療法士は移乗，言語聴覚士は食物の認知や嚥下，作業療法士は食具の把持，薬剤師は内服，歯科衛生士は口腔ケアの状況を評価し，多くの職種が関わりをもつ．

　これについては，看護必要度のB項目の介助項目である「食事摂取」の評価データを管理栄養士が得ることや，他の「移乗」，「口腔清潔」，「衣服の着脱」，「診療・療養上の指示が通じる」，「危険行動」の評価データを多職種で分析することで，より良いサービスが提供できる（**Box 1**）．

　一見，食事摂取以外の評価項目は，食事摂取との関連は薄いとみなされる．だが，例えば，衣服の着脱の評価のデータが，「介助あり」であれば，手指の巧緻性や関節稼働域の低下等を示しているかもしれない．このように，他のB項目の評価情報から，患者の状態を正確に把握できる．このように，栄養ケアをする際には，多様な観点からの情報，即ち，看護必要度のB項目の評価データから，入手することができることを示した（**Box 2**）．

　また，患者の早期退院を支援し，自宅での療養環境を整備し，予後を良くするためには，栄養状態の維持，改善は，極めて重要である．このため，病院内では，栄養サポートチームや病棟専従者等の多職種がミールラウンド*¹をすることで「なぜ，

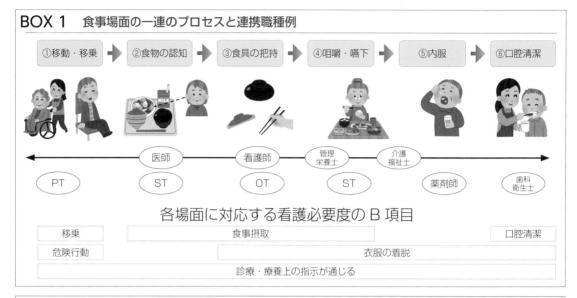

BOX 1 　食事場面の一連のプロセスと連携職種例

①移動・移乗 ➡ ②食物の認知 ➡ ③食具の把持 ➡ ④咀嚼・嚥下 ➡ ⑤内服 ➡ ⑥口腔清潔

医師　　　看護師　　管理栄養士　　介護福祉士

PT　　　ST　　　OT　　　ST　　　薬剤師　　歯科衛生士

各場面に対応する看護必要度のB項目

移乗	食事摂取		口腔清潔
危険行動		衣服の着脱	
診療・療養上の指示が通じる			

BOX 2 　看護必要度の評価項目別の多職種協働例 [1]

A項目	連携職種例	ケアのために考慮すること
評価項目（専門的な治療・処置を除く）	Dr, Ph	術後管理における回復度合い
専門的な治療・処置	Dr, Ph	術後の回復度合いからみた薬の調整
B項目	**連携職種例**	**ケアのために考慮すること**
どちらかの手を胸元まで上げられる	OT, RD	食具・食器の種類　一口量　食べこぼし
		摂食のペース
寝返り	PT, RD	褥瘡リスク　骨突出　やせの確認
起き上がり	PT, RD	食べる姿勢，角度
座位保持	PT, RD	食事における耐久時間
		良姿位であるか
移乗		シーティング
移動方法		居住環境
口腔清潔	ST, RD	誤嚥性肺炎の予防　唾液分泌の低下
	DH, Ph	咀嚼力　食事内容　服薬方法
食事摂取	Dr, RD	栄養状態の評価　習慣　癖　嗜好
	ST, Ph	食事介助上のの留意点
衣服の着脱	PT, OT, Ph	手指運動能力　配薬レベル
		座位・立位動作，下肢の可動性
他者への意思伝達	Dr, Ph	食物の認識度
	PT, OT, ST, RD	疾病に対する理解度　服薬管理
診療・療養上の指示が通じる	RD, CM	退院後の食事づくりの能力
危険行動		家事支援
C項目	**連携職種例**	**ケアのために考慮すること**
評価項目（専門的な治療・処置を除く）	Dr, Ph, 診療情報管理士	手術内容と予後への理解

略）PT：理学療法士　OT：作業療法士　ST：言語聴覚士　RD：管理栄養士
Ph：薬剤師　DH：歯科衛生士　Dr：医師　CM：ケアマネージャー

食べることができないか，何がセルフケアの妨げになっているか」課題の抽出と分析をしている．

以前，病院と介護老人保健施設（以下，老健施設）を併設した複合病院での例で，食事時にトレイの奥側の料理皿を眺めるだけで，食器の蓋をあけようともしない患者がいた．

看護師らは，この患者を「食欲が無いから」という理由で，食事が摂れないと評価していたが，管理栄養士と看護師が食事摂取の介助方法の話をしていた中で，食環境の整備が話題となった．

この患者に関しても，再度，入院前からの経緯を検討した結果，患者が入院前に入所していた老健施設の食器が軽く，食器を把持することが可能であったが，この病院の食器は重く，うまく把持ができていないことがわかった．また，車椅子とテーブルの高さが合っていないこともわかった．

これらの理由から，食事摂取は「一部介助あり」となっており，患者一人では，蓋もあけることができない状況になっていたことがわかった．

以上のことから，病院では，座面 からテーブルの高さを調整し，空の軽量の器を取り皿として，トレイにセットし環境の調整をした．これだけのことで，この患者は自立して食べられるようになり，喫食量が改善した．

また，食事提供量を増やす試みに際して，多くの患者は，「食べることに疲れる」といった状況となることがある．こういった場合は，食事の後半のみに介助が必要になるが，このような状況を，日々のケアの提供者である介護福祉士等の介助者に伝えることができることは，患者の退院後の生活にとって重要な情報といえる．

看護必要度の評価情報をプラットフォームとして利用することで，いずれの職種も「今，どのような介助を，いつしているのか」を掘り下げて把握できるようになる．これは，患者へのセルフケアの支援へと繋がることが少なくない．

このように看護必要度のB項目の得点に関する情報は，入院中だけでなく，退院後の生活に有益な情報を含んでいる．多職種が看護必要度という同じツールを使うことで，様々なケアの対応ができることは，患者のセルフケアの向上に繋がる．

看護必要度のデータが日々の患者の生活の向上に役立てることがわかれば，新しい多職種によるケアのあり方が提案されることになるだろう．

今後の課題

患者の予後を良好にするために，多職種が協働することは，今日の医療や看護，介護領域の専門職にとって当然となってきた．西井ら（2023）の文献調査では，昨今の「看護必要度」と「多職種」及び「各職種名称」をキーワードとした原著論文数は 57 件であった．その内訳は（重複を含む），多職種が 14 件，医師 22 件，臨床工学技士 5 件，事務職員 5 件，薬剤師 3 件，ソーシャルワーカー 2 件，理学療法士 2 件，作業療法士，言語聴覚士，介護福祉士，管理栄養士，歯科衛生士，検査技師，ケアマネジャーが各 1 件，放射線技師 0 件であった．これらの件数を論文の発刊年度順に並べ，研究の変遷をグラフ化すると，2018 年度の診療報酬改定の時期を前後に論文数は急速に増加しつつある（Box 3）．しかしながら，臨床現場では，看護必要度の情報は，十分に共有されているといえない状況である．

本稿では，多職種が無意識に使っていた看護必要度の評価情報を意識化し，これらの情報を多職種間で共有することで，協働が成立していくことを示した．

看護必要度が共有されるためには，あらゆる職種に対する学習が必要であり，院内，地域内に「学習の場」が創られることが今後の課題といえる．

図表の読み方のポイント

Box 1　食事場面の一連のプロセスと各場面に対応する看護必要度のB項目

食事場面にて，患者が食堂まで移動をする際は，「移乗」，「危険行動」，「診療・療養上の指示が通じる」の評価項目が関連する．食物の認知では，「食事摂取」，「診療・療養上の指示が通じる」の評価項目が関連する．

Box 2　A 病院での看護必要度の評価項目別の多職種協働例

看護必要度評価項目別に関連する連携職種例と
ケアのために考慮するポイントについて整理がさ
れている．文献 1，p11 より転載．

Box 3　検索語を職種別とした「看護必要度」の
論文数の変遷（2002 年から 2022 年）

　医学中央雑誌を利用し，「看護必要度」に検索
語「職種名称」を組み合わせた原著論文の数を，
発刊年度ごと示した．2016 年度の診療報酬改定
では，看護必要度の一部の評価項目において看護
職員以外の職種が実施または評価が可能となっ
た．

▌用語解説

*¹　ミールラウンド：食事場面を観察し，摂食・
嚥下機能の低下による問題や認知機能の低下
による兆候や症状，身体状況や生活機能によ
る食事摂取状況，食環境の問題がないかにつ
いて確認を行うこと（杉山 2022）．

▌Reference

1) 筒井孝子．必携 入門看護必要度，カイ書林，
p11，2022

2) 西井穂，田邊和史，筒井孝子．多職種連携
における看護必要度利用に関する文献レ
ビュー．日本臨床看護マネジメント学会誌．
2023；(4)：1-11.

3) 杉山みち子編著．栄養ケア・マネジメント
の実装，日本ヘルスケアテクノ，p42，172，
2022

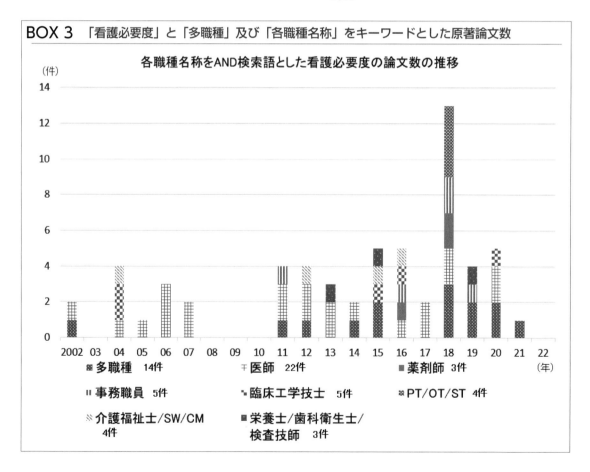

BOX 3　「看護必要度」と「多職種」及び「各職種名称」をキーワードとした原著論文数

特集論文 10

情報連携ツールとしての「重症度，医療・看護必要度」の利活用の提案

田中 祐子
Yuko Tanaka　MD

兵庫県立加古川医療センター　診療部　緩和ケア内科
〒 675-8555　兵庫県加古川市神野町神野 203
email: yuko-tanaka@hp.pref.hyogo.jp

本事例を選んだ理由

- 病診連携や医療・介護連携にタイムリーな情報連携が重要と言われているが，様々な様式で重複した内容が記載され，紙運用でかつ記載時点での内容に留まる．
- 日々の様子を「バイタルリンク ®」を用いて在宅医療の現場では多職種で情報を共有している．
- 地域の中での多職種協働には ICT を用いた情報連携が必須であり，その内容を標準化し，時系列で経過を追うことができるツールとして看護必要度の利活用を提案した．

要旨

　医療介護の多職種連携に際しては，効率的・効果的な情報共有のために，患者像とその変化を簡易に把握できる情報ツールが求められている．

　87 万床を超える病院では A，B，C の 3 項目を評価した結果で入院患者の全体像と経過を見ることができる「重症度，医療・看護必要度」が 24 時間 365 日欠かすことなく評価されている．

　これを患者情報のプラットフォームとして活用することで，病院のみならず，地域の医療機関や介護事業所，施設，訪問看護，保険者（自治体）の専門職ら，あらゆる機関・多職種で共有できれば，地域包括ケアシステム構築に必須とされる情報的統合の実現が可能となると考えられる．地域内で既に利用されている「バイタルリンク ®」のシステムを用い，「重症度，医療・看護必要度」を活用することが有効なのではないかと考える．

Highlight

Recommendation for combining nursing care intensity as a tool for information sharing

As for inter-professional co-operation for medical and long-term care, it's necessary to build a tool for information sharing which enables the capturing of a patients' image and their changes easily in order to share information efficiently and effectively. In hospitals across the country having over 870,000 beds, combining nursing care intensity is assessed regularly in 24 hours and 365 days without missing anything. That enables understanding inpatients' image and progress with the results of assessment of A, B and C items of nursing care intensity (NCI). The author insists on using this as a platform for patient's information. By sharing information for inter-professional co-operation for all institutions, not only hospitals, but also community hospitals, long-term care offices, long-term care homes, home-visit nursing care services, and municipality professionals, it will become possible to realize the informational integration needed to build a community-based integrated care system. Moreover the author recommends to effectively use combining nursing care intensity which has already been utilized in the author's community through the system of VitalLink®.

Keywords

重症度，医療・看護必要度 (Combining nursing care intensity),
情報連携ツール (Tool for information sharing),
多職種連携 (Interprofessional co-operatin),
地域包括ケアシステム (Community-based integrated care system)

■ 本事例の概要

　日本は急速に進行する高齢化に伴い，死期を迎える高齢者も増加し多死社会を迎えている．厚生労働省では，2025年を目途に「高齢者の尊厳の保持と自立生活の支援の目的の元で可能な限り住み慣れた地域で，自分らしい暮らしを人生の最期まで続けることができるよう，地域の包括的支援・サービス提供体制（地域包括ケアシステム）の構築」を推進している．

　加古川市は2020年度の調査において，65歳以上の高齢化率27.7%，後期高齢化率13.5%の地域で，総人口に占める高齢者人口の割合は増加傾向にあり，高齢化率は2040年38%，2050年42%，2055年43%をピークにその後なだらかに減少する見込み（令和3年度1市2町 在宅医療・看取りに関する実態調査報告書）である．

　また，核家族化が進行し，一人暮らしや高齢者のみの世帯が増加している．この結果，今後孤立する高齢者や老々介護が増加すると見込まれ（第9期加古川市高齢者福祉計画），通院や自宅での生活が困難になる人の支援の拡大が検討されている．

　一方，生産年齢人口(15～64歳)というと2015年を100とした人口指数は，2025年90，2035年78.2，2045年62.2，2060年48.9（第2期加古川市人口ビジョン）と一貫して減少し，医療や介護の従事者は不足すると予想される．このことは，1市2町全体で2040年に必要となる自宅での看取り数（2020年の自宅看取りの実測値を

基準に）加古川市で2.1倍，稲美町で1.9倍，播磨町1.5倍（令和3年度加古川市・稲美町・播磨町在宅医療・看取りに関する実態調査報告書）には，対応できないことを意味する．

　地域医療構想では，病院での看取りから，多くの住民が希望する自宅での最期が迎えられる体制づくりが求められているが，これには医療・介護を提供する多職種が少人数で，より効率よく，効果的に連携を深めるための情報連携が重要となる．

　すでに加古川市では，加古川医師会を中心に「加古川地域医療情報システム」と「バイタルリンク®」というICTシステムを用いた情報連携と，各種「地域連携パス」や「東播磨医療・介護連携システム」，診療情報提供書など，様々な紙媒体の連携が試みられてきた．これらの内容の一部は標準化されているが，職種によって重要度が異なるうえに，あまりに多くの情報が収集されていることから，その全てに目を通し，患者像を把握することは困難な状況となっている（**Box 1**）．まずは，医療・介護の多職種連携に際しては，患者像とその変化を簡易に把握できる情報ツールが求められている．

　このツールのひとつとして，多くの病院で評価されている「重症度，医療・看護必要度」がある（**Box 2**）．

　医師はA，C項目により病院でどのような処置をどのくらい受けているかが分かると医療や療養の必要性の検討しやすくなる．入院前からの推移

BOX 1　医療と看護の連携に必要な情報

Ⅱ. 入退院及び転院時の連携

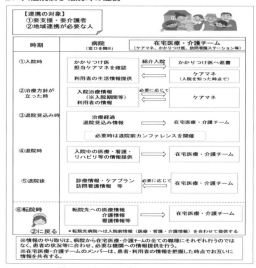

図３：入退院及び転院時の連携

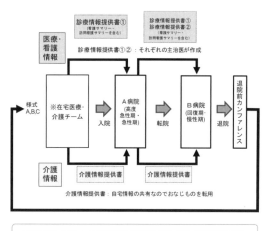

図１：医療と介護の連携ルート

在宅医療と介護の連携ではこれだけの情報の提供と共有プロセスがある

東播磨医療・介護連携システムフロー図・取扱い説明書（東播磨医療・介護連携推進会議）

BOX 2　看護必要度（ツール）を用いた地域のサービス担当者との連携のプロセス（看護師のロール）

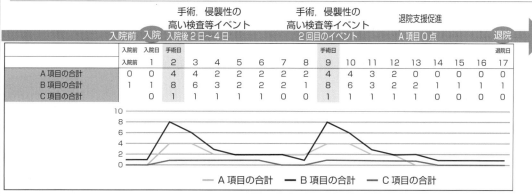

	入院前	入院日	手術日	3	4	5	6	7	8	手術日	10	11	12	13	14	15	16	退院日
	入院前	1	2	3	4	5	6	7	8	9	10	11	12	13	14	15	16	17
A 項目の合計	0	0	4	4	2	2	2	2	4	4	4	3	2	0	0	0	0	0
B 項目の合計	1	1	8	6	3	2	2	1	8	8	6	3	2	1	1	1	1	1
C 項目の合計		0	1	1	1	1	1	0	0	1	1	1	1	1	0	0	0	0

― A 項目の合計　― B 項目の合計　― C 項目の合計

入院前の看護必要度を
点数化する
入院前
A 得点　０点
B 得点　１点（衣服の着脱）

→

９日目（点数のピーク）
今後の点数変化を予測する
A 得点４点　B 得点８点
A 得点はパス通り０点になる
B 得点も入院前の１点になる

→

ケアマネジャーとの連携
必要度の点数変化の予想を伝
え，退院に向けての課題と，
連携すべき内容を検討する
退院日を決める

ルール１
入院時の情報提供と入院時面接で入院前の看護必要度を評価する

ルール２
看護必要度の点数変化を予測し，入院前の点数と比較する

ルール３
予測された点数変化を基に，在宅支援チームと連携し，支援内容を検討する

「令和３年度　重症度，医療・看護必要度ステップアップ研修」より

が把握できることで，退院前カンファレンスのタイミングや，介護サービス，医療サービスの追加の必要性が判断できる．また自宅療養中の患者像が分かると，施設などの療養場所の行先を検討するための参考にもなるだろう（Box 3）．

高齢者は急性期ケアだけでは完結できず，すぐに自宅に帰る以外に転院や施設を経由するなど多くのサービスを必要としている．そして患者は，これらの移動，サービスを受けるたびに何度も同じことを聞かれており，大きな負担となっている．そのため患者情報のプラットフォームとしての活用が期待できる「重症度，医療・看護必要度」から得られた情報を病院のみならず，地域の医療機関や介護事業所，施設，訪問看護，保険者（自治体）のケアマネージャーを含めた専門職ら，あらゆる機関・多職種で共有できれば，地域包括ケアシステム構築に必須とされる情報的統合の実現が可能となると考えられる[2]．

「その人らしい生活」を踏まえた在宅等での医療・介護サービスの提供は，「病気を早く良くして望む療養場所に帰す」病院での医療や看護サービス提供の情報を必要としている．

しかし，各専門職による独自の評価尺度があるなかで，患者の入院生活の全体像を見通すのは，困難となっている．

ここで紹介する「重症度，医療・看護必要度」は，すでに病院で日々，使われている評価ツールであることや，地域で使われている情報提供書の内容に類似しており，介護系の専門職にも比較的，利用しやすい（**Box 4, 5**）．

これらのことから，高齢患者の退院後の生活への移行にあたって，この情報を利活用することは有意義と考えられる．このためには，「重症度，医療・看護必要度」を患者に関わる地域の専門職等が，同じように評価できる基準やルールを整備することや，研修体制の整備など，医療・介護従事者間での「共通言語」となるための方策を考えていくと良いと考える．

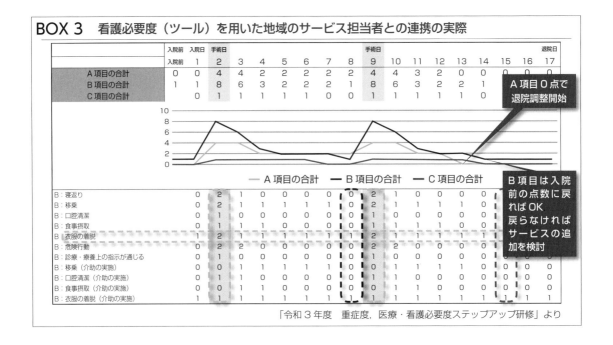

BOX 3　看護必要度（ツール）を用いた地域のサービス担当者との連携の実際

「令和3年度　重症度，医療・看護必要度ステップアップ研修」より

本事例でできていること

多職種連携のためのICTを用いた情報共有の
ツールの標準化.

今後の課題

・実際にICTを用いて病診連携を含めた地域
　内の多職種連携に使用していく.
・医療・介護に関わる多職種への啓発・教育,
　ICTリテラシーの向上,ルール作りなど.

Reference

1) 筒井孝子. 必携 入門看護必要度, カイ書林,
　2022.
2) 田中典子. 文献レビューによる『看護必要
　度』の臨床看護マネジメント活用における
　現状と課題. 商大ビジネスレビュー. 2020;
　10(2),173-191
3) 加古川市「令和3年度　加古川市・稲美町・
　播磨町自宅医療・看取りに関する実態調査報
　告書」
4) 加古川市「第9期加古川市高齢者福祉計画」
5) 兵庫県「東播磨医療・介護連携システムフロー
　図・取扱説明書（平成31年3月改訂版)

BOX 4　看護必要度の医療・介護情報連携ツールとしての利活用のメリットとデメリット

メリット	デメリット
時系列変化を捉えられ,療養上の支援の必要さ,患者のセルフケア能力までもがみることができる	(運用するツールによるが) グラフやデータ共有のツールとルール作りが必要になる
医療依存度や介護依存度をみることができて患者像かが分かりやすくなると,在宅からの療養場所や施設などの行先を検討するための参考にできる	病院以外での利用がなく,地域連携に用いるためには,地域の医療・介護従事者,多職種への普及啓発,教育・研修が必要になる
ICTを用いると紙の量が減る,FAXや郵送が減る	ICTツールが十分に広まっていない (バイタルリンク®等)
情報が標準化でき,医療介護従事者間で共通の視点で1人の人をみることができるようになる	病院の電子カルテでもグラフ化できない (別にソフトが必要)

BOX 5　入院時の情報提供書や看護情報提供書などに記載する「特別な医療処置」「ADL等の状態」

	入院時情報提供書（厚生労働省HP）東播磨医療・介護連携システム　　　　など	重症度 医療・看護必要度（B項目）
内容	ADL (室内・外移動,移乗,更衣,,整容,入浴,食事,起居動作)	寝返り
	食事内容 (回数,形態,摂取方法,食事・水分制限,とろみ)	移乗
	口腔 (嚥下機能,口腔清潔,義歯,口臭)	口腔清潔
	排泄 (尿意・便意の有無,排尿,排便,P-トイレ,おむつ)	食事摂取
	コミュニケーション能力 (視力,聴力,言語,意思疎通,眼鏡補聴器)	衣服の着脱　診療・療養上の指示が通じる
	精神 (幻視,興奮,焦燥,妄想,暴力,介護への抵抗,昼夜逆転)	危険行動
記載方法	羅列する□にチェックか当てはまる項目に〇を付ける	患者の状態×介助の実施で点数化
時間の流れ	記載時点の最新情報 (ワンポイント)	日々の様子の変化が経時的に表現される
利用のタイミング	入院時,退院時,転院時 (看護情報,ケアマネージャーからの情報)	(現在は)入院中患者の24時間,365日
将来の利用方法	医療・介護情報のICT化が促進されている	入院中,自宅や施設療養中の経過を表現でき,ICT化できる情報
情報共有以外の利用目的		看護師,介護士など職員の配置人数などマネジメントに利活用 予後予測や経過の予測に利用可能

今すでに入院時,在宅医療介護連携時などに共有している情報が「重症度,医療・看護必要度」には含まれ,病院では毎日評価されている.介助の実施の有無があることで,療養場所が変更になった際の介助の必要性を推測できる.

特集論文 11

メンタルヘルスの問題とフレイルを抱えて強く生きる 80 歳独居女性

大西 弘高

Hirotaka Onishi MD, MHPE, PhD (Head and Lecturer)

東京大学医学系研究科医学教育国際研究センター医学教育国際協力学
〒 113-8654　東京都文京区本郷 7-3-1 医学部総合中央館 2F
email: oonishihhh@gmail.com

本事例を選んだ理由

- フレイルが進行しつつあるが，訪問診療＋訪問看護＋訪問介護＋ケアマネジャーの献身的努力にて 3 年近く独居を支えることができている．
- 自閉スペクトラム症として対応しているメンタルヘルスの問題を抱えているが，本人のクリエイティブ・キャパシティを支えることで，何とか生活が継続できている．
- 訪問を継続すること自体も多職種チームにとって非常に大変であったが，3 年近く独居できている要因は病院での評価では言語化が困難であろう．

要旨

　内科的な問題は今のところなく，歩行困難を中心とするフレイルと，自閉スペクトラム症による社会性のなさ，コミュニケーションの障害が在宅医療チームを悩ませてきたという 80 歳女性の事例．仏壇の花の水を替える，自宅に来るネズミのためにバケツに水を張るなど，介護保険の枠組みに収まらない要求事項にどれだけ応えるべきかも継続的に問題になっていた．また，当初より本人との対話がなかなか成立しないことも課題であったが，傾聴により徐々に通常でない行動の意味を医療側が解釈できるようになると，本人が自分の生活をどのように成り立たせているかが理解でき始め，ようやく対話が成立するようになっていった．足の凍瘡の進行，歩行障害の進行など，今も難しい問題が継続しているが，以前よりは関係性が良くなり，在宅医療チームの協力体制もとれるようになりつつある．

Highlight

Report of an 80-year-old woman living on her own who is physically active having mental health problems and frailty.

This is a case report of an 80-year-old woman living on her own who doesn't have any problems of internal medicine, though the home health care team is confused because of her frailty, mainly by walking difficulty, and lack of social and communication skills by autism spectrum disorder. Problems have been brought about continuously in tackling her demands that are beyond the coverage of public nursing care insurance such as changing water for flowers in a Buddhist altar or filling up a bucket with water for rats living around the house to drink. In addition, it was hard for health care providers to have a smooth dialogue with her from the beginning, however, through listening to her attentively, it became possible for them to interpret her abnormal actions gradually. As a result, they managed to understand what help she needed for her to live her life, and to talk with each other at last. Still she has challenges even now such as worsening of chilblains and progress of walking difficulty and so on, however the better relationship has brought about the enablement of the home health care team to continue inter-professional co-operation.

Keywords

高齢者の自閉スペクトラム症 (Autism spectrum disorder in the elderly),
コミュニケーション障害 (Communication disorder),
フレイル (Flail), 解釈的医療 (Interpretive medicine)

■ 本ケースの概要

患者は生活保護を受給中の現在80歳の女性で、総合福祉事務所ケースワーカーから地域包括支援センターに連絡があり、困難事例の勉強会を通じて在宅療養支援診療所に紹介となって3年前に初診。既往歴に右先天性股関節脱臼、左膝関節人工骨頭置換術後、直腸脱、子宮脱、左卵巣嚢腫に対する腹腔鏡下直腸固定術、子宮付属器切除術がある。また、詳細不明だが、本人はいつも過食症という。部屋には常に物が詰まっているが、蟹のように横歩きするスペースのみ常に片付いている。

室内にはネズミが棲み付き、自宅前のバケツに常に水を張ってネズミが飲めるようにと言っている。ケースワーカーやケアマネジャーが困っていたのは、ヘルパーやケアマネジャーに対する依頼内容が介護保険の枠組みに収まらない（仏壇の花や水の交換、ネズミ用のバケツの水張りなど）こと、室内が不潔（ネズミの糞など）なこと、本人の困りごとに対処できていないことであった。甥が二人いるとも言うが、ほぼ連絡はとれない。

初診時は1時間以上じっくり話を聞いたが、こちらの質問事項にはほとんど対応せずに自分の思い通りのことしか話さないため、全く要領を得なかった。繰り返し話されたのは、母親が自分の過食症のせいで自殺した、○○会という新興宗教を信心している、一度だけその総本山のある○○山に登ってお参りした、最近思ったように歩けなくて困っているということであった。室内に物が多いのは、リハビリパンツや尿取りパッドが山積み

だが、他はむしろベッドから手を伸ばせば色んなことができるように工夫されていることが分かった。それ以外の臓器の異常はなく、また認知症もなかった。

■ 本ケースでできていること

ADL、IADLについてまとめるとBox 1のようになる。

自分のペースで話されている内容をつなぎ合わせると、それぞれの行動には自分なりの意味が必ずある。例えば、ネズミに水やりを欠かさないのは、ペットボトルに入れたお茶を齧られて床がびしょ濡れになったことがあり、外で水を飲めるようにすれば家に入って来なくなるだろうという思いがある。キャラメルをバカ食いするのは、それ

BOX 1	ADLおよびIADL
ADL	**IADL**
食事：キャラメル、ビスケット、おにぎりなど特定のものしか食べない。	**電話使用、買い物**：生協に電話して注文するのが生き甲斐のように見える。
排泄：トイレ移動は10mほどだが1分以上かけて蟹歩き。	**食事の準備**：出来合いのものを買って食べる。
更衣：できている。	**家事**：ヘルパー任せ。
整容：できているが、リハビリパンツのギャザー部分を欧州貴族の首飾りのように被るなどかなり風変り。	**洗濯**：ヘルパー任せ。
入浴：清拭のみ。	**服薬管理**：おくすりカレンダーで内服は管理。外用薬はベッドサイドのものは自己管理だが、かなり散逸している。
移動：室内は蟹歩き。外に出るとシルバーカー歩行でまっすぐ歩ける。	**金銭管理**：詳細不明だが、通帳には貯金があるとの情報も。

を食べると何mかは歩くエネルギーが補給できるから．1年ほど訪問診療を継続し，そういった会話の裏にある意味を理解できるようになると，少しは会話のキャッチボールが成立することもあるようになっていった．

メンタルヘルスの問題については，当初は本人の言う過食症も頭に置いていたが，体形変化なし，嘔吐なしであり，下痢が多いことについては，夏に頭もとに置いてあるペットボトルのお茶が明らかに腐っていたことも原因かと思われた．いわゆるゴミ屋敷については当初ホーディング障害[1]を想定したが，自分の歩くだけの場所はきれいに確保できており，該当しないように思われた．むしろ，コミュニケーションが上手くいかないこと，社会性がないことから自閉スペクトラム症と考えると，すべてが説明でき，医療側の対応の仕方も余裕が持てるようになった[2]．

歩行の問題に対しては，当初理学療法士の訪問を依頼したが本人とのやり取りが上手くいかず，むしろ訪問した看護師が歩行訓練を一緒にすると満足度が高かった．ケアマネジャーは本人希望で一度交替し，その後1年半ほど対応された方は定年で再度交替となったが，今は訪問看護ステーションからケアマネジャー資格を持つ方が本人の性格も把握した上で上手く対応できている．

Box 2 はこの方のベッドとその周囲の写真である．敷パッドは汚れないように防水紙シーツを貼っている．エアコンのリモコン，体温計，外用薬と解熱鎮痛薬，ペットボトルのお茶，窓の光量調整のためのロールスクリーンの紐，少し離れた物を取るためのマジックハンド，蚊や蠅が来たときの殺虫スプレーなど，すべてベッドの周りに置いている．そう考えると，生活上の工夫は相当自分なりにできていると言える．

この方を3年近く診療し続けて，ようやくその強さを明確に言語化し，本人の生き方を支援することの意味が理解できるようになってきた．これは，この方が「クリエイティブな自己[*1]」として自分なりの人生の処し方を考えた末のことであろう[3]．彼女の工夫が100個あるなら，その半分も理解できていないとは思うが，自宅に居続けるための工夫を医療側も精一杯解釈しようと努め，その強さを認めることによって生活を支えることにつながると考える．

BOX 2　ベッドとその周囲

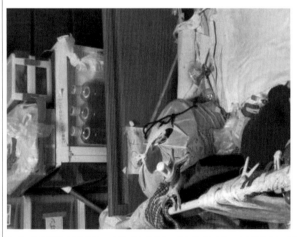

・敷パッドは汚れないように防水紙シーツを貼っている．

・エアコンのリモコン，体温計，外用薬と解熱鎮痛薬，ペットボトルのお茶，窓の光量調整のためのロールスクリーンの紐，少し離れた物を取るためのマジックハンド，蚊や蠅が来たときの殺虫スプレーなど，すべてベッドの周りに置いている．

今後の課題

　近い将来の課題は，歩行障害の進行，足の皮膚の血流不良と冬期の足指の凍瘡，白内障と黄斑変性症による視力障害の進行である．足や目の問題が悪化すると自宅での生活は立ち行かなくなることが予測されるが，基本的には仏壇や亡き兄の思い出の物が詰まった自宅を絶対離れたくないという．先日は足の痛みでベッド上での排泄を余儀なくされたが，ヘルパーの来るのを待ち，1日それで対応した後は歩けるようになったと言っておられた．通常では考えられないほどの我慢強さを持っておられることで，何とか自宅生活が成立しているとも言える．

　また，遠い将来の課題として，どこかの時点で自宅生活ができなくなる可能性は大きい．短期的なつもりで入院するも，自力での生活を諦めて施設入所という可能性はあるが，こだわりの強い性格であり，なるべく自分での意思決定を尊重していきたいとは考えている．

用語解説

*1　クリエイティブな自己：近年のジェネラリズム，総合診療の中心的概念である解釈的医療において，Joanne Reeve が唱える，当人が当人の生活を支えるための工夫，強さを表す概念．

Reference

1) 池内裕美．溜め込みは何をもたらすのか：ホーディング傾向とホーディングに因る諸問題の関係性に関する検討．社会心理学研究．2018 ; 34 (1), 1-15.

2) Murphy, C. M., Wilson, C. E., Robertson, D. M., Ecker, C., Daly, E. M., Hammond, N., … & McAlonan, G. M. (2016). Autism spectrum disorder in adults: diagnosis, management, and health services development. Neuropsychiatric Disease and Treatment, 2016 ; 1669-1686.

3) Reeve, J. (2010). Interpretive medicine: supporting generalism in a changing primary care world. Occasional Paper (Royal College of General Practitioners), 2010 ; 88, 1.

Talks

4.

Talks 1
看護必要度に基づく多職種協働への提言

出席：
坂 田 　 薫　京都民医連中央病院 看護部長
田 辺 　 和史　日本赤十字社和歌山医療センター 薬剤部長
齋 藤 　 実　地方独立行政法人　明石市立市民病院 副院長
筒 井 　 孝子　兵庫県立大学大学院社会科学研究科教授

司会：
東 　 光 久　奈良県総合医療センター 総合診療科部長
長谷川 友美　白河厚生総合病院 副看護師長

長谷川（司会）：特集論文をご発表いただいた先生方に改めて提言という形でご意見をいただきたいと思います．まず齋藤先生に，医師の立場から多職種協働の現状に対するご提言をお願いします．

提言：職種間の壁をなくして，皆がうまく言い合えるチームを作っていくことが大事

齋藤：医師の立場からというよりも，治療するに当たってチームでやっていくということが大事です．多くの先生方はお分かりだと思いますが，患者さんのことは医師以外，特に看護師，リハビリの皆さんがよくご存じなのです．医師は，診察のときは患者さんに関わりますが，われわれ医師がよく把握していない内容はたいへん多いのです．その情報をきちんと教えていただかないと治療はうまく進んでいきません．私が事例発表でお示ししたカンファレンス・シートのように，チームの皆さんが書き込んでいくことで情報が短時間で集まってきます．これをルールとして行っていきますと，便利で有用です．あちこちカルテから探さなくていい．この多職種協働で最も大事なのは，職種間の壁をなくして，皆がうまく言い合えるチームを作っていくことが肝要ではないかと思います．カンファレンスではどうしても治療内容を

伝達することで終わってしまいがちで，診療科のカンファレンスと並行して一緒に行うことが多いのです．それとは別に，それぞれの患者さんの退院の方向に向けて皆さんの力を貸してくださいということを伝えて，進めていくのがポイントだと思います．

長谷川：ありがとうございます．カンファレンスでは医師の意見に流されてしまうこともあると思いますが，看護必要度という共通言語を持って多職種カンファレンスを行うと，タイムマネージメントにもなるのではないかと，お話をお聞きしていて実感しました．
　坂田さんからは看護師の立場から，院内だけでなく地域連携を実践しておられますが，ご提言をお願いします．

提言：看護必要度の情報の共有が地域連携のきっかけを生む

坂田：長年，重症度，医療・看護必要度は看護師が毎日評価しているものであったわけですが，せっかく評価しているのであれば，このデータを使える場があるはずだと考えます．看護師自身も毎日単に評価するだけでなく，ケアにつながるものだという経験が重要で，私自身もその必要性を

感じています．私が，地域連携に活用できると思った契機があります．当院は電子カルテを地域の高齢者施設や地域の開業されている先生方に見ていただいています．ある高齢者施設の看護師長さんが看護必要度を見て，「あ，そろそろ患者さんが帰ってくると，電子カルテを見ているとわかるのです」とおっしゃられました．そういうふうに使えるのかと実感しました．ケアマネージャさんも日ごろ利用者さんの介護評価は行っていますので，看護必要度の項目に合わせて聞き取ってみるとスムーズに評価していることがわかります．入院中の看護必要度の経過を送ったり，退院時には何点と伝えたり，入院時は尋ねたりというとことで地域連携のツールとして活用できます．こちらからいろいろ仕掛けなくとも，やってみたら案外生かせるのがよくわかりました．

長谷川：ありがとうございます．特にB項目の部分だけでなくて，A項目において退院支援を始めるタイミングとかで共通理解があると，同じ情報が見えていても認識が深まるので，「そろそろ帰ってくるころだな」と準備してくださる．たいへんスムーズな連携ですね．
　田辺さんは薬剤師のお立場から，最近の多職種協働の課題をご紹介いただけますか？

▌提言：薬剤師はB項目で情報を共有しよう

田辺：一つはA項目を看護必要度によって算定している病院でしたら，A項目が日々見られないところもありますので，その点は困ると思います．看護必要度はリスクマネージメントにも活用されていますので，B項目を中心に積極的に情報を共有したらよいと思います．

長谷川：A項目が日々見られないところでは困っているということですか，そのようなところではどんな代替案があるでしょうか．

田辺：実際薬剤師がA項目を今まで日々見ていたかというと，たぶん見ている薬剤師はほとんどいないと思います．だいたいA項目を薬剤師が関わる点は，注射の処方でわかりますので，このような処方があればその患者はA項目に該当していて，看護師に聞かれるかもしれないと従来対応していました．その辺は困らないですが，実際に数値として見られないので不安なところはあります．

長谷川：今まで看護必要度は看護師が中心になって取り組んできたという経緯がありますので，多職種の研修は私のところでもまだ不十分です．共通のツールだという認識で，患者さんの姿が見える看護必要度であれば多職種協働においては活用できるし役立つと思います．筒井先生のほうから多職種協働についてご提言やアドバイスをいただけるでしょうか．

▌提言：看護必要度は多職種で働けるための共通のツールとなる

筒井：看護必要度を使えるかどうかは，現場の能力の高さが要求されます．それは今回のコンソーシアムでの事例発表および論文でお分かりいただけたと思います．また多職種で働ける職場をつくれるかどうかがたぶん一番重要です．国はタスクシェアについていろいろ言っていますが，簡単じゃないのですよ（笑）．それを実現するためには，何かツールが必要です．そのツールとして看護必要度は，毎日とられていることが極めて重要といえます．
　高齢者総合的機能評価（comprehensive geriatric assessment：CGA）や，機能的自立度評価表（functional independence measure：FIM）など各職種が行っている評価法はもちろんありますが，それを共通のツールにするより，点数化されていて，わかりやすいのでやってみたらどうだという事例を今回発表してくれたと思います．私の大学院に来られている学生さんの病院ではそういうマネージメントの方法も教えますので，それなりに使われています．
　病棟だけでなく，入院前，つまり地域のケアマ

ネージャとかを集めた連携会議で看護必要度を説明して，その情報が入院する前に入ってくるような仕掛けを既に作っています．退院後もそのデータを持って行ってもらう．そういうことをやっているところももちろんありますし，私がかかわっているいくつかの病院では，病院の中に市役所の連携室が入っていて，常時その看護必要度の項目を使って住民の健康状態を把握しています．ですから使いようなのです．それは使う能力がある職員がいるかどうかに依存することでもあります．でも使えば結構役に立ちますし，使い始めるとそれが納得できる，そういう道具です．

今後，広げてほしいと思っていることですが，田辺さんはドラッグストアと言っていましたが，今ドラッグストアが一番不安に思っているのはアマゾン薬局です．アマゾン薬局に勝てるかどうかは日本の薬剤業界にとってはたいへん大きな問題です．おそらく必要になってくるのは expert patient をどう養成するかだと思います．

田辺さんが最後に事例で発表してくれた患者さんは，セルフメディケーションができるという条件の人を選んでいます．これが expert patient になれる可能性があります．このような人たちを作っていくのは行政の役割が半分くらいあります．これは介護保険のなかで実はやっています．

今回，坂田さんが十分説明してくれましたが，診療報酬と介護報酬が同時に加算される連携の報酬が結構たくさんあります．ですからこれを使っていっていただくと，このツールが便利だということがより理解できるようになっています．このようなことをいかに早くに始められるかどうかです．私が本日の Lecture で最初に申し上げたように，財務省は病床を減らせばいいという．高齢者がたくさん入院してくる病院など要らないのではないかなど勘違いしている人もいます．そうではなく，地域の包括的な医療を介護と同時に提供できる仕組みを作っている病院であるかどうか，そしてこのような連携をやれているかどうかで評価されるようになっていくと思います．全くの急性期病院はそんなにたくさん要るわけでないし，今後，生き残るとすれば，市民病院とか，坂田さん

の病院のように完全に地域連携型で，それができない病院は 20 年後には存在できない．そうお考えいただければいいと思います．そういう意味で本日の事例発表，それをもとにした特集論文はかなり先駆的な試みだと思います．

長谷川：看護必要度というツールを通して，本日の第 2 部「看護必要度を使って多職種協働にチャレンジしよう」では，マクロとミクロの視点から，最終的には地域でどのような病院になるべきか，そのためにどうしていくか，その一つの手法として看護必要度を生かしていくことがどれほど有用かというセッションだったと思います．演者の皆様ありがとうございました．以上で第 2 部は終了します．司会を東先生に交代します．

全体討論：看護必要度に基づく多職種協働への提言

東（司会）：本日ご参加の皆様からも含めて，改めてご意見をいかただけたらと思います．参加者 A さんから先ほどのご質問について筒井先生がお答えしていただいたと思いますが，そのほかいかがでしょうか？

参加者 A：基本的には看護必要度は病棟で利用されていること，また，現場で用いられている様々な評価指標についてのご意見をいただきました．われわれがそのような指標の読み方をマスターしたうえで，外来などで応用していくということだと思います．もう一つ，看護必要度は介護ニーズ，各患者の要求にも依存するかと思いますが，そのような視点も含まれるのでしょうか．

筒井：それは「必携入門看護必要度」をお読みいただきたいのですが，そのような視点は含まれません．その理由も本書で述べています．標準化された判断基準があり，この研修に毎年 2 万人の看護師が参加しています．詳細は周りの看護師にお伺いしていただけるとありがたいです．

提言：ツールを共有し，学習する文化を創る

参加者B：京都の私たちの医師会での看護必要度の勉強会があり筒井先生に近日ご講演をいただきます．ミクロの視点で，看護必要度のこのようなデータが毎日記録され，看護師がかかわっていて，それに多職種の人たちがかかわっていることはよくわかりました．そして多職種が協働するときに，一番の弊害は医師が主導してしまい，ほかの職種が受動的になる傾向があると思います．そのような院内のカルチャーを看護必要度が変える契機になっていると思いますが，その一番の肝になるのは何なのでしょうか？

筒井：とても良いご質問だと思いますが（笑），今日発表してくれた3人にもう一度聞いてみるといいと思いますが，私は，ツールが共有できていることだと思います．FIMやCGAなど良いツールはたくさんありますが，等しく使えるものを持っていること，それに加えて自分の専門性を表現できる．ツールはたくさんあります．しかしそれを強調するとほかの職種はなかなか付いていけません．「専門性の壁」です．それを取り払ったところで，皆で同じ道具を使って，同じように測る．これがツールの強さです．そのことを理解してもらうためには，学習する文化が必要です．学習する文化は風土でして，それをどうやって創っていくか．たとえば齋藤先生のところは，齋藤先生も私の大学院に受講に来られましたが，看護部も，副院長も受講しています．また坂田さんのところも副院長，薬剤部長，MSWも受講しています．風土を創る力は蓄えられるのです．先生のところでも可能でしたら，学習する文化を，何を使って，どこでやるか検討することが大事なのではないでしょうか．

参加者B：マクロのほうで，今回のCOVID-19でも，多くの病院が「うちの病院は地域に貢献している」など外部に向けた言い方をしていますが，その仕組みがうまく機能しているかを透明化することが重要であると理解していいのでしょうか？

筒井：そうだと思います．私はいくつかの厚労省の政策決定にかかわる事業に参加しています．自治体の評価の中に，病院と自治体が連携しているのを評価しようという動きがあります．ですからこれが一つ突破口になる可能性があります．今までは医療と介護のデータを統合化して分析しようという，結構迂遠な作業だったのですが，今度の話はダイレクトで，坂田さんの病院はたいへん良い取り組みをしています．これを自治体に提出すればたしかに連携していることになると思います．

東：参加者A先生から，改めて看護必要度の強みとして，日々更新して定量化される評価である点が重要であろうとコメントを寄せられました．ありがとうございます．

今の筒井先生のご意見を受けて，事例発表，そして特集論文の筆者の3名の方々からマクロ，ミクロの視点から改めてご意見をお願いします．

提言：地域に密着すればするほど看護必要度の利用価値は高まる

齋藤：多くの医師が看護必要度のことを細かくは知らないのが現状です．これがよく機能していて，毎日看護師が入力しているのをうまく利用することで活用方法がほかにもあるのではないかと思います．高度機能の病院では利用しにくい場面もあるかと思いますが，地域に密着してくればくるほど利用価値は高まります．病院で利用するCGAなどありますが，継続してくこと，また退院してからも誰かが評価を続けてつなげていくことができるかどうかが重要だと思います．

提言：看護必要度の理解が広まり多職種連携の機運が高まってきた

坂田：今回の診療報酬改定で，前回のときから当院では看護必要度Ⅱで届出をしていましたが，ⅠとⅡを並行して評価を付けてきました．筒井先生のお話の中で，評価項目が削られていってなかなか患者さんの全体像を評価しにくいのではないかということもあり，本年（2022年）春にB項目

の評価項目を当院なりに広げてみました．その代わり，それまでB項目の評価の根拠として経時記録を残していましたが，そこは皆に任せるという方針にしました．結果的に現場は，評価がたいへんになったというより，正確に記録に書いて評価点数を記載することで，患者さんの全体像が理解できて，改めて看護必要度の役割が身に染みたことがわかりました．記録に関するフィードバックを現在受けているところです．また，今回の診療報酬改定では評価点数が低くなるのではないかという危機感もあり，医師自身が必要度を評価する必要性が認識されました．ここをチャンスととらえ学習会を行いました．A項目でだけではなくB項目も教えてほしいというフィードバックもありました．今，多職種連携につながる機運が高まってきています．当院は，危機があってのチャンスですが，この機を逃さず挑戦したいと思います．

提言：経営面でもリスクマネージメントでも看護必要度の活用方法はある

田辺：看護必要度は毎日評価していること，決まったルールで行っていること，全国どこでも同じであることで，誰が見ても分かります．少し評価の仕方が難しくなってきたので，評価が簡単なほうが使い道はあるのかなと思います．当センターは，救急患者をかなり受け入れていますので，病床の稼働率や看護必要度を見て救急患者をどの病棟に入れるかを検討しています．DPCの期間2越えの場合，できるだけ減らそうとは言われますが，では具体的にどうするかという方法が示されていないので検証するのも一つの方法ではないかと思います．経営面でもリスクマネージメントでも看護必要度の活用方法はあると思いますので，病院スタッフ全員が共有できればいいと思います．

東：ありがとうございます．非常に短時間でしたが全体討論も多方面からディスカッションができてよかったと思います．それでは長谷川さんのほうからクロージングをお願いします．

長谷川：皆様，本日は研修をご一緒させていただきありがとうございました．改めて看護師という立場でチェックしていることを，単にチェックするだけではなく，ケアの質の向上が目的であることを伝えていくかに困難さを感じるところではありました．それを看護とか医療だけではなく，介護や地域にまでどのようにして消化していくかが肝なのだと実感しました．医師会が出している医療や介護のツールを見ると，私の地域でも医療より介護が必要という予測になっています．そのような中，医療に携わっている立場で，介護の方々とどのように共通のツールをもって連携していくかというとき，看護必要度はテキストとして役立つと思います．今回筒井先生が出版した「必携入門看護必要度」には動画が付いていますので，いろいろな職種の臨床経験や専門的な学習の基礎の部分があまり気にしないで，見て学べる点で，具体的なイメージを持って追体験できます．このようなツールをいかに現場の研修に活かしていくかについてたくさんのヒントが得られました．本日はありがとうございました．

東：ちょうど予定の時間となりました．カイ書林のほうから追加の連絡事項がございましたらお願いします．

カイ書林：本日はオンラインのためお時間の制約がありましたので，ご討論は十分にできなかったと思います．参加者の皆様には「看護必要度を用いた多職種連携のために」というテーマで原稿を募り，次号ムック版「ジェネラリスト教育コンソーシアム」に掲載します．現状や課題を共有するために，どうぞ奮ってご応募をお願いします．

東：以上で，第18回ジェネラリスト教育コンソーシアムを終了します．皆様ありがとうございました．

＊ 第18回ジェネラリスト教育コンソーシアムは，「看護必要度を使って多職種協働にチャレンジしよう」のテーマで，2022年10月23日13:00 ～ 16:00オンラインで行われました．

Talks 2　多職種連携ことはじめ
1）専門学校学生が自分を見つめ直し，キャリアをデザインする

長谷川友美

白河厚生総合病院　緩和ケア認定看護師

要旨

本稿は，これからの医療・福祉の担い手の専門学校学生（ネクスト・ホープたち）が集う多職種協働を学ぶための2回のオンライン学習会（福島県医療福祉関連教育施設協議会県北地区研修会，2022年11月26日と12月3日）の講演記録である．

1）「専門学校学生が自分を見つめ直し，キャリアをデザインする」

　　演者は，講義だけではなく，学生が自分を見つめ直し，そこからこれからの自分のキャリアをデザインするためのヒントを得るために，参加型のワークショップ形式で下記の内容を解説した．

- ・患者との話し方
- ・医療は科学に基づいたアートである
- ・臨床判断の3要素
- ・チーム医療に必要な3要素
- ・リーダーシップというのは何なのか？
- ・会話と対話の違いは？
- ・環境を促進するために

　そして事例から学ぶために1）Aさん，30代女性，再発大腸がんの患者さんを紹介しながら，Aさんの一言から副作用に気づいた経験を述べた．さらに2）Bくん，20代のがん患者さんの例から多職種によるチームアプローチを強調した．

2）「保健医療福祉の多職種連携事例を学生間で共有し，多職種協働に繋げよう」

　　前回に引き続き，演者は，具体的にどのような職種があり，どのように連携しているかを述べた．

- ・医師と看護師との連携
- ・薬剤師との連携
- ・放射線技師との連携
- ・ME（臨床工学士）との連携
- ・リハビリ（理学療法士PT・作業療法士OT・言語聴覚士ST）との連携
- ・救急と看護師との連携
- ・入退院支援センターとの連携
- ・メディカルソーシャルワーカーとの連携
- ・公認心理師との連携
- ・管理栄養士との連携

仮想症例 1

　（鈴木さん，66 歳の男性，2 年前からの大腸がんの治療）を提示してトータルペインの視点を紹介した．また仮想症例 2（A さん，70 代男性，肺がん疑い，上大静脈症候群）では，医療者が患者の想いを聴く力，患者には想いや考えを表明する力が必要であることを説いた．医療に携わる人間の間でも同じ言葉をさまざまに認識していること，そして，それはどれも部分的には正しい一方で，誰から見ても正しいような認識は存在しないであろうということ，だからこそ，多職種の関与が必要なのだということ，について医療者が認識することが重要であると述べた．最後に，演者は，医療福祉の道に入ろうとする学生に求められる医療倫理の 4 原則，自律尊重，無危害，善行，そして公平を熟慮してほしいと訴えた．

Talks

Interprofessional work (IPW) 101

Highlight

This talk is made up of two lecture records of online meetings for technical school students held in November 26 and December 3, 2022 in Fukushima. These technical school students will be in charge of Japan's health and welfare works after graduation.

The title of the first lecture was "Technical school students reflections on themselves and how to design their own careers".

　The speaker, a nurse for palliative care, laid out the following keywords in a workshop style in order for students to acquire tips to reflect on themselves and to design their own careers.
　　・How to speak to patients
　　・Medicine is art based on science
　　・Three factors of clinical decision making
　　・Three factors needed for medical teams
　　・What does "leadership" mean?
　　・What is the difference between conversation and dialogue?
　　・The development of good circumstances for care

Furthermore she showcased two illustrative cases. One was a patient in her 30s with recurrent colon cancer who with just a few words helped the speaker find a side effect of a cancer drug. The other was a patient with cancer in his 20s who caused the speaker to understand the significance of a team approach.

The title of the second lecture was "Share the examples of the inter-professional co-operation: IPC so as to develop it for inter-professional work（IPW）".

The speaker, followed the first lecture, by laying out the occupations for health and welfare categories and each other's linkage.
　　・Doctors
　　・Nurses
　　・Pharmacists

- Radiological technician
- Medical Engineer
- Rehabilitation (PT, OT, ST)
- Emergency Room
- Patient Flow Management
- Medical Social Worker
- Certified Public Psychologist
- Registered Dietitian

After that, she discussed a fictional patient, a 66 year-old man and under treatment for colon cancer from two years before, so as to present the view of total pain. In addition, the speaker discussed a second fictional patient in his 70s suspected with lung cancer and having superior vena cava syndrome who has helped health care providers to see the significance of listening to patients' inner thoughts, and helping patients have assertiveness to express their hopes and thoughts.

She said that even among health care professionals the same words were often interpreted differently. Indeed they might be all right in parts, though there isn't any communication that will be accepted as right by everybody. That's why health care providers must master the skills and the knowledge for IPW.

In conclusion, she insisted to the students who are arriving at Japan's health and welfare occupations that the four principles of medical ethics, respect for autonomy, non-maleficence, beneficence and justice, should be taken into account for their routine work in the future.

緩和ケアって何？（Box 1）

はじめに，私が働いている緩和ケアについてお話ししましょう．がん患者さんの痛みやだるさ，不安などの心と体の苦痛を取り除き，患者さんとご家族にとって，自分らしい生活を送れるようにするためのケアが緩和ケアです．緩和ケアはがんと診断されたときから，がん治療と一緒に受けることができます．

治療する医師とわれわれの緩和ケアチームは，自転車の前輪と後輪の関係にあります．後輪の緩和ケアチームと前輪の治療側の方向性が全く違うと意味がないですし，自転車に乗っている患者さんが違う方向に行きたいと思っても，行けません．ゴールの共有が大事です．それには多職種の目線の合わせ方が肝心です．ゴールは，両方で協働して患者さんの人生の幸せを追求することに求められます．

ここが大事

がんの患者さんが生活するのをサポートするのではなく，もともと生活していた人が病気をもって生活するようになったと理解して，かかわる医療者も同様に患者さんの幸せを追求するのです．

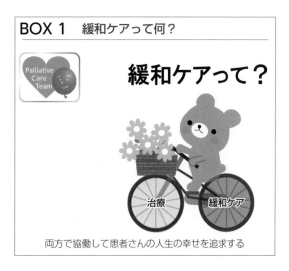

BOX 1　緩和ケアって何？

緩和ケアって？

両方で協働して患者さんの人生の幸せを追求する

緩和ケアでも多職種による関わりが欠かせません（Box 2）

　緩和ケアでも多職種による関わりが欠かせません．今日も看護学校以外の学生さんが参加されていますが，学生の頃からお互いの交流は非常に大切です．

ここが大事

　学んでいる専門領域が違うけど，全然違うところで学んできた人たちがいざ協働するとなったとき，ほかの職種が何を専門としているか，どういうところがほかの職種の得意分野なのかがわかっていたほうが協働しやすいでしょう．

　今「2025年問題」など言われています＊．ケアをする医療者の数に比べて患者さんの数がかなり増えて，しかも高齢者の数が増大します．

＊ 編集部注：2025年問題；西暦2025年以降，団塊の世代が75歳以上の後期高齢者となり，我が国が超高齢化社会になることを指します．団塊の世代の人口は，現在約800万人です．厚生労働省の試算では，この方々が75歳以上になると，現在約1,500万人の後期高齢者人口が，約2,200万人に膨れ上がるとのことです

BOX 2　緩和ケアでも，多職種による関わりが欠かせない

　一人当たりにかけられる時間を効率よくしていかないと多くの患者さんに関われません．そこで多職種連携，多職種協働がこれからは病院内外で重要になります．

　今日は，講義だけではなく，皆さんが自分を見つめ直し，そこからこれからの自分のキャリアをデザインしていただきたいと思います．

今週，良かったことは何ですか？

　さあお隣同士で1分間を差し上げます．今週良かったことを話し合ってください．ご飯がおいしかったとか，何でもいいです．

（1分間話し合い）

　まず福島看護専門学校の学生さん，どなたか発表してください．

福島看護専門学校学生Ａ：今週良かったことは，昨日誕生日だったことです（笑）．

福島看護専門学校学生Ｂ：昨日お昼にチョコレートパフェを食べたことです（笑）．

　それでは相馬看護専門学校の皆さんお願いします．

相馬看護専門学校学生Ａ：今週は祝日があったことが良かったです．

相馬看護専門学校学生Ｂ：今週良かったのはテストがなかったことです．

　ありがとうございます．次は大原専門学校の皆さんはどうですか？

大原看護専門学校学生Ａ：今週良かったことはないです．

大原看護専門学校学生Ｂ：友達の死にかけていた猫が甦ったことです．

　では福島学院大学さんもお願いします．

福島学院大学福祉心理学科学生Ａ：今週良かったことは，ラーメンを2回も食べられたことです．

福島学院大学福祉心理学科学生Ｂ：新しいゲームを買ったことです．

　こんな風に皆さんに良かったこと話してもらいました．食べ物など話題が同じのもありましたが，一人として同じ意見はありませんでした．自分らしく生きるということには，自分の価値観や，自

分は何が喜びなのか悲しみなのかについて，ある程度一般化できるものもありますが，かなり個別性があります．人間の脳はマイナスなことばが飛び交うようにできているので，良かったことというプラス面を意識していったほうが前向きになりやすいと言われています．

ここが大事

　私たちは，患者さんとお話するときも，「今週どうでしたか？」ではなく，入院中患者さんはつらいことが多いので，「今週良かったことは何ですか？」と，悪いことだけでなく良いことも目を向けることができるような会話のしかたをしています．

もう一つのお願い

- 学び・気付きを書き出してください
- その中で，トップ3をリストアップしてください．
  （WSの後で）

がんは人生を根底から覆してしまう

・人はがんと診断されると大きな衝撃と孤独を感じる．突然明日が見えなくなり，日常の全てが不確かなものになります．
・その影響は就学や就業，役割の喪失や変化など人生全般に及びます．また，家族や友人，同僚など周囲の人にも影響します．
・がんの診療の変化により，初期治療終了後に蔓延していた実在的な悩みが出現します．
・がんと診断され，突然地図もなく日程もわからないがんとの旅（Cancer journey）が始まります．そしてしばしば「心」が取り残されます．
・Cancer journey には後戻りできないたくさんの別れ道が連続し，選択を迫られます．

ここが大事

　がんと闘うのではなくがんと旅をするという思考が大事になってくるので，われわれ医療に関わる者はそういうことを意識すると良いと思います．一人で道を走っているなかで

私たちは沿道の一人にしかなれません．がん患者さんにとっては一緒に伴走することが必要です．検診のところの予防からの検査，診断，治療そして治った方は治った後の「サバイバーシップ」という人生があって，残念ながら旅立たれる方は「エンド・オブ・ライフケア」という人生の締めくくりが入ってきます．そこに心理社会的ケアと緩和ケアのサポートはしますが，病気の治療の過程で患者さんは病気をもつ「私」をみてほしいと考えていると思います．

医療は科学に基づいたアートである

　医学というのは科学に基づいたアートであるということでエビデンスのある治療と言われていますが，ウイリアム・オスラー*という方は医学教育の基礎を築いた人物として知られております．良い医師は患者さんの病気を治す，最良の医師は病気をもつ患者を治療すると言われています．

＊ 編集部注：ウイリアム・オスラー；カナダの医学者，内科医，カナダ，アメリカ，イギリスの医学に多大な貢献をし，今日の医学教育の基礎を築いた人物．

勉強は若いうちにしておこう：
- 〜名言その1：25歳まで学べ，40歳まで研究せよ，60歳までに全うせよ．
- 〜名言その2：良き医師は病気を治療し，最良の医師は病気を持つ患者を治療する．
- 〜名言その3：3時間机で勉強するよりもベッドサイドの15分が勝る．

ここが大事

　私たちはいろいろなスキルを学びますけど，医療とは手仕事ではなくてアートですので，その患者さんに合わせたものを提供していかなくてはなりません．心と体を学ぶときは切り離して考えますが，実際の患者さんはうまく切り離せないので，私たちも頭と心を等しく動かして天職にしていくことが大事だと思います．

臨床判断の3要素

EBM（Evidence-based Medicine；科学的根拠に基づいた医療）に関しては臨床判断の3要素というものがあります．一番は根拠となる情報で，診療ガイドラインや教科書などに載っていますが，それだけではなくて根拠に基づいた治療を行うには，私たち医療従事者の経験やスキル，そして患者さんの価値観というものも含んでいます．

ここに地域での医療資源も鑑みて4要素とする場合もあるのですが，患者さんの価値観をいかに反映させられるかが，根拠に基づいた治療効果を最大限発揮できるかどうかのカギだと思います．

情報とか根拠というものは知っていれば差は出ないと思うのですが，患者さんの価値観を反映させられるかは，私たち医療従事者の経験とかスキルが重要で，自分たち次第でいくらでも伸ばせるのです．

このEBMという考え方のほかにNBM（Narrative-based Medicine；物語に基づく医療）という考え方があります．EBMと違うところは患者さんの物語に耳を傾けるほうに医療がどれだけついていけるかということで，医療者が患者さんの語りをどこまで聴いているか，あるいは患者さんがどこまで語ってくれるかによって変わってきます．

臨床の意味

・床（ベッド）に横たわる死に行く患者さんのそばにそっと立って，患者さんの苦痛に癒しがもたらされることを，じっと待ち望む姿勢が大事です．
・そのとき，患者さんの語りに真剣に耳を傾ける姿勢，医療従事者と患者さんの間で交わされる親密な対話こそが，医療の根本です．

EBMにしてもNBMにしても患者さんの価値観とか医療従事者の経験・スキルによって差が出るというところが同じで，これらを統合して行う医療というところはかわらないのですが，経験知は早く積み上げたくても積み上げられません．

ここが大事

しかし，多職種と連携することによって医療の正確性は上がると言われています．チーム医療というのは単なる役割分担ではなくて，医療の正確性を上げるためのシステムなのです．

ではここでチームとグループの違いをお隣同士で話し合ってください．
（1分間話し合い）
■ **チームとは？**
■ **グループとの違いは？**
（各グループから発表）
福島看護専門学校学生A：チームは役割がある人が集まっているイメージで，グループは無作為に抽出された人たちが集まったイメージがあります．

今言ってもらったことをもう少し細かく言語化してみます．チームというのは「いろいろな価値観を持った異質な人間が，ある目標を達成するために，熱意をもって助け合う組織」と言われています．

ここが大事

単なる人の集まりであるグループとは異なり，チームというのは共通の目標を持ち助け合うという位置づけになっています．

チーム医療に必要な3要素

チームで医療をするということは10年以上前ぐらいから言われています．チーム医療に必要な3要素ということで目標を持つだけでなくそれぞれがリーダーシップを発揮するとコミュニケーションが取れることが必要になっています．目標を持つことはMission & VisionなのですがVisionとは何のことでしょうか？
■ **Visionとは何のことでしょうか？**
（1分間話し合い）
相馬看護専門学校学生A：Visionは将来の見通しであったり，未来像のことだと思います．

そうですね．Visionとは夢や志，将来に対する未来像です．ではMissionとは何のことでしょうか？

■ Missionとは何のことでしょうか？

（1分間話し合い）

大原看護専門学校学生A：Missionとは役割だったり使命だったりのことだと思います．

▂ここが大事▂

　チームはVisionとMissionを必ず共有していたほうが，それぞれが動いたときに軸からずれません．ここを目標にやっているのだという共有のほうが大事です．意外と単に集まってそれぞれだけで話して，となってしまいやすいです．今集まって活動しているのは何を使命にしているかを共有できていたほうが良いと思います．私たちのいる緩和ケアチームでは，患者さんの幸せを追求するという使命の元にやっています．

■ リーダーシップというのは何なのか？

　リーダーシップとは，チームで誰かが引っ張っていくとか，誰かが見守っていて後ろをカバーするとか，そういうことではないのですよ．*

▂ここが大事▂

　リーダーシップというのはそれぞれ自分事にすることです．簡単に言うと当事者意識ですけど，「自分の人生には自分でリーダーシップをとりましょう」とお話しします．これは，私の問題だと捉えること⇒私には何ができるだろう⇒そうだ○○をやってみようというところまで考えられると，次に動けるのです．

---

* 編集部注：「医療者のためのリーダーシップ30の極意」参照
http://kai-shorin.co.jp/product/sc012.html

■ 会話と対話の違いは？

　実習に来て受け持ちの患者さんのことをみますが，患者さんがいろいろな症状を訴えたのに対してみなさんはアセスメントして看護目標とか看護計画を立てると思います．看護学生さんが私たち看護師の知らなかった情報を持っていたりすることがあります．私の受け持ち患者さんで私がどうにかしなければならないと対話をしているとき，患者さんが私たち医療従事者が引き出せなかった価値観に気づいて教えてくれることもあります．

　そうすると私たち看護師の普段の看護の質も上がります．それを最終的に痛みとかは看護師が痛み止めを持ってくるからと当事者意識なく行ってしまうと能動的な学習にもならないし，だれも幸せにはなりません．患者さんとの対話一つにしても当事者意識で結構差が出ますし，学校の勉強に関しても今目の前のことでいっぱいになってしまいがちだと思います．

▂ここが大事▂

　自分が将来どんなキャリアを歩んでいくか，どんな職業人になっていくためのこの過程だと想えたら，当事者意識は高まるのです．

■ 会話と対話の違いは何なのか話し合ってください．

（1分間話し合い）

福島学院大学福祉心理学科学生A：会話というのは日常生活の中で友達同士で話すようなもので，対話というのは相手のことを自分のことのように理解することだと思いました．

　対話というのは意味を共有するということで，この意味を共有しているか，いないかという点に会話と対話の違があります．

　コミュニケーションの質を向上させていこうと思ったら，まずは他愛もないおしゃべりとかお友達と気軽に交わすコミュニケーションの場があって，会議とかグループワークみたいな議論をする場，お互いに意見を出し合うコミュニケーション

の場がありますね．では私たちはどうする？というところで，共通の価値観を作っていったりお互いに出てくる意見の価値観の違いを尊重したり，互いに納得のいく結論を導き出すコミュニケーションの場で行われるのが対話ということです．

　患者さんとはまずは挨拶からのコミュニケーションがあるでしょうし，多職種で行くときには「おはようございます！」「お疲れ様です！」のような会話から多職種カンファレンスでコミュニケーションをとります．言葉の意味を共有すると多職種での対話もできますし，患者さんとの対話ということで単なる会話だけに終わらず物事が進んでいきます．

▪ここが大事

　必ず会話ではなくて対話を意識して患者さんとは話したり，他の職種の方や自分の職種の方と話してみましょう．

■ 対話のあるところには理解が生まれ，対話のないところには支配が生まれる

　対話をすることで相手を理解することが大事です．そのためには自分の価値観を捉えられなくてはいけないですし，自分がどういう考えかを言語化できないといけないと思います．自分の想いや価値観を言語化するためには自分一人が頑張れば良い訳ではなく，環境がそういった行動を促進してくれます．

■ 環境を促進する（Box 3）

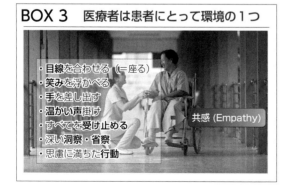

BOX 3　　医療者は患者にとって環境の１つ

・目線を合わせる（＝座る）
・笑みを浮かべる
・手を差し出す
・温かい声掛け
・すべてを受け止める
・深い洞察・省察
・思慮に満ちた行動

共感（Empathy）

　この写真は患者さんと看護師が車いすに乗っている場面ですけど，言葉は載ってないですがきっとどんな会話がされているか非言語的コミュニケーションの部分だけでかなり分かると思います．自分の想いを言語化しようとしたときに相手が目線を合わせてくれているとか，笑みを浮かべているとか，手を差し出してくれているとか，きっとこういう雰囲気だったら温かい声掛けをしてくれているだとか，全て受け止める姿勢で聞いてくれるとか，細かく観察してくれているだろうという雰囲気，思慮に満ちた行動をとってくれるだろうというような非言語的な環境というところが相手の言語化を促進してくれたりします．自分の想いも言語化できるようになるし，相手の想いを言語化して聞いてもらおうと思ったらこのような環境設定が必要です．

▪ここが大事

　われわれ医療従事者は患者さんにとっては環境の一つなのです．自分の非言語的部分のコミュニケーション能力というのも考えていかなくてはならないと思います．

■ Empathy（共感）

　これを一口に言うと共感的態度というと思います．共感というのは患者さんの内的経験や考え，不安を理解して対話することで患者さんとそれを分かち合って意思疎通できる能力と言われています．Empathy とは共感なので患者さん自身に成り代わるのではなくて，自分自身は見失わずに「それはすごくわかります！」ということで理解を示すことだと思っています．同情というのは「そうだよねー」とか「わたしもそのような状態になったらつらいかも」と思いながら成り代わってしまってその状態にとどまることです．

▪ここが大事

　共感というのは自分を見失わないで，自分の人生にリーダーシップを持つことです．

事例から学ぶ—A 氏，30 代女性，再発大腸がんの患者さん

■ A 氏の一言から副作用に気づいた事例

　服薬指導を薬剤師さんから受けるのですけど，こわばりという症状はあまり聞かない症状でした．私も調べたのですが使っているお薬の副作用にはなさそうだったのです．彼女が困っているので他の職種に相談したところ「添付文書に載ってないから抗がん剤とは関係ないでしょう」とか「そんなこと聞いたことがないですね」とか，医師の先生には「そんなに症状が気になるのだったら抗がん剤の種類を変えますか？」と言われました．

　外来の看護師さんにも「今までそんなの見たこともないし，精神的なものなのじゃないかな」と言われたのです．ここで私が当事者意識を持つことなく「そういうものなのかなぁ」と思ってしまえばそれまでなのですが，彼女は保育士で細かい手作業が多く，仕事が彼女の生きがいと聞いていました．聞きなれない症状ですけど，治療した日に起きて治療後に治まるのは元々あるものではなくて，どう考えてもタイミング的に抗がん剤治療のせいじゃないか？これがどんどん蓄積していってひどくなっていったら彼女の生きがいもなくなってしまうのではないか？とにかく色々なところで調べたり医師に相談してみたところ，電解質異常かもしれなということで治療と並行して電解質の採血をしてもらいました．そうしたら尿細管障害で一過性にリンが下がっていて筋痙攣を繰り返していることが判明しました．これは添付文書にも載っていません．添付文書はあくまでも治験のときに起きたことやその後の治療で蓄積されていった副作用の情報が載っているのですが，副作用と思わないで報告しなければ見逃されてしまいます．添付文書に載っていない症状だとしても起きているのだったら患者さんの困りごととして私は対応しています．かなりまれな見つけ方ではありましたが，一過性の低リン血症で翌日にはリンが通常に戻っていたので，そのときだけ筋痙攣が起こっているということがわかりました．最終的には他の副作用が強くてこのお薬は使えなくなってしまいました．

ここが大事

　患者さんが「訴えた症状を信じてくれていつも話をきいてくれた．私の生活を自分のように心配してくれた．対処法がなくても，その絆が私を支えてくれる．」と言ってくださっていまして，症状が悪くても私と患者さんの信頼関係は崩れてはいません．

■ A 氏の遺書

　そのうち A さんががんになって間もないころから再発するまで書いていた日記を見せてくれました．「これを私の遺書にするつもりで最初から書いていた．」ということで，今日はご本人の許可を得て，その中のいくつかをお話しさせていただきます．

■ 『身体障がい者手帳』

　身体障がい者手帳が届いたときに「あなたは障がい者ですよ．」と言われたようで凄いショックだったそうです．

　障がい者手帳を作る理由としては助成金があります．制度を利用するために良いこととしてわれわれ医療従事者は紹介していますが，患者さんはこういう想いをしているとあらためて知り，私自身がそのことに気付いていなくてショックを受けました．

■ 『あたしの宝物』

　この日記が宝物になっているみたいで，入院した日から退院する日までの一日の出来事が書かれていました．そこには「死を意識しながら涙し書くこともあった．」とありました．
入院しているときに泣いていたという記録はなく，こっそり泣いていたと思うと申し訳ない気持ちでいっぱいになりました．

■ 『苦』

　「苦」と書いてあるページがありました．
「副作用には勝てん，ただひたすら耐えるのみ．」
　そんなことはなくて相談してくれれば対処法がありましたが，まだわれわれ医療従事者に相談し

てもらえるほどの関係性ではなかったのだと思います.

「死にそうなほど辛いけど，死ぬ理由がない.」

死ぬ理由がないとはどんな意味か聞くと，「入院して管理されているので，死ぬはずがない. 死にたいぐらい辛いけど死なないんだなぁ」という意味で書いたということでした.

■『度々襲われる吐き気・嘔吐…仕上げの胃痛』

抗がん剤治療が始まるときに抗がん剤専門の看護師さんが言っていた「抗がん剤は蓄積されるから，だんだんひどくなるよ.」という言葉が患者さんの心には残っていて，「蓄積されるから，ひどくなっていってもしょうがない. だから我慢するしかない.」と思っていたみたいで，最終的には「涙も出ないくらい感情ゼロになった.」と書いてありました. 私たちの情報提供のしかたを考え直さなければならないと思いました.

■『はじめからそうなった訳じゃない』

明るく生きてきた彼女の人生はサポートする人がいなかったときには，とにかく孤独で色々な悩みを抱えて生きていたということを踏まえると，やはり根底から人生を覆してしまうものだと思いました.

▌専門性の罠

専門性を高めることを各職種に求められていますが，医療従事者全員が自分のことではないと思っていたらどうなってしまうでしょうか?

専門性な知識を提供すること自体が目的化すると，患者さんにマッチしていなくて，伝わってほしいことが伝わらないという事態になりかねないと思います.

壁にぶつかったら，何のためにそれをするのかということをわかっていないと，専門性の質は低下すると言われています.

▌人生において大切なものはなにか?（Box 4）

今からある患者さんの手記を読みます. 私の指示通り大事なものを一つ一つ消していってくださ

い. 大事なものを消していく作業なので,辛くなったらストップしてください.

ある朝あなたが目覚めたとき，いつもと違う頭痛に気付きました.「何だろう?テスト前でちょっと無理しすぎたのかな?寝れば治るかな?」寝ても全然よくありません. 1週間続いています.「さすがにヤバイかも」と思ってあなたは病院を受診することにしました. 検査の結果，脳腫瘍が発見されました.

（全ての欄から一つずつ消してください.）

脳腫瘍がみつかって手術することになった.「不安だけどきっと大丈夫.」あなたは手術に臨んで手術は無事成功しました.「これで元の通り学校にも通えるしバイトも出来る. 大切な人とも出かける事が出来る.」そう思って数か月暮らしていましたが，今度は吐き気が出て来ました.「これって何だろう?ヤバイかな?」. 病院を受診すると検査の結果，再発が告げられました.

（白と黄色の欄から一つずつ消してください.）

再発したので治療が始まりました. 化学療法を受けなくてはいけません. 今まで通り学校に行ったり，バイトしたり，友達と遊んだり，なかなかできない. 化学療法を受けて自分は病人なんだと実感する. 何のために生きてきたんだろう?私は治るんだろうか?

（青，ピンク，緑の欄から一つずつ消してください.）

最近はちょっと体調も良くなって，外にも出かけられるようになったけど，やっぱり時々頭が痛い. このまま私の体はどうなってしまうんだろうか?こんなに激しい痛み体験した事がない.

（何色の枠のカードでもいいので三つ消してください.）

BOX 4　　人生において大切なものは何か?

病気である前に患者さんは一人の人間.
医療で関わるけど，治療が人生の目的ではない.
・形のある大切なもの.
・大切な活動.
・大切な人.
・形のない大切なもの.

抗がん剤は効いていると言っていたのに，この頭の痛みの原因はがんが再発してまた大きくなっているらしい．これからは何を大事にしたら良いか考えることが大事だと言われた．

（何色の枠のカードでもいいので四つ消してください．）

痛みが激しいため緩和ケアチームが関わってくれることになった．緩和ケアの病棟で残された時間を過ごすのだろうか？今まであれもしたい，これもしたいと思っていたけど，もっとやっておけば良かったのかな？どうすれば良かったのかな？

（何色の枠のカードでもいいので五つ消してください．）

痛みがコントロールされて，家族や友人と残された時間を過ごす日々，一緒にいれるのは楽しいしうれしいけど，体調も良くない．昨日から呼吸も苦しくて，もしかしたら私に残された時間は短いのかもしれない．今日はとにかく眠い．家族とか友達の声は聞こえるけど，答える事が出来ない．本当はもっと色々なことがしたかった．私の人生はこれで終わりなんだろうか？今までありがとう．

（残ったカードを全て消してください．）

▍喪失の模擬体験

喪失の模擬体験という事で大事なものを一つ一つ消していただいたのですが，消すのが辛かったと思います．

・本当に大切なものは何だったのか．
・何のために生きてきたのか．
・手放す過程でこうした問いを自らに突きつけ，答えを求めて苦しむ．これが，自分という存在の根底を揺るがす「スピリチュアル・ペイン」，つまりたましいの痛みです．

BOX 5　最後に残ったものは何でしたか？

- ・ワークを体験してみての感想
- ・最初に無くしたものは何？
- ・最期まで残ったものは何？
- ・同様の体験をしている患者さん達に関わるあなたは，どんな専門職になりたいか？

ここにも何を選んで消していくのかという価値観が出てきます．これからグループワーク（20分間）していただきます．

▍最後に残ったものは何でしたか？

・ワークを体験してみての感想
・最初に無くしたものは何？
・最後まで残ったものは何？
・同様の体験をしている患者さんたちに関わるあなたは，どんな専門職になりたいか？

■ 各校1グループずつ発表

福島看護専門学校学生Ａ：ワークを体験してみての感想は，「大切な目標」や「好きな場所」はすぐに消すことができたけど，「大切もの」や「人」「出来事」を消すことは難しかったです．最初に無くしたものは，好きな場所で「遊園地」を消しました．理由は他のものより優先順位が低かったからです．最後に残ったのは，大切なものに書いた「自分」です．理由は自分が一番大事だからです．どんな専門職になりたいか？は，その人が大切にしているもの理解し，それを失う苦痛や悲しみを和らげることのできる看護師になりたいです．

相馬看護専門学校学生Ａ：ワークを体験してみての感想は，「大切なもの」を消すのは辛くて，「大切な人」を消すのはなかなかできなく勇気のいることだと感じました．消した後に，申し訳ないと感じました．「自分のこと」は早めに消えた人が多かったのですが，「大切な人」のところは全員最後まで残っていました．最初に無くしたものは，「好きな場所」は早めに消えた人が多かったです．最後まで残ったものは，「家族」だったり「大切な人」のところだったり，他のところで生きるために必要な事を書いていた人は最後まで残っていました．患者さんに関わるときには，次々に色々なものを失っていく辛さを傾聴して身体的側面だけではなくて，精神的側面も支えて寄り添えるような看護師になりたいと思いました．

大原看護専門学校学生Ａ：ワークを体験してみての感想は，「人」とか「目標」とか身近な想いがあるものを消すのが辛かったです．最初に無くしたものは，自分と周りの大切な人に関わらないものから消えていきました．最後まで残ったものは，「大切な人（自分の家族）」で，自分に対しての心配とか愛情が大きいのがわかっているから家族は切り離せないという意見が出ました．どんな専門職になりたいか？は，患者さんに共感しながら支えられる看護師になりたいという意見が出ました．

福島学院大学福祉心理学科学生Ａ：ワークを体験してみての感想は，一つ一つ消していくことが辛く，実際に患者さんの視点になって考えたときに自分たちが思っている以上に「辛さ」というのが想像を絶することなのだと思いました．最初に無くしたものは，好きな場所やものというところがすぐに消されました．要因としてはそこでの思い出だったりが薄くなってしまうので最初に消されたのではないかと考えました．最後まで残ったものは，「大切なひと」や「目標」が最後まで残ったところが多くありました．自分は人というところが最後に残ったのですが，自分の幸せとは何かと考えたときに，人がいることでの幸せが多く，人がいるからこそ自分があると思ったからです．目標が最後まで残った人は，「小さなころから京都に行くという夢があり，その夢を叶えたいと思っていた」という意見がありました．どんな専門職になりたいか？は，仕事だけではない関係性，人と人との関係でありたいというところが専門職として必要ではないかと思いました．第一として「ラポール（信頼関係）」の形成をすることによって，患者さんの思っているマイナスなことを言葉で伝えて貰えれば対応することが出来るので，言葉の選び方や情報提供の仕方が重要になってくると思いました．

■ここが大事

　今グループワークで行っていただいたように，共通できる面とそれぞれ違う面があります．これは教えてもらわないとわからないので，そもそもの人と人との信頼関係がベースにあります．私たちは最後の瞬間まで関われる可能性のある他人だと思います．私たちの存在が患者さんの癒しになることも可能なので，どんな専門職になりたいか？そのために今何をするべきか日々意識して過ごしてください．

Ｓさんの苦痛（Box 6）

　この図では患者さんが抱える苦痛を，たくさんの重石がのしかかっているように例えています．実践の場でさまざまな患者さんの苦痛を評価するためには，苦痛を概念的に整理して考えると分かりやすいです．その流れで，次の「全人的苦痛」の考え方を紹介します．

　一人の人の苦痛がたくさん色々な場面であります．実践の場面では自分が専門的に関われるところと苦手なところがあると思いますが，これは当事者意識をもったそれぞれのチームメンバーが多職種で対応するものです．話しやすい人に思いが表出されるので，重たい話が来たとき，自分が受け止められないと躊躇することがあるかもしれないですが，選ばれたと思い自信を持って聞いてください．

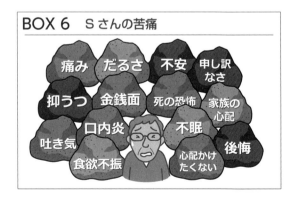

ここが大事

答えを出す必要はなく，話す中で自分の考えが整理される方や一緒に答えを出してほしい方がいます．チームで対応するので，一人で抱え込むのではなく，職種に関わらずお互い多職種でケアし合うことでアイデアが活性化されることがあると思います．

消えない苦痛を減らすことや悲しみに寄り添うことだけではなくて，プラスの面が出てきたら辛さだけではない人生の締めくくり方ができると思います．

保健医療福祉システム（地域包括ケアシステム）

最近の保健医療福祉システムは医療者不足を多職種連携で補うという行政の考えもあり，一つの施設で問題を解決することはなくて，職種を超えた連携が必要になっていきます．

多職種のディスカッションのススメ

白河厚生総合病院では，1年目の入職者に対して多職種のディスカッションをできるワークショップを年に何回か行っています．やはり，普段からの多職種を知ることが強みになると思いますよ．
自分の不器用さを自覚して努力の方向性さえ見誤らなければ必ずできると思っています．努力の方向が正しいか困ったら，そばにいる仲間や素敵な先生達を頼っていただく，実習では指導者を頼れば，努力の方向の修正を一緒にして頂けるのではないかと思います．

これからの時代はかなり変化が激しいのです．現状維持は周りが成長していたらマイナスになってしまいます．心が辛いときや頑張れないときには一つの大事な選択肢ではありますが，現状維持し続けると他の人が成長している場合に差が出てきてしまいます．

分からないことや知らないことに出会ったときに好奇心をもって変わっていけるかが，医療に関わる人間性としては大事なのです．答えがない問題は結構ありますが，それを夢中に考えられる人は思考力が違います．やらなくてはと言うより夢

中に考えることも大事ですし，レジリエンスとはストレスに反発する力と言われていますが，これから長く生きていく上で必ず失敗することがあります．失敗がダメなのではなくて，失敗しても起き上がれるか，患者さんに誠実に向き合えるかが大切です．

ここが大事

今日は成功事例ばかり出しましたが，その倍くらいうまくいかなかった事例は私にもあります．悩みながら答えを出していく，とにかくよく悩むということが患者さんにできるわれわれ医療従事者の誠実さではないかと思います．悩むということが患者さんにとって誠実である行動ではないかと思います．できないと思ったら絶対にできません．皆さんは体を使って，感情を使って，頭を使って，これから生きていく中で何か一つでも良いのでプラスな行動をしていけたら良いのです．

次回は「保健医療福祉の多職種連携事例を学生間で共有し，多職種協働に繋げよう」と題して，具体的な事例や，それぞれの職種の専門性と得意な点を述べていきます．

（講演を聞いて）
福島学院大学食物栄養学科学生Ａ：今回喪失の模擬体験を実際にやってみて，自分が何を大切に思っているかをぼんやりとしか捉えていなかったことを，具体的に書いて優先順位を整理することができて良かったと思いました．
福島学院大学食物栄養学科学生Ｂ：栄養士の勉強では，看護師さんや患者さんとふれ合う機会があまり無いのですが，他の職種の方が患者さんに寄り添って診るということが今回のお話でとても良くわかりました．栄養士としても患者さんと寄り添えるような，距離が近いような，そういった栄養士になれたら良いと思いました．
福島学院大学食物栄養学科学生Ｃ：栄養士として患者さんと触れ合う機会があまり無いのですが，他校の学生の意見を聞いて，こういった意見もあると改めて再確認できた場だったと思いました．

最後まで栄養を口から取りたいといった希望は結構ありまして，難しくなってきたときに栄養士さんの力は患者さんに希望を与える点では大きいと普段思っています．患者さんが食べたいものや好きなものは，物理的に食べたいとか好きなだけではなくて，そのときの楽しかった思い出や過去の希望に満ち溢れていた人生を振り返るきっかけになります．食べさせてもらえることで家族関係が修復できたこともありますし，食べ物を食べるということはすごく大事なことだと思います．

相馬看護専門学校学生Ａ：他の学校の意見を色々聞けて，私は将来看護師を目指す者として患者さんと一番近い存在であるため，患者さんに起きていることを，当事者意識をもって自分の関係することとして捉えて看護やこれからの勉強にも活かしていきたいと思いました．

大原看護専門学校学生Ａ：本日は貴重なお話をありがとうございました．私たちが看護師になる上で大切な，患者さんの個別性に合わせた対応をしていくことを，今回改めて大切だと思いました．多職種連携についても，前回の実習で大事なことがわかりましたが，今回保健医療福祉でも大切で事例を通してまたさらに多職種との関わり方も大事だと感じました．

　喪失体験をしたときに自分でも全く消せなかったので，患者さんはそれよりもさらに試練を与えられているのだと感じたので，その気持ちに寄り添えるような看護師になりたいと思いました．

福島学院大学福祉心理学科学生Ａ：われわれの福祉心理学科は福祉と心理を専門に学んでいるので，看護師の方ほど直接的に生命という部分には関われないので，専門職の立場としてどのように関わっていくのかを，学生のうちから他の専門職の方のお話を聞くことができたのが貴重な経験でした．次回も様々なことを学んで将来に活かしていきたいと思いますのでよろしくお願いいたします．

福島看護専門学校学生Ａ：具体的な実体験を聞かせていただき，アセスメントや対話の重要性を改めて理解でき，今後の実習で医療を学ぶだけでなく当事者意識をもって取り組んでいきたいと思いました．

■（福島看護専門学校　渡辺艶子校長先生挨拶）

　本日はお忙しい中ありがとうございました．長谷川先生の一語一語が自分たちのやってきたことの振り返りのような気も致しますし，今はこのように変わってきていると新鮮な気持ちで聞かせていただきました．今まで普通に生活してきた患者さんが病になったときの不安とか焦燥感の中で，自分の心の中でも言い表せない，言いたくても言い出せない想いを，私たちは全てをくみ出すことはできないと考えています．患者さんの発する一語一語は患者さんの気持ちの中の氷山の一角ではないかと私は捉えています．先生の講演資料を一つ一つ読ませていただくと，このような方法もあると，何でもかんでもがむしゃらにその人に寄り添うのではなく，後ろからでも横からでも寄り添うことができるという考えを持ちました．特に，魂の痛みは一人ではできないと思いました．やはり仲間と連携をとっていく中でそれぞれの役割の中で発揮していければ良いと私は捉えました．学生のうちから話し合う仲間がいることを大変力強く感じています．

　このような交流の場がもっとあって然るべきだと思っています．これからも先生の色々なお話を講演のなかでと聞かせていただきたいと思いますし，今日のテキストを見て思い出しながら，通り一遍にただ講演を聞くのではなくて，一つ一つ心に留めながらこれからの医療と学生の成長を楽しみにしていきたいと思っています．本日は本当にありがとうございました．

Talks 3　多職種連携ことはじめ
2）保健医療福祉の多職種連携事例を学生間で共有し，多職種協働に繋げよう

長谷川友美

白河厚生総合病院　緩和ケア認定看護師

皆さん，前回は保健医療福祉の多職種連携事例を学生間で共有し，多職種協働に繋げようという目標に向かってお話ししました．

ここでもう一度おさらいをしますと，この研修会の目標は，次の3点です．

ここが大事
①自分自身の目指す職業の客観的理解を図る
②保健医療福祉の多職種連携事例を学生間で共有し，多職種協働に繋げる
③学生のコミュニケーション交流の場として仲間づくりができる

前回の研修会では，私が担当している緩和ケアの職種からみた多職種協働について述べました．振り返りながら上記の3つの目標を考えていきたいと思います．

なぜ多職種のチームアプローチが必要なのでしょうか？（Box 1）

日本人の多くが共通して大切にしていること，つまり苦痛がない，望んだ場所で過ごす，負担をかけないなどを達成するためのケアは，医師や看護師だけではできません．医学的な最善は，通常，病態生理や，論文で発表された治療の成績の比較などを根拠に理解されるものです．医学的な最善を支える根拠は，寿命の延長や，将来的に致命的な健康イベントが起きないなどに関してより良い結果を生み出す選択をもって「最善」と価値付けるのです．

ここが大事
ここで「医学的最善」と「患者にとっての最善」を考えてみましょう．医学的最善」が「患者にとって最善」とは限りません．「医学的に無益」なことが必ずしも「患者にとって無益」とは限りません．また「患者の選好」＝「患者にとって最善の選択肢」では必ずしもないのです．

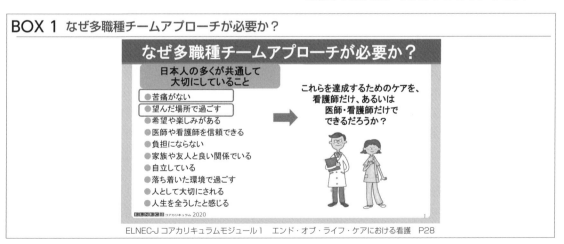

BOX 1　なぜ多職種チームアプローチが必要か？

なぜ多職種チームアプローチが必要か？

日本人の多くが共通して大切にしていること
●苦痛がない
●望んだ場所で過ごす
●希望や楽しみがある
●医師や看護師を信頼できる
●負担にならない
●家族や友人と良い関係でいる
●自立している
●落ち着いた環境で過ごす
●人として大切にされる
●人生を全うしたと感じる

これらを達成するためのケアを、看護師だけ、あるいは医師・看護師だけでできるだろうか？

ELNEC-J コアカリキュラム 2020

ELNEC-J コアカリキュラムモジュール1　エンド・オブ・ライフ・ケアにおける看護　P28

▎QOL とその考え方とは？（Box 2）

QOL（Quality of Life）とは，「生活・人生の質」と訳されていますが，これは具体的には，人それぞれで違うことを指し，多次元で主観的な概念なのです．

▂ここが大事▂

このような患者さんの様々な考え方に対応するために，一番大事なのはコミュニケーションです．保健医療福祉領域における協働は，健康や病気を包括的な視点でとらえた広範囲で質の高いケアを提供する実践です．それに加えて，単一の学問領域あるいは個人では達成できない困難な課題を，複数の学問領域および複数の個人による協力によって達成可能になるのです．

▎キーワードは "オーバラップ"（Box 3）

お互いの専門領域のみに固執すると隙間だらけの医療なってしまいます．オーバラップすることで互いを助け，理解し尊敬することにつながります．チーム医療の基本的なゴールは下記の4点です．
1) 満足度の高い医療を提供
2) 医療レベルの向上
3) 患者力の向上
4) 医療従事者の満足度の向上

さて，ここから，具体的に看護師がどんな職種と連携しているかをご覧に入れます．

▎医師と看護師との連携

医師は診断と治療で患者さんを支えます．医師と患者さんが良好な治療関係を築く「橋渡しをお手伝いする」のが看護師の役割なのです．これを踏まえて，苦手意識を克服し，患者さんのために必要なことを報告，連絡，相談し，指示を貰いながら，患者さんの安楽，回復のために仕事をするのです．

医師の本業は，診断と治療です．そのための診療の補助業務が看護師の役割とされています．専門看護師や認定看護師，特定行為修了看護師な

ど，専門性の高い知識を有する看護師は多くいますが，どの看護師も診療の補助をしています．医師が診断しやすくするための情報提供や，治療の補助，治療の実施などが行われることで，患者さんの治療の質が上がります．

▎患者さんをみるときの視点は職種によってどう変わるのでしょうか？（Box 4）

▂ここが大事▂

医師と看護師の視点をわかりやすく図に示します．診る➡診察，看る➡世話と置き換えてみるとお互いの役割が理解できますね．

▎薬剤師（Box 5,6）

看護師は薬剤師とどのように連携するのでしょうか？

抗がん剤ばく露の影響を述べます．職業性ばく露は，急性・短期間の反応だけでなく，長期的な影響とも関連しており，催奇形性，発がん性が証明されている抗がん剤も多くあります．また，抗がん剤を取り扱う医療従事者の染色体異常や流産発生率の増加なども報告されています．日頃，抗がん剤を取り扱う看護師がその危険性を認識し，安全な取り扱いができるよう組織的な安全対策を整備することが急務となっています．

最近は，抗がん剤の調剤は，薬剤師や医師が安全キャビネット内で行うことが多くなっていますが，依然として看護師が，十分な安全対策なく病棟内で実施している例もあります．

抗がん剤を運搬・与薬，また抗がん剤を投与した患者さんのケアを行う看護師も，吸入や接触，針刺しなどによりばく露する危険性が高まります．

近年，がん化学療法は外来通院で行われることが主流となっており，在宅で抗がん剤治療を行うこともあります．抗がん剤は，投与終了後48時間は体内に残存しているといわれており，患者さんの汗や体液が付着したリネン類を洗濯する患者さんや家族への適切な指導も必要です．

BOX 2 QOLとその考え方

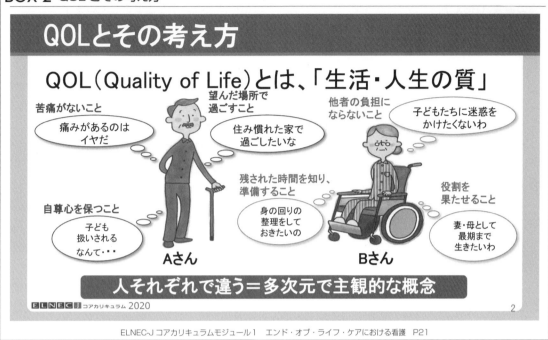

ELNEC-J コアカリキュラムモジュール1　エンド・オブ・ライフ・ケアにおける看護　P21

BOX 3 キーワードは"オーバラップ"

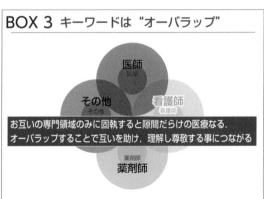

お互いの専門領域のみに固執すると隙間だらけの医療なる.
オーバラップすることで互いを助け,理解し尊敬する事につながる

BOX 4 キーワードは"オーバラップ"

医師
・患者を診る
・生物・医学的視点
・科学に基づいた視点

看護師
・患者を看る
・生活の視点
・科学に基づきつつ,患者を取り巻く環境(家族も含む)についての視点

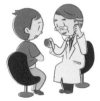

BOX 5 薬剤師

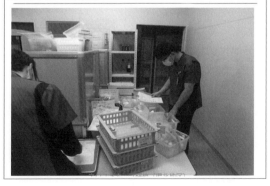

BOX 6 安全キャビネットで調剤中

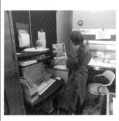
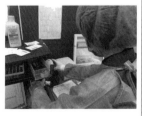

がん化学療法における医療従事者の職業性ばく露の機会（Box 7）

抗がん剤の職業性ばく露の機会を表で示します．業務により抗がん剤がばく露されていることがわかります．

薬剤師と看護師との連携はどうなっているのでしょうか．

1）点滴の栄養量の調整や外用薬の選び方，配合変化や飲みにくい薬剤の剤形の変更，対症療法の薬剤の選び方など，看護師に助言をくれます．

2）服薬指導という形で患者さんとも直接かかわります．

3）これからの薬剤師は調剤ではなく対人業務が中心となってくるでしょう．

放射線技師（Box 8）

次に放射線技師はどんな仕事をしているのでしょうか？ Box 9 は放射線治療の原理です．このイラストのように，少量の放射線を分割照射し，正常組織とがん細胞の修復力の差を利用する治療ですが，治療回数が多いと副作用も出やすくなります．

放射線技師と看護師との連携は下記のようなことでコミュニケーションを取っています．

1）放射線治療や検査の台は固い

2）痛みのある人，腰が湾曲している人などは短時間であっても辛い

3）事前の痛み止めの内服，体調の確認

4）放射線治療に対する副作用の対応

ME（臨床工学士）

ME は次のような仕事をしています．

1）生命維持装置といわれる医療機器を医師の指示のもとで操作する．

2）医療機器の点検や保守．

3）医療の現場で，病院内のさまざまな医療機器を操作や補助等ができるのは臨床工学技士のみ．

リハビリ（理学療法士 PT・作業療法士 OT・言語聴覚士 ST）

PT，OT，ST は看護師と次のように連携しています．

1）歩く，立つ，座るなど動きの専門家

2）患者さんが「動きにくそう」と思ったら相談．

3）楽な介助方法も知っているので，教えてくれる．

4）患者さんから家の様子をきいて，環境調整もしてくれる（退院前にケアマネと一緒に自宅訪問することもある）

ここで白河厚生総合病院の骨メタカンファレンスをご紹介しましょう．骨メタとは何でしょう？骨転移（metastasis）を短くして骨メタと略しています．

当院の骨メタカンファレンスの参加者は，次の通りです．

・リハビリ（OT/PT）

・緩和ケアチーム

・整形外科医

・主治医もしくは同診療科の医師

・医療相談員（MSW）

・病棟看護師

BOX 7

業務	抗がん剤ばく露の経路
・調剤，投薬準備	・エアロゾル(気化した薬剤)の吸入
・運搬・保管	・皮膚への付着
・予薬（点滴・注射・内服など）	・薬剤の付着した手からの経口摂取
・付着物の廃棄	・針刺し
・排せつ物（尿・便・おう吐物）の処理	・排せつ物の接触
・患者の衣類やシーツなどリネン類の取り扱い	・薬剤付着リネン類への接触

出典：児玉佳之．がん化学療法におけるメディカルスタッフの職業性曝露とその予防について，表2「抗がん剤の職業ばく露の機会」を参考に作成

BOX 8　放射線技師

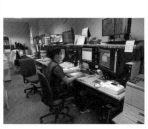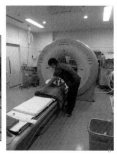

ところで，骨メタカンファが必要な背景は次のような現状があるのです．
1) 骨メタは医師も含めてみんな苦手
2) 骨メタを専門にする整形外科医も希少
3) でも，骨メタ患者は多い
4) 根治不能な場合がほとんどで今後病状は進行する
5) 根治以外の目標となると，患者のニーズは様々
6) リハビリを含む多職種の介入が必要

ここが大事

当院での骨メタカンファレンスの Vision は，私たちは，骨メタ患者の未来を創発し，患者・家族と最期まで希望と笑顔でつながり続けることにあります．

■ 救急と看護師

救急のとき看護師はどのように連携していると思いますか？

1) 救急車の受け入れが決まった時点で，紹介する可能性のある診療科に連絡し，診療をお願いする可能性があることを伝えます．
　例：交通事故で頭を打っている→脳外科に相談
2) 初療のめどが立った時点で，入院の可能性があれば，該当する診療科に相談します．
3) 医師だけでなく看護師同士のやりとりが多いです．

■ 入退院支援センター（Box 11）

入院前に，患者さん家族の情報収集をしつつ，入院・手術の説明をするのが入院支援センターです．患者さんや家族の不安に感じているところ，いまの病状理解なども含めて電子カルテに入力します．

また外来看護師に情報提供→外来看護師から病棟師長に情報提供されます．

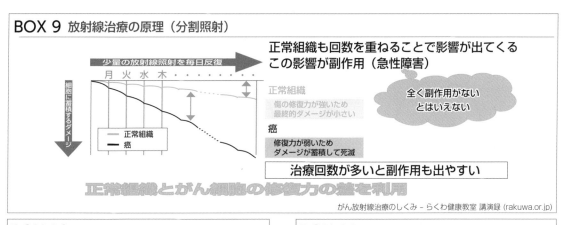

BOX 9　放射線治療の原理（分割照射）

少量の放射線照射を毎日反復
月　火　水　木　・・・・・・

細胞に蓄積するダメージ

正常組織
癌

正常組織も回数を重ねることで影響が出てくる
この影響が副作用（急性障害）

全く副作用がない
とはいえない

正常組織
傷の修復力が強いため
最終的ダメージが小さい

癌
修復力が弱いため
ダメージが蓄積して死滅

治療回数が多いと副作用も出やすい

正常組織とがん細胞の修復力の差を利用

がん放射線治療のしくみ - らくわ健康教室 講演録（rakuwa.or.jp）

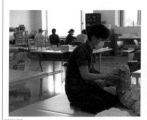
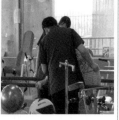

BOX 10　リハビリ
（理学療法士・作業療法士・言語聴覚士）

20221203

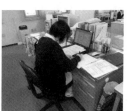

BOX 11　入退院支援センター

・入院前に，患者さん家族の情報収集をしつつ，入院・手術の説明をする．
・患者さんや家族の不安に感じているところ，いまの病状理解なども含めて電子カルテに入力する．
・外来看護師に情報提供→外来看護師から病棟師長に情報提供される．

■ メディカルソーシャルワーカー

医療ソーシャルワーカー（MSW）とは，医療機関に勤務し，病気になった患者とその家族を社会福祉の面から支援する役割を担う専門職です．

主に「病状にあわせて入院する部屋を調整する」「退院時の日時を調整する」「在宅復帰する際の設備改修や生活様式の提案を行う」などの業務を担います．この一日の流れを Box 12 にイラストでご覧に入れます．

■ 公認心理師

公認心理師は，公認心理師法を根拠とする日本の心理職唯一の国家資格ですが，その働き方について，花村温子先生（JCHO 埼玉メディカルセンター 心理療法室／臨床心理士）は，次のように言っています（週刊医学界新聞，2017）．

「1 〜 2 週に 1 回の精神科外来診察と同日に行う個人カウンセリングや心理検査，集団精神療法が中心です．精神科医とともに他科へのリエゾン活動も行っています．患者さんの希望や他科の依頼に応じて，身体疾患で入院中の方にも心理職がベッドサイドで面談します．」

ここが大事

そして「要望したいのは，チームで協働する意識を育てることです．」と言っています．心理面接技法や心理検査の習得はもちろん必要ですが，その上で，ともに支援に当たる職種の仕事を理解する必要があります．適切なアセスメントのもと，必要な支援につなげることは心理職の大切な役割です．多職種連携の経験のある現場の心理職による講義や，実習で他の職種と協働する機会を持つことが望ましいとされています．

■ 管理栄養士

管理栄養士は次のような職種です．
1) 栄養状態の改善を図り，治療を支えます．
2) 食べる喜びと幸せな記憶を呼び起こす「リクエスト食」
3) NST チーム
4) 週 1 回リクエスト食を提供します．

あなたが最期に食べたいものは何ですか？「何を食べたいか？」「なぜそれか」を患者さんに尋ねてみましょう．楽しいご飯の思い出が生きる希望につながるということを私は知らされました．

BOX 12

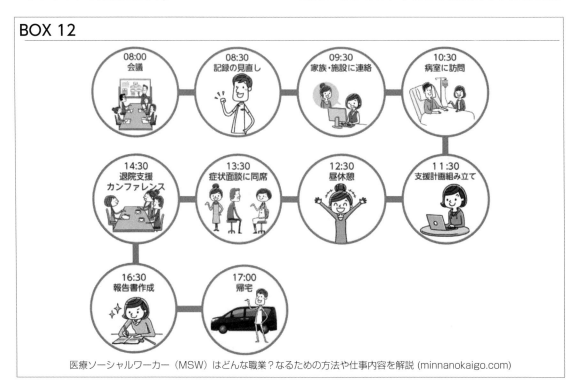

医療ソーシャルワーカー（MSW）はどんな職業？なるための方法や仕事内容を解説 (minnanokaigo.com)

外来化学療法を実施するがん患者の治療においては，専門的な知識を有する管理栄養士が，当該患者の状態に応じた質の高い栄養食事指導を実施した場合について，新たな評価を行います．Box 13 に外来化学療法実施時の栄養指導の一例を示します．また，がんの栄養療法に関する専門的知識を有するとともに，がんサバイバーの身体機能の工場やステージに応じた栄養療法に関する高度な知識と技術を有する管理栄養士を，がん病態栄養専門管理栄養士と呼びます．

■ 食欲不振について考えましょう

食欲不振は，「自分が衰えていくことへの恐怖」と直結し，患者の心理状態にも強く影響します．

家族は，食事を摂取することが元気になることだと思いこんで，一生懸命食べることを患者に要求することがあります．この食欲不振が患者さんと家族の口論の原因の1位で，食べられないこと

が退院のさまたげになることはよくあります．原因の治療と薬物療法さらにケアの基本は次の通りです．

・原因の治療
  痛みや便秘などの苦痛となっている症状の緩和
  消化器病変や悪液質による苦痛の緩和
  不安，抑うつ，不眠への対応
  原因となる薬物の検索
・薬物療法
  消化管運動促進薬
    例) ナウゼリン®，プリンペラン®
  副腎皮質ステロイド薬
・ケアの基本
  環境調整
  食事の工夫
  口腔ケア
  心理社会的な介入
  食事以外の栄養補給や対策についての話し合い

BOX 13　外来化学療法実施時の栄養指導等の例

○　外来化学療法室における栄養相談内容としては，食欲不振，体重減少，味覚障害等が多い．
○　抗がん剤の副作用は，症状により発症時期が異なり，栄養管理・指導ポイントは，症状毎に異なっている．

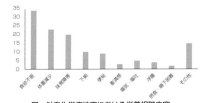

図　外来化学療法室における栄養相談内容
出典：堤ら．日本静脈経腸栄養学会誌 33 (4)：1019-024：2018

表　抗がん剤副作用の発症時期及び症状

期間	症状
投与当日	アレルギー反応（顔面紅潮，灼熱感，発汗など），めまい，発熱，血管痛，耳下腺痛，悪心・嘔吐など
1〜3日	発疹，全身倦怠感，食欲不振，悪心・嘔吐など
7〜14日	口内炎，下痢，食欲不振，胃部重圧感，白血球・血小板の減少など
14〜28日	臓器障害（骨髄，内分泌線，心臓，肝臓，腎臓など），膀胱炎，皮膚角質化，色素沈着，脱毛，神経症状など
2〜6か月	肺線維症，うっ血性心不全など

表　各症状と栄養管理・指導ポイント

症状	栄養管理・指導ポイント
悪心・嘔吐	・さっぱりとしたのどごしのよいものを選択する． ・"におい" を抑えた食品調理を選択する． ・消化が良く，刺激の少ない食品調理を選択する． ・一回量は少なめに，感触を加える． ・体調のよいときを見計らって摂取する．
味覚障害（味覚鈍化，味覚過敏，異味症，感覚への違和感）	・味覚障害の症状を把握する． ・違和感のある味やにおいを避け，食べやすい味・風味を利用する． ・好きな香り・うま味を利用し，メニューを工夫する． ・滑らかな口当たりに食材・料理を選択する．
口腔粘膜障害	・簡単に潰せる軟らかい食品・料理を選択する． ・薄い味付けを心がける． ・水分を多く含む滑らかな形態にする． ・食事の温度は人肌程度に調整する．
下痢	・腸に刺激を与える食品を控える． ・暖かく消化吸収のよい食品・料理を選択する． ・十分な水分摂取に努める． ・水溶性食物繊維・乳酸菌を適量摂取する．
便秘	・水溶性・不溶性食物繊維の豊富な食事をとる． ・十分な水分摂取を心がける． ・脂質を適度に摂取する． ・乳酸菌食品をとり，腸内環境を整える．
貧血	・鉄分を豊富に含む食品を選択する． ・十分なエネルギーとたんぱく質の補給を心がける． ・ビタミンCと鉄を同時に摂取し，吸収率を上げる． ・食事中，食事前後は濃い緑茶，コーヒーは控える． ・食事のみで改善がむずかしい場合は鉄剤の必要性を伝える．

出典：千歳．臨床栄養．Vol129 (4) 486-493：2016

Box 14a,b 緩和医療ガイドライン

　日本緩和医療学会が作成した緩和医療ガイドラインをご覧ください.

ここが大事

1) 患者, 家族と食事について話し合う
2)「摂取量は?」より,「食欲は?」
3) 無理に食べなくていい
4) カロリーや体重にこだわらない
5)「服薬は食事にこだわらなくていい」ことを伝える
6)「食事摂取の低下は自然なこと」を伝える
　そうです, 食べたい物を, 食べたいときに, 食べたい量を! が大切なのです. 患者と家族, 両者の想いを大切にしつつ,
「食べることがストレスになるようでは, あまり栄養にならないので, 食欲が改善するように, お薬の調整をしてもらいますから, あとは, 食べたい物を食べたい時に食べたら, それは体が欲しているという事なので, 栄養になると思いますよ」と声掛けしましょう.

仮想症例　1)

　鈴木さんは 66 歳の男性, 2 年前からの大腸がんの治療を受けています. 抗がん剤による口内炎と吐き気に悩まされています. 腰椎への転移が見つかり, 放射線の治療を予定しています. 腰はかなり痛く, 妻に支えられないと歩けません. 食欲が落ち, 身体のだるさも強くなっています. ひと月ほど前から気分がすぐれず, いらいらし, 眠れない日が続いています. しかし, 心配をかけたくないので, 家族の前では気丈にふるまっています. お金のことや, 家族の今後のことなどが気にかかっています. 最近死ぬことが怖くてしかたがなくなるときもあります.

　さあ, この鈴木さんの事例をトータルペイン(身体的, 精神的, 社会的, スピリチュアル的苦痛)の視点で考えてみましょう!
　Box 15a, b のボックスの中にテキストを入力してください. さらに鈴木さんの苦痛を解決していくのに, どの職種とどんな連携をとればいいでしょうか? Box 16 に, テキストで入力してください. (各グループのワークショップ 15 分)

BOX 14a
■少量でも栄養価の高いもの(高カロリー, 高たんぱく, ビタミンなどが豊富なもの)を選択する
■推奨される食品
：冷たいもの, のど越しの良いもの, 柔らかいもの, においの少ないもの, 薄味, やや酸味があるもの, 炭酸飲料など
　例) 麺類, すし飯, 茶わん蒸し, 豆腐, ゼリー, アイスクリーム
■避けることが望ましい食品
：甘味や辛味, 塩味など刺激が強いもの, 脂肪分が多いもの, 食物繊維が多いもの, 消化吸収に時間がかかるもの
（日本緩和医療学会 緩和医療ガイドライン作成委員会, 2017a)

BOX 14b
■一度に多くを摂取せず, 少量ずつ小分けにし, 数回に分けて食べやすいようにする
■食事の温度, 盛り付けなども食べやすいように工夫する
■食べたいときに食べやすいよう, 周囲に好みのものを置いておく
■電子レンジで温められたり, 小分けされているもの, 保存しやすいもの, 冷凍食品など, 食べたいときに手早く調理や用意ができる食材を活用する
■食べやすい安楽な体位をとり, 家族がそばにいるなど, 安楽でリラックスできる, 食事を楽しみやすいような環境に配慮する
（日本緩和医療学会 緩和医療ガイドライン作成委員会, 2017a)

BOX 15a
鈴木さんの事例をトータルペインの視点で考えてみよう!

身体的苦痛	精神的苦痛

BOX 15b
鈴木さんの事例をトータルペインの視点で考えてみよう!

社会的苦痛	スピリチュアル的苦痛

BOX 16

鈴木さんの苦痛を解決していくのに，どの職種と
どんな連携をとればいいでしょうか？

全人的苦痛：トータルペインの視点（痛みを構成する４つの因子）(Box 17)

　鈴木さんの事例をトータルペインの視点で考えてみます．４つの因子のそれぞれは次のような目安で分けて見ていって評価しましょう．

1) 身体面のアセスメント：
　痛み
　痛み以外の身体症状
　身体機能
　日常生活動作
　睡眠・食事摂取状況

2) 精神面のアセスメント：
　不安・抑うつ
　いらだち
　怒り
　孤独感
　恐れ

3) 社会面のアセスメント
　仕事上の問題
　経済上の問題
　家庭内の問題
　人間関係
　遺産相続

4) スピリチュアルな面のアセスメント
　穏やかさ
　希望と絶望
　痛みの意味
　罪責感
　宗教（超越した存在の有無）
　基盤となる価値・信念
　ライフストーリー

BOX 17　全人的苦痛：トータルペインの視点（痛みを構成する４つの因子）

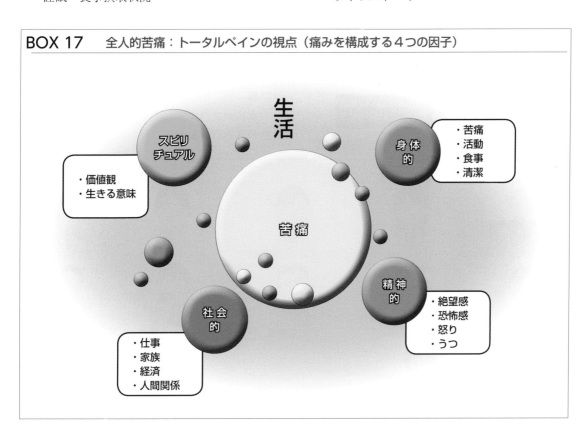

仮想症例　2)

　A さんは 70 代の男性です.

　肺がん疑い, 上大静脈症候群と診断されました.
血液検査でも, 白血球, 赤血球, 血小板の成分が
正常より少ないです.

・白血球が少ない→骨髄に異常があって血球が作
　られていない可能性

・赤血球が少ない→貧血

・血小板が少ない→出血すると血が止まりにくい

　赤血球, 白血球, 血小板, 3 つの血球成分が全
て正常よりも少なくなってしまっている状態は,
汎血球減少（はんけっきゅうげんしょう）と呼ば
れます.

　また上大静脈症候群とは, Box 18 に示すよう
な病態を指します.

　事例をききながら次のようなことを考えてくだ
さい.

BOX 18　上大静脈症候群とは・・・

肺がんが肺尖部にできると…

上大静脈 / 下大静脈 / 肺尖部にできた腫瘍が上大静脈を圧迫すると / 上大静脈の血液は心臓に戻れないのでうっ滞する / 肺

上大静脈症候群とは - Bing images

1)　自分がこの場面にいたら, 患者・家族にどん
　な風に声をかけるか?

2)　自分がこの場面にいたら, 他の職種とどんな
　ことを話して, どんな連携をするか?

　Box 19 に登場する主な多職種を表示します.
実習時の学びのポイントは, 患者さんの心の変化
に応じて対応することです.

　Box 20 で, A さんの認識の確認と病状の告知
のしかたを考えます.

　Box 21 は, がん告知のときの患者さんの心理
変化を表しています. がん告知の場合, 想像して
なかったほど衝撃は大きいのです.

　この図の読み方を解説します.

適応障害：がん治療を受けながらの生活は, これ
までの生活と一変した環境になります. このよう
に新しい環境に慣れることができず, 頭痛, 動悸,
体のだるさ, 不眠などの体の症状や, 落ち込み,
不安, 集中力の低下, 意欲の低下などの心の症状
のために, 日常生活に支障をきたした状態を適応
障害と言います. うつ病と似た症状ですが, 原因
（ストレッサー）がはっきりしていたり, 原因か
ら離れると普通に過ごすことができる点が大きく
異なります.

うつ病：特に原因が分からないのに, 体の症状や
心の症状が 2 週間以上続く場合には, うつ病の可
能性が考えられます.

BOX 19　登場する主な多職種

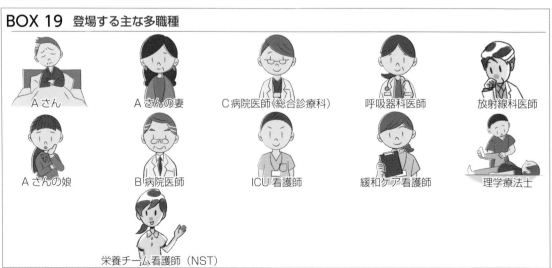

A さん　A さんの妻　C 病院医師(総合診療科)　呼吸器科医師　放射線科医師

A さんの娘　B 病院医師　ICU 看護師　緩和ケア看護師　理学療法士

栄養チーム看護師（NST）

BOX 20　Aさんの認識の確認と病状の告知

Aさん

Aさんの妻

Aさんの娘

> B病院の先生からはどのように説明されていますか？
> 自分ではどんな風に思っていますか？

> 顔や手のむくみは何もわからなくて，腎臓が悪いと思っていたが，採血の結果は悪くなく，がんじゃないかと思っていた．

> そうなんですね．残念ながら，がんの可能性が高いです（肺がんか，甲状腺がんか，原発不明がんの可能性がある）．
> がんの種類や進行度で治療方法が違うので，○○や××の検査をしていきます．

C病院医師（総合診療科）

外来看護師

BOX 21　がん告知のときの患者さんの心理変化

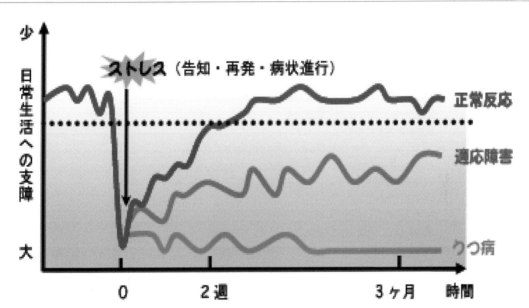

引用：がん患者さんとご家族のこころのサポートチーム | がんとこころの基礎知識 (jpos-society.org)

医療者が使うべきコミュニケーションスキル：SHARE

Box 22 に，悪いニュースを伝えるためのコミュニケーションの表を掲載します．これをさらに具体的にポイントを示すと，

基本：面談中に気をつけること（Box 23）

Step2：悪い知らせを伝える（Box 24）

Step3：治療を含め今後のことを話し合う（Box 25）

他にも STEP 1 と 4 があります．興味のある方は SHARE で検索してみてください．https://www.gi-cancer.net/gi/bnews/share.html

告知された後の患者・家族にどう対応する？

①あなたがこの病状説明に同席したならば（説明後に訪室したならば），患者さんの何を観察していますか？

病状説明に同席しているときに看護師が観察していることは，

・表情

・うなづきの有無とテンポ

・患者さんの言葉とその意味の推測

・家族の言葉とその意味の推測

です．

■ここが大事

何を発言したかではなく，どうしてそういう言葉になったのか？

その背景，どういった価値観からその言葉が出たのか？

のほうが大事！

BOX 22　SHARE ─悪いニュースを伝えるためのコミュニケーション

Supportive enviromment（支持的な環境設定）

・十分な時間を設定する

・プライバシーが保たれた，落ち着いた環境を設定する

・面談が中断しないように設定する

・家族の同席を勧める

How to deliver the bad news　（悪い知らせを伝える）

・正直に，わかりやすく，丁寧に伝える

・患者の納得が得られるように説明をする

・はっきりと伝えるが「がん」という言葉を繰り返し用いない

・言葉は注意深く選択し，適切に婉曲的な表現を用いる

・質問を促し，その質問に答える

Additional information　（付加的な情報を提供する）

・今後の治療方針を話し合う

・患者個人の日常生活への病気の影響について話し合う

・患者が相談や気がかりを話すように促す

・代替療法やセカンド・オピニオン，余命などの話題を取り上げる

Reassurance and Emotional support（安心感と情緒的サポートを提供する）

・優しさと思いやりを示す

・患者に感情表出を促し，患者が感情を表出したら受け止める

・家族に対しても患者同様に配慮する

・患者の希望を維持する

・「一緒に取り組みましょうね」と言葉をかける

がん医療におけるコミュニケーションスキル (slideshare.net)

BOX 23　基本：面談中に気をつけること

礼儀正しく患者に接する	初対面のときにには自己紹介する面談室に患者が入ってきたら挨拶をする	S
患者の目や顔を見て接する		S
患者に質問を促し，その質問に十分に答える	「ご質問はありますか」	H
患者の質問にイライラした様子で対応しない	患者の言葉を途中で遮ること 貧乏ゆすり ペンを回す マウスをいじる，など	S

S: 場の設定　H: 悪い知らせの伝え方　A：付加的情報　RE: 情緒的サポート

がん医療におけるコミュニケーションスキル (slideshare.net)

BOX 24　STEP2：悪い知らせを伝える

悪い知らせを伝える前に，患者が心の準備をできるような言葉をかける	「大切なお話です」 「予想されていた結果かもしれませんが・・・」 「お時間は十分ありますか」 「少し残念なお話をしなければならないのですが」	RE
患者が感情を表に出しても受け止める	沈黙の時間をとる 患者の言葉を待つ	RE
悪い知らせによって生じた気持ちをいたわる言葉をかける	「つらいでしょうね」 「驚かれたでしょうね」 「ショックだったでしょうか」 「お気持ちはわかります」など	RE
患者に理解度を確認しながら伝える	オープンクエスチョンを使う 一気に話さず，小出しに伝える 「ここまででいかがでしょうか」 「話を進めても良いでしょうか？」	H
質問や相談があるかどうか尋ねる	「何かご質問はありますか？」	H

S: 場の設定　H: 悪い知らせの伝え方　A：付加的情報　RE: 情緒的サポート

がん医療におけるコミュニケーションスキル (slideshare.net)

BOX 25　STEP3：治療を含め今後のことについて話し合う

がんの治る見込みを伝える	「治ることは非常に困難です．今の生活の質をいかに保つかが今後の目標です」 「うまく共存を目指していきましょう」	A
患者が希望を持てるように，「できないこと」だけでなく「できること」を伝える	「治療はもうありません」× 「積極的な治療は，効果の期待も少なく，副作用で苦しむだけになります．緩和治療といって苦しみを抑えていく治療も大切な治療です．」 「あきらめることなく，一緒に考えていきましょう」	RE
患者のこれからの日常生活や仕事についても話し合う	「たとえば，日常生活やお仕事のことなど，病気以外のことも含めて気がかりなことはありますか」 「今後大切にしたいことは何でしょうか？」	RE

S: 場の設定　H: 悪い知らせの伝え方　A：付加的情報　RE: 情緒的サポート

がん医療におけるコミュニケーションスキル (slideshare.net)

告知後のＡさんの発言を聞こう（Box 26）

　Ａさんは，医師と看護師にはこの図のように
いいました．では，告知後のＡさんの発言を聞
いて，なんていうのがいいのでしょうか？

■ここが大事■

　「そうですよね，ショックですよね」と聴くに
徹するのです．感情を聴く，気持ちを聴くと
いう姿勢が大事です．

　患者さんの気持ちを聴くことに徹する声か
けは，
・聴くこと・感情を引き出すこと・本人さえも
　気づいていないかもしれない想いを引き出す
　（言語化する）
・その人の中に答えがあるから＋信頼関係の構築
　が肝要です．信頼していない人に，大事な話
　はしないものです．

何のために治療するの？

　誤ったイメージのために，「治療すること」自
体が目的化していることさえあります．
「治療のための治療」「使える薬があるから使う」
というように．

　まずあるべきは，治療目標です．
「がんとうまく長くつきあう」ことが必要でしょ
う．患者さんの価値観によって目標は一人ひとり
異なるからです．治療目標のためには，「抗癌剤
を使わないこと」が適切な選択である場合も多い
とさえ言えます．

　治療」は「病気への向き合い方」の一部,「病気」
は「人生」の一部なのです．そうです，
治療目標は「人生の目標」の　中にあるのです．
ですから，治療方針を決めるものは，患者さんの
人間性，価値観，生き方なのです．

正しい情報だけ伝えても人間は合理的な判断はできない（Box 27）

　大脳辺縁系のサポートがないと大脳新皮質はう
まく働かないとされているので，気持ちを聴くと
いうのは必要なケアなのです．短期的，中期的な
目標を共有しただけでは人は動きません．長期的
な，人生の目標に沿って話し合う，そのための手
段として治療について話す必要があるのです．実
際に患者さんの声をしっかり聴いたことが，本人
や家族の行動変容を促した事例はたくさんありま
す．

■ここが大事■

医療者が患者の想いを聴く力，患者には想い
や考えを表明する力が必要だと私は考えてい
ます．

BOX 26 告知後のAさんの発言

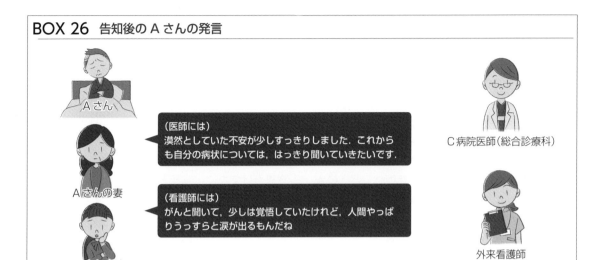

BOX 27 正しい情報だけ伝えても人間は合理的な判断はできない

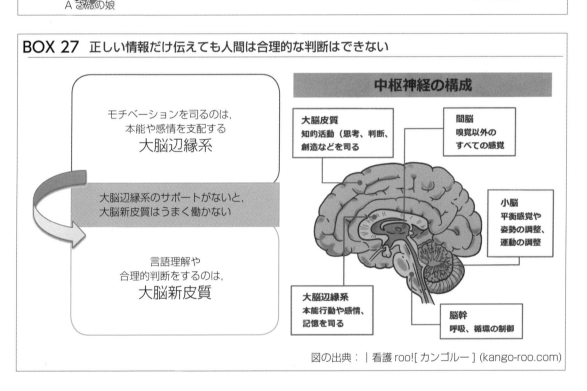

図の出典： | 看護 roo![カンゴルー] (kango-roo.com)

Ａさんは検査することになりましたが・・・ (Box 28，29，30)

がんの確定診断は，がんと思われるところの組織を取って，病理監査で確定診断をします． すでに血痰が出て，容易に出血していました．みなさんならどう声かけをしますか？どうしてあげたいと思いますか？

検査中，軽度の摩擦で出血し，一瞬で口腔内にまで血液が充満してしまう状態でした．どうにか止血して命はとりとめたものの，人工呼吸器管理となりました．想定していたものの，合併症が起きました．これからどうすればいいでしょう？？

Box 31 のように，出血は落ち着いたけど，再出血の可能性があって抜管できない状況となりました．

・自分がこの場面にいたら，患者・家族にどんな風に声をかけますか？

・自分がこの場面にいたら，医師とどんなことを話して，どんな連携をするのがいいのでしょうか？

私たち医療スタッフは，挿管したまま，鎮静剤を止めて本人と筆談を試みました．それが Box 32 です．酩酊状態の意思決定と同等で，本人の意思だけでなく，家族と話し合いは必要です．患者さんの筆談は，「はなしはわかりました．ただ，どうして良いか自分ではわかりません．ただ，わがままかもしれないけれど，先日の処置はしたくないです．肺出血」でした．

BOX 28　Ａさんは検査することになりましたが・・・

Ａさん

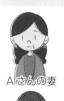
Ａさんの妻

Ａさんの娘

肺がんの診断をつけるには，気管支鏡の検査をするのが一般的です．
ただ，Ａさんは汎血球減少や上大静脈症候群があるので，検査の際に出血しやすくリスクも非常に高く，そうなると命にかかわる可能性もあります

呼吸器科医師

呼吸器科外来
看護師

BOX 29　Ａさんは検査することになりましたが・・・

Ａさん

がんは，血流が充実した組織で，上大静脈症候群になるほど進行しているので出血しやすい

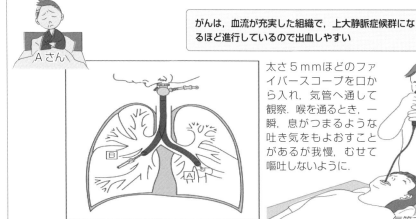

太さ５ｍｍほどのファイバースコープを口から入れ，気管へ通して観察．喉を通るとき，一瞬，息がつまるような吐き気をもよおすことがあるが我慢，むせて嘔吐しないように．

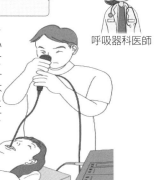
呼吸器科医師

気管支鏡検査とは - Bing images

BOX 30 　A さんは検査することになりましたが・・・

肺がんの診断をつけるには，気管支鏡の検査をするのが一般的です．ただ，A さんは汎血球減少や上大静脈症候群があるので，検査の際に出血しやすくリスクも非常に高く，そうなると命にかかわる可能性もあります．診断はつくと思いますが，あまりお勧めはできません．

呼吸器科医師

A さん

ちゃんと病気と闘いたいから検査してほしい．リスクがあるのは覚悟している．

A さんの妻

A さんの娘

出血したら死んじゃうかもしれないのに心配だけど・・・
お父さんがやりたいというから・・

呼吸器科外来看護師

BOX 31 　出血は落ち着いたけど，再出血の可能性があって抜管できない

急に話せなくなったから家族も動揺している．
鎮静薬を止めて，話をさせてあげたいが，その状態での本人の意思とはどのくらい信憑性をもって受け止めていいのか？

C 病院医師（総合診療科）

A さん（鎮静中）

緩和ケアチームに相談

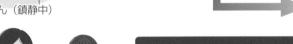

本当に合併症が起きちゃうなんて・・・
本人はこれからどうしたいんだろう．
本人と話がしたい

A さんの妻

A さんの娘

BOX 32 　挿管したまま，鎮静剤を止めて本人と筆談を試みた

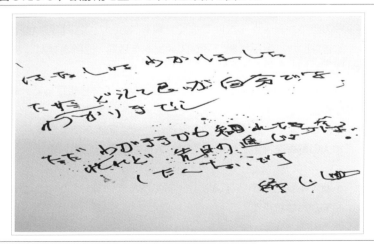

多職種でカンファレンス～自分の立場でできることは何か？（Box 33）

さあ，ここからがいよいよ多職種カンファレンスです．医師，ICU 看護師，PT，栄養チーム看護師（NST），緩和ケア看護師，それに A さんの妻で話し合いました．患者さんがこちらをみてくれました．反応があると嬉しいです．抜管のためにできることをしている，治療をしていること，反応があることが，家族をぎりぎりのところで支えてくれました．

「患者にとって最善」が，異なる職種や立場の違いから，どのような視点の違いがあるでしょうか（Box 34）

医療専門職は皆，精一杯それぞれの立場や価値観から，患者にとっていちばんいいことをしたいと思っています．しかし，みなさんの現場でも，善良で誠実な専門職が，患者さんの診療方針を巡って深刻に対立するこがあるのではないでしょうか．

ここに「ご家族が，患者にとってできるかぎりのことをしてあげたいといっている．それを実現させたい」という思いをそれぞれの職種が考えていることを想定してみてください．

おそらく医師が考える「患者にとってできるかぎりのこと」とは，救命や延命を目指すさまざまな薬剤や機器を使用することだと考えるかもしれません．看護師であれば，リラックスできるような部屋の環境や，家族といつでも面会できるような環境を作ることを想定するかもしれません．

BOX 33　多職種でカンファレンス　～自分の立場でできることは何か？～

放射線科医師

止血と縮小目的で放射線治療をします．
やったことないけどできると思いおます

ICU 看護師

治療の時間は，アンビューバッグに切り替えて，治療室まで移動させます．
被ばく予防のプロテクターをつけて，治療中も換気すればできなくないと思います．

理学療法士

抜管で来た時に，動けるように関節拘縮予防のリハビリをします．
痰がだせるように肺理学療法もします．
論文では，腹臥位療法がいいと読みました．
協力してください．

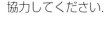
栄養チーム看護師（NST）

今のうちから，点滴だけでなく，腸をつかった栄養管理（経管栄養）ができないか，栄養状態のアセスメントをして，医師と検討します

緩和ケア看護師

抜管できなかった場合，急変して亡くなることも想定して，家族がケアに参加できるように，手浴や足浴を一緒にします．
そうした中で，家族の想いを聴きながら，家族を支えます．
本人の意思を推定できるように，家族から情報収集します．

A さんの妻

不安で不安でたまらないけど，お父さんが治療したいというんだから，私もがんばります．

ここが大事

ここで大切なことは，医療に携わる人間の間でも同じ言葉をさまざまに認識していること，そして，それはどれも部分的には正しい一方で，誰から見ても正しいような認識は存在しないであろうということ，だからこそ，多職種の関与が必要なのだということ，について私たちが認識することです．

「情報共有・合意モデル」に基づく意思決定プロセスを知ろう（Box 35）

そもそも医療者が提示できるのはあくまで「そ

の時点の身体の状態から導き出した一般的な判断」であり，それは患者本人・家族側の「このように生きたい」という希望と調和するとは限りません．かといって，医学的な根拠を無視し，誤解や思い込みを含んでいる可能性のある患者本人・家族側の意向に「本人の意思尊重だ」として従うだけでは，本人や家族の益を真に実現することにはなりません．

さらに言えば，「生きていることは良いことであり，多くの場合本人の益になる」には違いないのですが，当該患者にとってそれが最善か否かも個別に評価しないといけないのです．

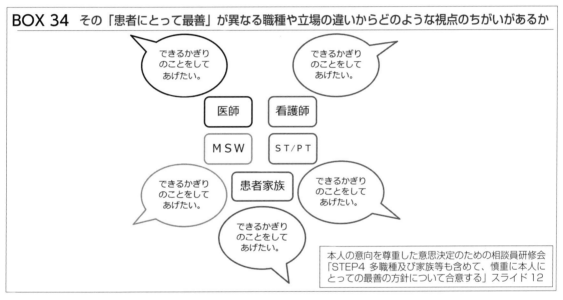

BOX 34 その「患者にとって最善」が異なる職種や立場の違いからどのような視点のちがいがあるか

本人の意向を尊重した意思決定のための相談員研修会「STEP4 多職種及び家族等も含めて，慎重に本人にとっての最善の方針について合意する」スライド12

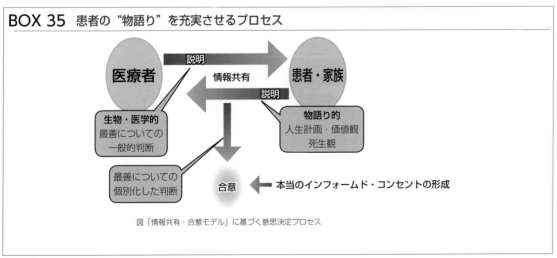

BOX 35 患者の"物語り"を充実させるプロセス

図 「情報共有・合意モデル」に基づく意思決定プロセス

患者が到達するべきゴールについて相談しよう（Box 36）

ここまでの内容をまとめてみましょう．STEP 2では患者と医療者が十分に話し合いながら継続的対話をくりかえしていきます．患者にとっての最善の利益をもたらすゴールについて，医療者が考える提案を患者にわかるように説明をし，患者も自身のことを伝え，それを医療者が理解をするという繰り返しをしていきます．この繰り返しは少なくて済む人もいれば何度も繰り返さないといけない人もいます．病気を受け止めようとしている患者の心を十分理解し意思決定をしていきます．

医療者・患者・家族，共同の意思決定が求められるのです

・医療者が提示できるのはあくまで「その時点の身体の状態から導き出した一般的な判断」であり，
・それは患者本人・家族側の「このように生きたい」という希望と調和するとは限りません．
・かといって，医学的な根拠を無視し，誤解や思い込みを含んでいる可能性のある患者本人・家族側の意向に「本人の意思尊重だ」として従うだけでは，本人や家族の益を真に実現することにはなりません．
　さらに言えば，「生きていることは良いことで

あり，多くの場合本人の益になる」には違いないのですが，当該患者にとってそれが最善か否かも個別に評価しないとならないのです．

その後のAさんの経過

　腫瘍が縮小し，抜管できました．やっと，本人と話をしながら治療するというスタートラインに立てました．ただ，抗がん剤治療をする体力はありませんでした．放射線で腫瘍が縮小しているうちに，やりたいことをやるのがいいのでは？
　病気に勝つことは難しくとも，以下のようなことを考えました．
・勝つ＝根治？
・根治以外の勝つは？
・Aさんの人生において勝つとは？
・根治できなくても，お酒は飲めるのでは？
・家族との時間を大事にするもの必要かもしれない
　ここでAさんの好きなお酒について，
・お酒と共に歩んできた人生の思い出がある（幸せな思い出を呼び起こす）
・晩酌に付随する楽しい思い出が，生きる希望につながる

Aさんのことば：

　10代のころから，毎晩晩酌していたんだ．なのに，〇月半ばからずっと飲んでないんだよ〜ああでもない，こうでもないいいながら．家族と一緒だったり，友人と一緒だったり．

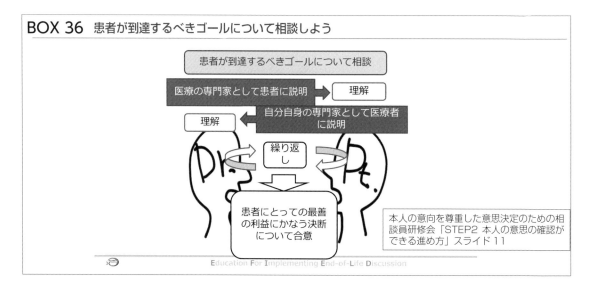

BOX 36　患者が到達するべきゴールについて相談しよう

家の庭からね，近くの河の土手が見えるんだ．春になると桜がきれいなの．見事だよ．

桜をみたい．桜を見ながら酒を飲むのは最高だね．招待するよ，今後きて．ああ，肝臓がんになるってお墨付きもらってたのに先に肺がんかあ〜次にがんが暴れだしたら，葬儀屋の友達の車で家に帰ることになるんだろうなあ〜」

Aさんの想い：

・妻は目が悪くて．自分が運転してあげたい．でも難しいみたい．

・早く家に帰りたいけど，妻に手を借りる状態で退院するのは抵抗がある．

・治療できないのは変わらないけど・・・大きくなってきているんだって．自分に残された時間は少ないわけだ．何ができるかな？

　リハビリ中，すごいと褒められても，納得いかない表情で，全然ダメだという．落ち込んでいます．どう答えますか？どう声かけしますか？看護師としてできることは何ですか？

・でもリハビリすることに意味がないわけじゃないよね．少しでも家に帰れるようにリハビリする．

・病気になっちゃったこと，治療できないことはしょうがない．

・最期はあとどのくらいですか？

　最期までどのくらいか，その判断は難しいです．桜は見られないかもしれないです．でも，歩けるようになって，家でこれからに備えましょう．

退院を後押ししたのは妻の「帰ろう」でした．

■ Aさんに桜を見せてあげるために

　Box 37 に示すように，Aさんは元のB病院に戻り，毎週の輸血をしながらそのときに備え，桜が散った季節に旅立たれたそうです．

■ 在宅移行に関わるときに多いバリア（医療従事者側の要因）

　医療従事者側の要因として次のようなことが考えられます．

・患者の病状悪化や急変時の対応に対する家族の不安

・家で生活することのイメージがつかない

・在宅療養に関する知識不足

・患者や家族が在宅での療養を希望していない（できれば病院が安心と思っている）

・40歳未満の患者に利用できるサービスが少ない

BOX 37　Aさんに桜を見せてあげるために

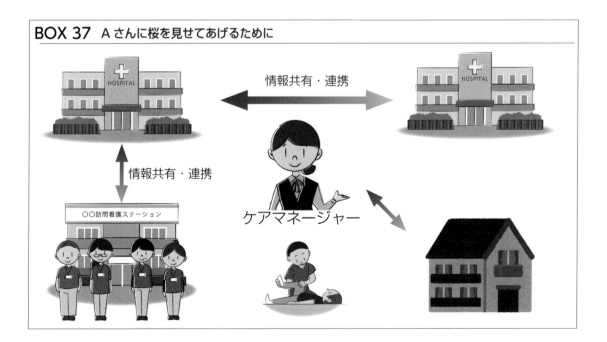

3つの目（鳥の目，虫の目，魚の目）を持とう（Box 38）

私が言いたいのは，医療，福祉の職種に携わる人は，鳥の目で全体をつかみ，虫の目で部分を把握し，魚の目で流れをつかむということです．

ここが大事

そのときによって，3つの目の比重を変えることです．
チーム医療における調整役の目的は，患者や医療者それぞれが見ている景色をオーバーラップさせることなのです．

多職種連携コンピテンシーとは（Box 39）

多職種連携コンピテンシーとは，多職種連携を実践するために必要な能力を指します．この図で示すように，多職種連携コンピテンシーは，2つのコアドメインと，コアドメインを支える4つのドメインで成り立ちます．この能力は，多職種連携を行うことではじめて学べるものです．

ここで各職種の視点（職種別に抱く価値）を見てみましょう．職種により何を大切にケアするかが異なります．
・病院医師：『命を延ばす』事を重視する傾向が強い
・在宅医：『本人・家族の希望』を優先する傾向

BOX 38　3つの目（鳥の目，虫の目，魚の目）を持つ

「全体」の把握は，鳥の目

「部分」の把握は，虫の目

「流れ」の把握は，魚の目

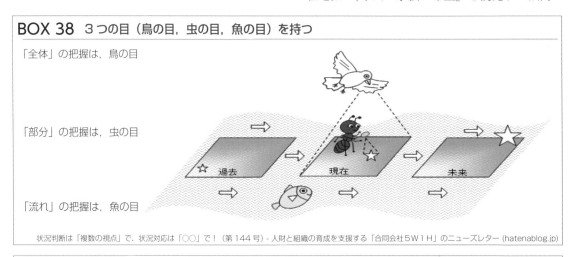

状況判断は「複数の視点」で，状況対応は「○○」で！（第144号）- 人財と組織の育成を支援する「合同会社5W1H」のニューズレター (hatenablog.jp)

BOX 39　多職種連携コンピテンシーとは

多職種連携コンピテンシーとは，多職種連携を実践するために必要な能力を指します．以下の図でしめしたように，多職種連携コンピテンシーは2つのコアドメインと，コアドメインを支える4つのドメインで成り立ちます．これらの能力は，多職種連携を行うことではじめて学べるものです．

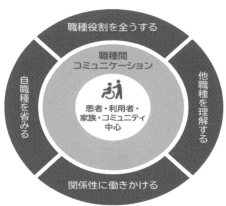

多職種連携コアコンピテンシー - Bing images

・看護師：『安全』を重視する傾向がある
・医師・看護師は父権的傾向が強い傾向にある
・福祉職：『本人の希望』を重視する傾向がある『死』に対しては不慣れで慎重
・ソーシャルワーカー：患者の意思を代弁すること自体が仕事で，調整役．患者の自律を重んじる傾向がある

　病棟での多職種カンファレンスを開催するに当たり，各職種の価値観をある程度知っておくことは非常に重要です．個人差が大きいので一概には言えませんが，傾向としては，このスライドのようなものです．

　ここに挙げたのは大雑把な職種ごとの価値観や傾向です．同じ医師でも，病院医や救急医は命を延ばすということを優先しがちで，在宅医はどちらかというと死に対して寛容で，どんな場合でも本人の意思を最優先することが多いです．福祉職は，本人の希望に沿ったケアをしたいと望む傾向にありますが，その希望は多くの場合，その場で

の希望のことが多く，長期的にどう生きるかまでは到達できていない場合が多いです．

　また，多くの場合，死に対しては不慣れで，比較的臆病だと理解した方がいいです．ソーシャルワーカーや相談職は，患者の代弁者たらんと欲しています．そのため，患者さんが終末期をこのようにいきたい，という場合には非常に強い味方になってくれる場合が多いです．それぞれ，特徴はありますが，共通しているのは，すべての職種が『対象者にとっての最善』を願っていることです．

これからの時代の多職連携：「看護必要度」を学ぼう（Box 40）

　最近重視されている「看護必要度」は，評価が目的ではなく，質の向上が目的とされています．

　自分の組織の医療機能を冷静に分析し，自分の施設の医療圏における役割や機能，患者の動向を踏まえて，医療介護の質の向上が必要です．地域包括ケアシステムの評価にもつながるとされてい

BOX 40　これからの時代の多職種連携

一般病棟用の「重症度，医療・看護必要度Ⅰ」の概要

※ 対象病棟の入院患者について毎日測定し，直近3ヶ月の該当患者の割合を算出．

▶ 一般病棟用の重症度，医療・看護必要度に係わる評価票

A	モニタリング及び処置等	0点	1点	2点
1	創傷処置 ①創傷の処置（褥瘡の処置を除く），②褥瘡の処置	なし	あり	―
2	呼吸ケア（喀痰の吸引のみの場合を除く）	なし	あり	―
3	点滴ライン同時3本以上の管理	なし	あり	―
4	心電図モニターの管理	なし	あり	―
5	シリンジポンプの管理	なし	あり	―
6	輸血や血液製剤の管理	なし	あり	―
7	専門的な治療・処置 ①抗悪性腫瘍剤の使用（注射剤のみ）②抗悪性腫瘍剤の内服の管理 ③麻薬の使用（注射剤のみ）④麻薬の内服，貼付，坐剤の管理 ⑤放射線治療 ⑥免疫抑制剤の管理（注射剤のみ）⑦昇圧剤の使用（注射剤のみ）⑧抗不整脈剤の使用（注射剤のみ）⑨抗血栓塞栓薬の持続点滴の使用 ⑩ドレナージの管理 ⑪無菌治療室での治療	なし	―	あり
8	救急搬送後の入院（2日間）	なし	―	あり

B	患者の状況等	0点	1点	2点
9	寝返り	できる	何かにつかまればできる	できない
10	移乗	介助なし	一部介助	全介助
11	口腔清潔	介助なし	介助あり	―
12	食事摂取	介助なし	一部介助	全介助
13	衣服の着脱	介助なし	一部介助	全介助
14	診療・療養上の指示が通じる	はい	いいえ	―
15	危険行動	ない	―	ある

C	手術等の医学的状況	0点	1点
16	開頭手術（7日間）	なし	あり
17	開胸手術（7日間）	なし	あり
18	開腹手術（4日間）	なし	あり
19	骨の手術（5日間）	なし	あり
20	胸腔鏡・腹腔鏡手術（3日間）	なし	あり
21	全身麻酔・脊椎麻酔の手術（2日間）	なし	あり
22	救命等に係る内科的治療（5日間）①経皮的血管内治療 ②経皮的心筋焼灼術等の治療 ③侵襲的な消化器治療	なし	あり

【各入院料・加算における該当患者の基準】

対象入院料・加算	基準
一般病棟用の重症度，医療・看護必要度	・基準①：A得点2点以上かつB得点3点以上 ・基準②：「B14」又は「B15」に該当する患者であって，A得点が1点以上かつB得点が3点以上 ・基準③：A得点3点以上 ・基準④：C得点1点以上
地域包括ケア病棟入院料（地域包括ケア入院医療管理料を算定する場合も含む）	・A得点1点以上 ・C得点1点以上

ます．Box 41 の医療介護需要予測指数を見ますと，受け皿の不足，連携・風通しの良い関係構築が必要なのは明らかです．学んできた知識が違う多職種でどうやって共通理解を図るか？その共通のツールが必要となっています．看護必要度については，最近わかりやすい入門書も刊行されていますので，参考にしてください．（筒井孝子．必携　入門看護必要度」，カイ書林，2022）http://kai-shorin.co.jp/product/kango002.html

■ 医療倫理の 4 原則

最後に，私は医療福祉の道に入ろうとする皆さんに求められる医療倫理の 4 原則を伝えたいと思います．医療倫理の 4 原則は，自律尊重，無危害，善行，そして公平です．この最後の公平は平等とは異なります．Box 42 をご覧ください．一目瞭然ですが，左の平等（equality）と公平（equity）は違うのです．医療福祉に携わる皆さんは，目の前の患者さんに必要なケアを，平等にではなく，公平に提供することが求められているのです．

以上で私の講演を終わります．

BOX 41　医療介護需要予測指数

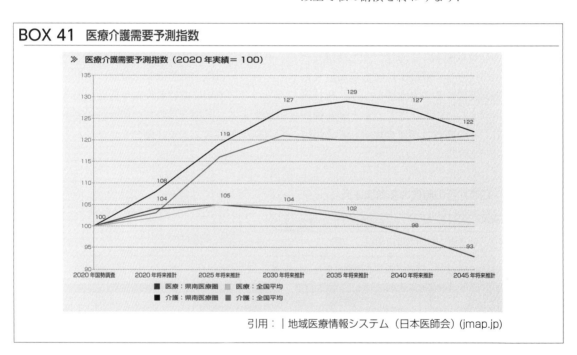

引用：| 地域医療情報システム（日本医師会）(jmap.jp)

BOX 42　公平と平等の違いは？

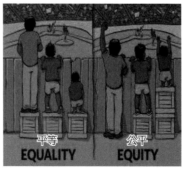

Contabilidade Financeira: Igualdade ou Equidade? (contabilidade-financeira.com)

JCGM Forum

Generalist Report
Journal Club

5.

医療は地域に対してどのように貢献できるか

押部 郁朗

奥会津在宅医療センター

　3年ほど前のことである．「より充実した地域医療のために，医療は地域に対してどのように貢献できるか」に関心を持った私は，福島県の奥会津地域でフィールドワークを行った．「医療が地域にとってさらに役に立つものとなるために，どのような取り組みや活動があったらよいと思うか？」をコア・クエスチョンとし，医療や地域づくりと接点のある方々にインタビューを行なった．

　奥会津地域は県内屈指の少子高齢化・過疎化地域である．医療に対する期待や要望も多いのではという想定のもと，本番に臨んだ．しかしほとんどのインタビューでまず語られた言葉は，「わからない」であった．

　今思えば質問が曖昧すぎた．地域の方々にとっては，答えのイメージが湧きにくかっただろう．イン

タビューではその後，地域や医療に関して様々な見解が表明された．中でも地域で活動する専門職者への信頼と感謝，そして地域にもたらされる安心感についての語りが，様々に形を変えながら通奏低音の如く現れた．そしてこれらの心情は，医療施設内も含めた地域における専門職者との対話から生まれるものであった．

　ナラティブを重視した医療が求められている，ということを強調したいのではない．科学のエビデンスを提示するのにも，話し合うことは不可欠である．

　対話を重ねることで価値観の擦り合わせが進み，住民と専門職者の双方において，地域における医療の価値や充実感も高まっていくのではないだろうか．

生理の問診から始まる女性診療

柴田 綾子

淀川キリスト教病院 産婦人科 医長

　「生理で困っていることはありますか？」　この質問を，いつもの診療や問診票に付け加えてみてください．20〜30代女性の50%以上が月経痛を感じており，4人に1人が月経前の不調（月経前症候群等）を感じています（男女の健康意識に関する調査報告書，平成30年）．

　ピル（低用量・中用量・緊急避妊ピル）は産婦人科医でなくても医師免許があれば処方可能で，OC・LEPガイドラインや緊急避妊法の適正使用に関する指針で解説しています．低用量ピルには月経痛／月経量の減少や避妊だけでなく，月経前症候群やニキビ等の改善効果があり，女性の健康・QOLアップが期待できます．低用量ピル，緊急避妊ピルについて施設のHPに掲載したり，待合室や女性トイレにポスターを掲示しておくのが効

果的です．

　また40代後半から50代の女性に月経不順がある場合，更年期症状（ホットフラッシュ，萎縮性腟炎，イライラなど）で困っていることもあります．更年期症状では，大豆サプリメントや漢方（当帰芍薬散，桂枝茯苓丸，加味逍遙散など）をトライし，症状が重い場合は産婦人科でホルモン補充療法をお勧めしてください．

　6月に「明日からできる！ウィメンズヘルスケア マスト＆ミニマム」（診断と治療社，2022）を出版しました．低用量ピルや緊急避妊ピルの処方，HPVワクチン接種，更年期障害について解説しています．もしよろしければ，是非ご覧ください．

「少年老い易く，学成り難し.」

織田 良正

社会医療法人 祐愛会織田病院 副院長 / 総合診療科部長

「少年老い易く，学成り難し.」小さい頃，祖父によく聞かされた言葉である．当時祖父はどんな気持ちで私にこの言葉を復唱させていたのか最近よく考える．

2007 年に佐賀大学を卒業してから 16 年が経過した．どんな大人も例外なく言うことだが，本当に早かった．卒後は心臓血管外科で研鑽を積み，卒後 8 年目に地元に戻ってからは循環器内科を軸に診療した．そして卒後 11 年目から 2 年間，佐賀大学総合診療部で研鑽を積み，今は総合診療医として地域医療に従事している．その時々で必要とされることを選り好みせず診療してきたが，様々な場面で得た引き出しはすべて私の宝だ．

心臓血管外科での日々は，救急対応の自信となり，医師としての基礎体力のベースとなっている．毎晩寝る前の電話での ICU の患者の状態確認は，今取り組んでいる遠隔診療に大いに役立っている．専門医も取得し意気揚々と地元に戻ったが，後ろ盾が少ない地域医療の厳しさ，そしてやりがいを知った．地域医療に携わるほど自分の診療の限界を知り，総合診療の門を叩いた．大学病院で総合診療を学んだが，そこには心臓血管外科同様に診療の専門性があり，診療科に対する Passion，Pride があった．

それなりに進路相談などを受ける年齢になったが，最後には，「医師免許があるならいいじゃないか.」と伝えている．これだけ人の役に立つことができ，「学成り難く」やりがいのある職業は他にはないという思いを，年を経るたびに強くしている．

回郷偶書

本村 和久

まどかファミリークリニック

離島での医療に憧れ，初期研修から沖縄に来て，卒後 3 年目で人口 1500 人の沖縄の離島である伊平屋島にたった一人の医師として勤務，余りに魅力的な島での医療・生活を多くの医学生，研修医に知ってほしいと沖縄県立中部病院で家庭医療・研修プログラムを立ち上げつつ，救急医療から在宅看取りまで多様な対応をもがきながらも行うジェネラリストとして，地域医療，離島医療に関わること 25 年が経っていた．

新型コロナウイルス感染症においても医療機関内に留まらず，高齢者や障がい者施設・在宅など場面で多様な対応を迫られ，いままでの経験が生きていたと感じていたが，福岡市にいる母（84 歳）のことが気掛かりとなっていた．福岡にいたほうがより母のサポートできるのではと思い，決断まで 2 年ほど悩んだが，沖縄を離れるご理解と福岡で勤務するご縁をいただき，今年 4 月より福岡県小郡市のまどかファミリークリニックに勤務することになった．家庭医としての小児から高齢者までをカバーする外来診療をもとより，在宅医療では医療的ケア児から神経難病，老衰のお看取りまで広く関わり，この地域での医療ニーズに応えてきた本クリニックの役割の重要性を感じているところである．

帰郷にまつわる漢詩「回郷偶書」ではないが，35 年ぶりの福岡，懐かしい方言，白いものが増えた頭髪を感じつつ，少しでも今後も地域のお役に立てればと思っている．

様変わりしたコミュニケーションスタイル

木村 琢磨

埼玉医科大学 総合診療内科 / HAPPINESS館クリニック

「話し方」,「反応の仕方」などのコミュニケーションスタイルは,数十年ぶりに会った人でも,あまり変わらないように感じることが多い.しかし,近年,新型コロナウイルス感染症に伴うマスク装着の影響で,自身のコミュニケーションスタイルは,とくに診療において様変わりしたように思う.

「話し方」は声が大きくなった.高齢者を診療する機会が多いので,こちらの声がマスク装着によって聴き取り難くなり,より大きな声で話すようになったのであろう.本来,相手に合わせて徐々に大きな声にすればいいが,どうもコロナ前に比べて"デフォルト"の声が大きくなったようで,自宅で「声が大きい」と言われることが多い.

「反応の仕方」は,身振り・手振りが多くなった.第一に頷きが増えた.相手の発話に対する比較的小さな声での「はい」「えぇ」を,いちいち大きな声で言うのは現実的ではなく,首を上下するなどの動作が増えたのである.第二に,ジェスチャーも多くなった.これは,音声の補完のみならず,マスク装着で表情を捉え難いためではないか.具体的には,「分かりました」「大丈夫ですよ」を両手や指で"丸"をつくって示したり,お礼・挨拶で「敬礼」の仕草をするなどが増えた.これらを思いがけず自宅ですれば,滑稽なようだ.

診療においてのみならず,ともすれば,私に久々に会う人は「コミュニケーションスタイルが変わった」と思うかもしれない.今後,マスク装着時のコミュニケーションスタイルについての認識が深まること,それ以上に,一刻も早くマスク装着を標準としない時代に復することを切に願う.

- -

多職種連携にＭＳＷ（メディカルソーシャルワーカー）が必要なわけ

和田 美智子

秋田厚生医療センター 地域連携センター医療福祉相談室 MSW

総合病院では,医師,看護師,薬剤師,リハビリ等様々な職種で患者さんに関わっている.ＭＳＷも最近は知名度が上がり総合病院に複数人配置されるようになった.厚生労働省は地域で患者さんを支える「地域包括ケアシステム」の構築を推進しており多職種連携が必要とされ力を入れている.多職種連携が機能すると専門職が職種ごとの専門性を活かしてチームで働きかけ,視野や知識の幅が広がり患者さんのニーズに寄り添った支援が可能になる.現場では専門職が集まってうまく連携をとれる場合もあるが,やはり自分の専門職としての信念があり,なかなか他職種の提案をスムーズに受け入れできない場面もある.まして院外の職種に対してはさらに見えない壁があり,あちら側とこちら側が存在する.あちら側の患者さんや家族,ケアマネジャーや介護職の視点と,こちら側の医療者の視点は異なり,生活の中の一部が病気である考え方と,病気の中に生活がある考え方を一緒にするのは難しい.両者をいかに近づけるか,あちら側とこちら側を行ったり来たりは

できない，ならばどうするのか？今は入院期間も短く治療が終われば生活を立て直す前に地域に戻ることになる．圧倒的にあちら側にいる時間が長くこちら側の病院での時間は生活のほんの一部となる．しかし，病気やケガはその人の生活を一瞬で変えてしまう．院内外とも多職種連携は自分の職種の専門性を活かしながらお互いの専門性を尊重し，お互いの立場に立った気持ちで臨まないとうまくいかない．ＭＳＷは「患者力」をエンパワメントする職種であり，福祉と医療の知識を持っているジェネラリストであり，病院内で「何をしているかよくわからない人」ではない．多職種連携が進めば進むほどＭＳＷのスキルもあがる．何故なら今までやっていた仕事を他職種の皆さんもやろうとしているのだから．専門性を発揮するためにはそれを押し付けるのではなく提案し調整する力が必要である．あちら側とこちら側の架け橋となるＭＳＷの視点が多職種連携の切り札と思っているＭＳＷのひとりのつぶやきである．

「見え方は，生き方を変える」
南砺マルモカンファレンスの紹介

大浦 誠

南砺市民病院 総合診療科

　私は富山県南砺市で病棟や救急，在宅などに関わる病院家庭医をしています．ジェネラリスト教育コンソーシアムシリーズ 17「ジェネラリスト×気候変動 臨床医は地球規模の Sustainability にどう貢献するのか？」(http://kai-shorin.co.jp/product/consortium017.html) に関わらせていただいたおかげで，このような機会をいただきました．私は気候変動の専門家ではないのですが，多疾患併存（マルチモビディティ；以下マルモ）を広く勉強している立場から，地球をマルモになぞらえてアプローチする考え方を紹介しました．もしご興味があればご覧いただければ幸いです．

　そんなマルモ診療のレベルアップのため，当院では「マルモカンファレンス」と名付けた多疾患併存を対象にした多職種連携カンファを１年前から始めました．参加者は医師，歯科医師，歯科衛生士，看護師，薬剤師，リハビリ，臨床検査技師，公認心理師，介護福祉士，鍼灸師などの医療・介護職だけでなく，教育学者，デザイナー，一級建築士，行動経済学者など非医療者も参加し，事例を通じて視点を広げる事を主眼にしたカンファレンスです．これだけの多業種が自由に意見交換できる場はなかなかないと思います．１年も続けると参加者の視点の動かし方がガラリと変わった手応えを感じています．

　この活動を所属学会である日本プライマリ・ケア連合学会だけでなく，日本心不全学会や緩和医療学会，日本老年医学会，日本鍼灸学会など多くの他流試合で紹介させていただき，藤沼康樹先生や徳田安春先生，山中克郎先生など総合診療の著名人や総合診療の有名施設とのコラボをさせていただき大変光栄でした．

　表題はマルモカンファレンスのキャッチフレーズです．見え方を変えてみたい方はご連絡ください．

Journal Club

健康の社会的決定要因をスクリーニングし，適切な支援につなげると頻回受診を抑制できる可能性がある

西岡 大輔

大阪医科薬科大学医学研究支援センター医療統計室

Schickedanz A, Sharp A, Hu YR, et al. Impact of Social Needs Navigation on Utilization Among High Utilizers in a Large Integrated Health System: a Quasi-experimental Study. J Gen Intern Med. 2019;34(11):2382-2389.

前号では，健康の社会的決定要因のスクリーニングについてのエビデンスは未熟であると紹介した．今号では，米国の統合医療システム（日本でいう地域包括ケアシステム，ただし圏域は大きい）で実践された，住民の社会的ニーズのスクリーニングと適切な支援につなげるナビゲーションの効果を検証した論文を紹介する．

内容の要旨

目的：医療機関に頻回受診する患者の健康の社会的決定要因をスクリーニングし，ナビゲーションすると，受診行動にどのような効果があるかを検証すること．

方法：圏域住民全体のうち，受診回数が上位1％に入ると予測された患者を対象とした．圏域内の3医療機関のうちの1医療機関の登録患者を介入群とし，電話による社会的ニーズのスクリーニングとニーズに対するナビゲーションを提供した．残りの医療機関の登録患者には介入せず対照群とした．介入後の医療機関の受診回数を結果変数として，差分の差分析により効果を準実験的に検証した．

結果：34,225人の患者が対象となった（介入7,107人，対照27,118人）．介入群全体の7,107人のうち，647人がナビゲーションを受けた．介入群全体では非介入群と比べて受診回数が2.2％ポイント（95％信頼区間：−4.5, 0.1）減少した．低所得地域や低教育地域といった剝奪地域では，介入効果が大きかった．

コメント

介入群では，ナビゲーションを受けたのは全体の約10％に過ぎず，ナビゲーションを受けた群と対照群を比較すると選択バイアスが生じることから，ナビゲーションされた集団を含む介入群全体と対照群全体を比較していた．それでも，属性には群間差があり，差分の差分析という準実験デザインの前提条件が満たされていない可能性があった．その場合にはこの研究結果は妥当ではない可能性がある．ただし，剝奪地域でのスクリーニングとナビゲーションプログラムの効果が大きいのは興味深い結果である．このような活動は社会的処方といえ，日本の地域包括ケアにも応用できるかもしれない．

もちろん，この研究をそのまま当てはめるのは困難だが，プライマリ・ケアの実践地域で，保健・医療・介護・福祉そして住民組織などの地域社会と連携を深めて社会的処方を実践し，このように効果を評価する取り組みを推進してはいかがだろうか．

高齢者の高血圧におけるカルシウムチャンネル拮抗薬から
ループ系利尿薬の処方カスケード

原田 拓

練馬光が丘病院 総合診科

Evaluation of a Common Prescribing Cascade of Calcium Channel Blockers and Diuretics in Older Adults With Hypertension
JAMA Intern Med. 2020 Feb 24;e197087.

カルシウムチャンネル拮抗薬 (Calcium Channel Blockers: CCB) は高血圧に頻用される. 有害事象の頻度が少なく定期的なモニタリングが不要なのがメリットだが副作用で末梢性浮腫は 2-25% で発生する. CCB による浮腫は体液過剰によるものではないので, 利尿剤を使用すると転倒, 尿失禁, AKI, 電解質異常につながる. そのため処方カスケードのパターンを知ることは不適切な処方や薬剤による有害事象の防止につながる.

2018 年の観察研究 (J Am Pharm Assoc. 2018; 58(5):534-539.e4.) で CCB →利尿薬の処方カスケードのエビデンスが認められたが, ほかの薬剤との比較やフォローアップなどのデータはなかった. そのためデータベースを用いて CCB の処方とループ利尿薬の処方をフォローアップやほかの薬剤との比較をふくめ評価するコホート研究が行われた.

内容の要旨:

重要性: カルシウムチャンネル拮抗薬 (Calcium Channel Blockers: CCB) は高血圧によく処方される薬であるが末梢性浮腫を引き起こす可能性がある. 処方カスケードは浮腫が新しい疾患と誤って解釈され, 治療のために利尿剤が新規に処方され発生する. この処方カスケードが人工レベルで発生する程度はよくわかっていない
目的: 高齢者の高血圧において新規に CCB がされ, その後の新規のループ利尿薬の処方を評価する.

設計, 設定, 参加者: 人口ベースのコホート研究, 2011 年 9 月 30 日から 2016 年 9 月 30 日の間にカナダのオンタリオで 66 歳以上の高血圧症の成人に対する新規処方のデータベースを使用した. 分析は 2018 年 9 月から 2019 年 5 月に行われた.
暴露: CCB が新規に投与された群は次の 2 つのグループと比較された
① ACE 阻害薬か ARB を新規に投与された群
② 無関係な薬が新規に投与された群
　主な転機と評価: 転機はフォローアップの 90 日以内にループ利尿薬を投与された人, Cox 比例ハザードモデルを使用した
結果: 66 歳以上の高血圧に対して新規に CCB を処方された 41,086 人, ほかの降圧剤を投与された 66,494 人, 無関係な薬剤を新規に処方された 231,439 人が含まれた. 処方された日時点での平均年齢は 74.5 歳, 56.5% は女性. 90 日時点でループ利尿薬を投与された割合は CCB 群で高かった (1.4% vs. 0.7% と 0.5%). 調整後, CCB 群はループ利尿薬を投与される割合が高かった, ACE 阻害薬や ARB 投与群 (最初の 30d HR 1.68,31-60d で HR 2.26,day61-90 で HR 2.40), 無関係な薬を処方された群 (最初の 30d 2.51,31-60d で HR 2.99,day61-90 で HR 3.89). この関連性はわずかに衰えはあるものの 90d から 1 年のフォローアップでも持続し, CCB をアムロジピンに限定しても同様だった.
結論と関連性: 高血圧に対して新たに CCB を投与された高齢者はループ利尿薬を投与されやすい. CCB が広く使用されていることを考えると, 害を及ぼす可能性のある不必要な薬物の処方を減らすためにこの処方カスケードに対する臨床医の意識を高めるための介入が必要である.

Journal Club

多剤耐性菌発生のリスクと制酸薬との関連の評価：システマテックレビューとメタアナライシス

水谷 佳敬

さんむ医療センター 総合診療科・産婦人科

Willems RPJ, et al. Evaluation of the association between gastric acid suppression and risk of intestinal colonization with multidrug-resistant microorganisms: a systematic review and meta-analysis. JAMA Intern Med. 2020 Feb 24; 180(4): 561-571.

背景：制酸薬は胃酸の分泌を抑制し，腸内細菌叢を乱すとされている．しかし，制酸薬が多剤耐性菌定着のリスクを増加させるかどうかは不明である．

目的：制酸薬と多剤耐性菌定着の関連を系統的に調査し，現在のエビデンスにおけるメタアナライシスを行った．

方法：ヒトにおける観察研究（症例対象研究，コホート，横断研究）で，多剤耐性菌定着のリスクを制酸薬使用者と非使用者の間で定量化した研究を選別した．2人の研究者により選別基準の評価を行い，見解の不一致については第三者によるコンセンサスで対応した．

メインアウトカム：プライマリーアウトカムとして，多剤耐性菌定着の有無を調査した．多剤耐性菌は腸内細菌目細菌（ESBLs, カルバペネマーゼ，プラスミド媒介性 AmpC ベータラクタマーゼ），VRE，MRSA，VRSA，MDRP，MDRA とした．

結果：26 の観察研究が含まれ 29,382 名の患者（うち制酸薬使用者は 11439 名 [38.9％]）が選別基準を満たした．12 の研究を含めた 22,305 名の患者による調整オッズ比からは制酸薬は腸内細菌目細菌と VRE の約 75％ の増加（OR = 1.74; 95% CI, 1.40-2.16; I2 = 68%）と関連していた．結果は全 26 研究の調査結果と近似していた (OR = 1.70; 95% CI, 1.44-1.99; I2 = 54%)．研究間の異質性は研究条件や制酸薬の種類による影響として部分的に説明できた．

結論：制酸薬は多剤耐性菌定着の増加と関連していた．観察研究という制限はあるものの，交絡因子はコントロールされ，結果は妥当であると考えられる．国際的な耐性菌の増加という観点から，不要な制酸薬を抑制する管理が多剤耐性菌定着の防止に寄与すると考えられる．

▎コメント

本邦においても制酸薬が処方されているケースは多く，また長期にわたって継続処方されているケースが珍しくない．本研究からは制酸薬による多剤耐性菌定着によって，総死亡率に影響を与えるか，また制酸薬を中止したことで耐性菌の定着が減少するかについては不明である．しかしながら，例えば PPI では誤嚥性肺炎や認知機能の低下，骨折の上昇，総死亡の上昇などとの関連が報告されており，制酸薬の開始および継続について改めて考えさせられる研究といえる．広域抗菌薬の使用については院内で届け出制・許可制となっている医療機関も多いと思われるが，制酸薬についても何らかの管理システムの導入が今後のエビデンスの蓄積によって提唱されるのかもしれない．

ラジオ体操が糖尿病患者の筋力低下予防に有効？

岡田 博史

京都府立医科大学大学院医学研究科 内分泌・代謝内科学

Tomonori Kimura, Takuro Okamura, Keiko Iwai, et al. Japanese radio calisthenics prevents the reduction of skeletal muscle mass volume in people with type 2 diabetes.
BMJ Open Diabetes Res Care. 2020 Feb;8(1).

誰もが小学校の頃に経験したであろうラジオ体操が糖尿病患者さんの筋力低下予防に有効であるという論文を紹介します．この原稿を書いているのは 2020 年 4 月ですが COVID-19 が猛威をふるっています．私の外来でも多くの糖尿病患者さんが自粛のため運動不足でコントロールが悪化しています．ラジオ体操なら自宅でも簡単に取り組めそうですね．

要旨: 糖尿病治療においてサルコペニアは，転倒や骨折，寝たきりなどにより生活の質を低下させうる大きな課題の一つである．入院生活は筋力の低下につながる可能性があるが，京都府立医科大学，内分泌・代謝内科学の木村智紀氏，福井道明氏らは血糖コントロール目的に入院した 2 型糖尿病患者 42 名のうち，ラジオ体操第二を朝夕と 1 日 2 回する群（15 名）としない群（27 名）に分けて，入院時と退院時の筋肉量を後ろ向きに検討した．入院時の年齢，HbA1c，BMI，骨格筋量指数などは両群間で有意差は見られなかった．

両群ともに入院中の体重は低下した．ラジオ体操をしなかった群では，骨格筋量指数や除脂肪体重は有意に減少したが，ラジオ体操をした群では減少しなかった．骨格筋量指数の入院中の変化量はラジオ体操をした群としなかった群で二群間での有意差を認めた（− 0.01 ± 0.00 vs − 0.27 ± 0.06 kg/m2, p=0.016）．また，ラジオ体操をしなかった群の 85.2%（23/27 人）に骨格筋量指数の低下を認めたが，ラジオ体操をした群では 46.7%（7/15 人）の低下に留まった．さらに，上肢や体幹の筋肉量はラジオ体操をしなかった群では有意に低下したが，ラジオ体操をした群では有意差はないものの増加傾向にあり，入院中の体脂肪は有意に減少していた（− 1.01 ± 0.32kg，p<0.001）．

低血糖，転倒，骨折，筋肉痛などの有害事象は認めなかった．両群で入院中の血糖コントロールの有意差は認めなかった．

┃ コメント

近年本邦の糖尿病患者は高齢化しており，低血糖のリスク回避や，サルコペニア・認知症の進行予防は ADL・QOL の維持において大きな課題となっている．筆者らは本研究でラジオ体操第二を選択しているが，ラジオ体操第二は第一と比べてやや運動強度が強く，筋力維持には向いているのであろう．いずれにせよラジオ体操は短時間かつベッドサイド等屋内で高齢者でも可能な体操であり，糖尿病患者の筋力維持の選択肢の一つとなり得る可能性がある．

アルコール飲料の種類別の尿酸値に対する影響について

岡田 優基

パナソニック健康保険組合 松下記念病院 糖尿病内分泌内科 / 総合診療科

Choi HK and Curhan G. Beer, liquor, and wine consumption and serum uric acid level: the Third National Health and Nutrition Examination Survey. Arthritis Rheum. 2004;51:1023-9.

対象：NHANES III（米国のナショナルデータ，The Third National Health and Nutrition Examination Survey (1988–1994)：男性 6,932 人・女性 7,877 人）

方法：Cross-sectional study，線形回帰及び重回帰分析を使用
＊酒類はビール・蒸留酒・ワインで区別
＊多変量解析は，性；年齢；摂取エネルギー量；肉類・シーフード・乳製品の摂取量;BMI;利尿薬・βブロッカー・高尿酸血症治療薬の使用；高血圧・高尿酸血症の既往；血清クレアチニン値，で補正

結果：1 日 1 serving 当りビール・蒸留酒では非飲酒者と比較して，血清尿酸値 + 0.46 mg/dl [95% 信頼区間 (CI)：0.32, 0.60] ・ 0.29 mg/dl [95% CI：0.14, 0.45]，と有意な増加を認めたが，ワインでは 血清尿酸値の有意な増加は見られなかった（0.04 mg/dl [95% CI –0.20, 0.11]）.
※ 1 serving = ワイン 5 ounces, ビール 12 ounces, hard liquor (whiskey, vodka, tequila, gin) 1.5 ounces
＜ Limitations ＞
・飲酒の種類及び量，並びに高尿酸血症の既往や治療薬の有無が自己申告であること

結論：血清尿酸値はビール・蒸留酒では摂取量と共に有意な増加したが，ワインでは有意な増加は認められなかった.

コメント

　尿酸値とアルコールの関係は意外なことに evidence が確立されたものではありません．"常識"のように，アルコールを飲めば尿酸値が上がると思われていますが，実際は質の高い前向きコホート研究などの観察研究はあまり多くありません．

　日本の高尿酸血症のガイドラインに近いものが欧米にもありますが，一言で要約すると"食事指導をしても実は血清尿酸値は変わらないかもしれない"というスタンスで記載されているものが多い印象です．(つまりこの論文を悪用？すれば，「尿酸値が高いのでお酒は控えましょうね」という栄養指導に対して『確かに，ビールと蒸留酒は観察研究でそうだったかもだけど，ワインでは有意差はなかったぜ，そもそも介入研究はほとんどないぜ』と反論？できます)

　尿酸とアルコールの関係については今回紹介した論文でも記載されているよう男女での交互作用（こちらの方が"常識"と言えるかもしれない）があることが言われています．

　本研究は，その尿酸値及びアルコールの関係の領域での研究を進めるにはアルコール飲料の種類まで考慮する必要があることを示唆しています．

　アルコールと尿酸値の関係の領域においてはまだまだ"質の高い観察研究"が十分になされていないと言えます．

コロナ禍が2型糖尿病患者の生活習慣や血糖コントロールに及ぼす影響

岡田 博史

京都府立医科大学大学院医学研究科 内分泌・代謝内科学

Munekawa C, Hosomi Y, Hashimoto Y, et al. Effect of coronavirus disease 2019 pandemic on the lifestyle and glycemic control in patients with type 2 diabetes: A cross-sectional study. Endocr J. 2021 Feb 28; 68(2): 201-210.

20020年12月、COVID-19第3波の真っただ中です.各地で医療崩壊に対する警鐘が発信され、私の病院でも多数の感染者の方が受診されています. 感染予防目的に行われた自粛要請は一定の効果はあったものの、活動量の低下などにより海外ではうつ病の増加が報告されています. 生活習慣病の患者さんにはどのような影響があるのでしょうか?本日は日本人2型糖尿病患者さんにおいてコロナ禍によって生活習慣や血糖コントロールがどのように変化したかを検討した論文を紹介します.

要旨: COVID-19感染症が蔓延しているが、2型糖尿病患者のメンタルヘルスや生活習慣に及ぼす影響は不明である. 京都府立医科大学大学院医学研究科内分泌・代謝内科学の宗川ちひろ氏、細見由佳子氏、橋本善隆氏、福井道明氏らはCOVID-19感染症の蔓延が2型糖尿病患者の生活習慣および血糖コントロールに与える影響を調査した. 外来通院中の患者203名を対象に、2020年4月16日から2020年5月1日までの期間にアンケート調査を実施し、各項目と体重およびHbA1c値の3ヶ月間の変化との関連を検討した. アンケートは、ビジュアル・アナログ・スケール（VAS：0＝かなり減少、5＝変化なし、10＝かなり増加）を使用し、COVID-19感染症の蔓延によるストレスレベル、睡眠時間、運動量、食事摂取量、間食、惣菜の摂取量の変化を点数化した.

その結果、ストレスの増加、運動量の低下および間食の増加をそれぞれ41.9%、53.7%、18.2%の患者で認めた. ストレスの増加と運動量の減少や食事摂取量の増加、運動量の減少と間食・惣菜摂取の増加は関連していた. また、運動の減少や間食の増加と体重増加、食事や惣菜摂取の増加とHbA1cの悪化に関連を認めた. これらの関係は元々運動習慣がない患者で顕著であった.

COVID-19感染症の蔓延によりストレスの増加や生活習慣の変化を経験した患者が多く、これらの変化が体重の増加およびHbA1c値の上昇と関連していた. 糖尿病患者はCOVID-19に感染した場合、血糖コントロールが悪いと重症化・死亡リスクが高いことが報告されているため、血糖コントロールの悪化を防ぐためにも、ストレスや生活習慣因子の管理には一層注意を払う必要がある.

■ コメント

近年我が国の糖尿病患者は高齢化しており、サルコペニア肥満の進行予防はADL・QOLの維持において大きな課題となっている. ステイホームによる個々人の活動量の低下は筋肉量の低下、筋力低下および体重増加、つまりサルコペニア肥満の進行につながる恐れがある. 筆者らは本研究でコロナ禍においてストレスの増加や生活習慣の変化を経験した患者が多く、これらの変化が体重の増加および血糖コントロールと関連していたと報告している. より一層、生活習慣の変化には注意を払う必要があるが、個々人の生活習慣の維持、改善を支援する社会の仕組みやアプリケーションなどIoTツール等の開発が必要ではないだろうか.

Journal Club

医療的ケア児の家族をケアする

三浦 弓佳 [1], 金子 惇 [2]

[1] 静岡家庭医養成プログラム御前崎市家庭医療センターしろわクリニック 家庭医
[2] 横浜市立大学大学院データサイエンス研究科ヘルスデータサイエンス専攻・プライマリ・ケアリサーチユニット / 浜松医科大学　地域家庭医療学講座　家庭医

Pilapil M, Coletti DJ, Rabey C, et al. Caring for the caregiver: Supporting families of youth with special health care needs. Current Problems in Pediatric and Adolescent Health Care. 2017; 47(8):190-199.

　私は人口約3万人の静岡県御前崎市にあるしろわクリニックの医師です。日々，家庭医として，外来や予防医療，在宅診療を行なっています。実はこの度，当院で小児在宅の受け入れを開始することとなりました。医療的ケア児は年々増える傾向にありますが，一方で医療的ケア児の在宅診療を行っている医療機関はまだまだ少ないようです。今回受け入れる医療的ケア児Aさんは，当院の受け入れが決まるまで，何件も断られたそうです。退院前カンファレンスでは両親とAさんの姉へのケアについても話題が上がりました。そこで今回は医療的ケア児の家族をどうケアするかについての論文を紹介します。

要旨：医療的ケア児 (Youth With Special Health Care Needs: YSHCN) を介護する人の負担は食事，入浴，着替え，排泄，薬の投与，治療など多岐にわたる。介護者は直接的なケアに週11〜12時間，ケアの調整に週2時間を要している。介護者の負担は介護を行うことによる肉体的，精神的，経済的な負担と定義され，多次元的な概念であるとされている。
介護者は一般の人に比べて，不安や抑うつなどの精神疾患を呈する可能性が高く，精神保健サービスを利用する人は約2倍である。身体的には，腰痛，片頭痛，胃潰瘍，喘息などを訴える割合が一般の人々よりも有意に高いという報告がある。
　YSHCN の介護をすることは家族の関係に影響を与える。家事をする時間の確保，家族のコミュニケーション，問題を解決するために協力することなど，より大きな家族システムで管理すること

が必要で，そのことで家族機能がよくなることもあるが，逆に悪くなることもある。夫婦の役割，児の介護の分担で対立することもあり，夫婦仲に影響を与える。
　経済的負担も重要な課題で，介護者の自己負担 [特別食(粉ミルクなど)，自費で購入しなければいけない物品，特別な衣服，住居改造など] は増えている傾向がある。国の補助制度を利用して経済的支援を受けることもできる。
　介護者が経験する身体的・心理的負担に対処するためには，レスパイトケアの選択肢があるが十分に活用されているとは言い難い状況もある。
　医療従事者は，利用可能な多くのリソースを把握し，児とその家族がこれらを利用できるように支援することで，児と家族の転帰を改善する努力が必要である。

コメント

　今回受け入れる児をケアすることは，その家族や周辺の人々をケアすることなしでは成り立たないのだな，と改めて肝に銘じました。私が専門とする家庭医は，「家族をみる」専門家ともいえます。家庭医の「らしさ」を活かし，小児在宅にチャレンジしたいと思います。(三浦)

　うちにはダウン症を持っている子がいて，この論文にあるほど多くのケアが必要なわけではないですが，通院や療育，自宅での療育，投薬など定型発達の子に比べるとやることがたくさんあります。夫婦の役割，住む場所，仕事の仕方なども一から考えることが多く，当事者家族にならないと分からないことがたくさんあるんだなと改めて感じています。
　そういう意味で，実際の患者さんの生活の変化やよく起きる課題を取り上げているこういう論文は目の前の患者さんを理解するのにとても有用だなと思いました。(金子)

成人・小児における百日咳関連咳嗽の臨床的特徴と各症状の診断精度：システマティックレビューとメタアナリシス

黒田 萌

富山大学附属病院総合診療科

Moore A, Ashdown HF, Shinkins B, et al. Clinical Characteristics of Pertussis-Associated Cough in Adults and Children: A Diagnostic Systematic Review and Meta-Analysis. Chest. 2017 Aug;152(2):353-367.

要旨

背景：百日咳は感染力が高く，乳児では致死的になるリスクがあり，成人では合併症や仕事への影響，地域での感染拡大の可能性もある．よって早期診断が重要だが迅速検査が存在しないため，現場では臨床症状からの判断が求められる．しかし，患者年齢，受診時期やワクチン接種の有無によって症状は非典型的となることが多く症状からの正確な早期診断は困難である．

目的：百日咳の診断に有用な臨床症状を特定する．

方法：システマティックレビューとメタアナリシス．該当するデータベース内で2016年1月までに発表された研究を検索．該当する研究から，検査(培養・PCR・血清学)によって確定された百日咳の陽性所見と陰性所見を比較．2人の著者によりスクリーニング，データ抽出，質的評価とバイアスのリスク評価を行った．感度・特異度の推定統合値の算出には2変量メタアナリシスが用いられた．

結果：1969件の研究のうち，53件を抽出．41の臨床症状が診断精度の評価に用いられた．成人では発作性咳嗽の存在と発熱がないことは感度が高く(各93.2% [CI, 83.2-97.4] と 81.8% [CI, 72.2-88.7])，特異度は低かった(各20.6% [CI, 14.7-28.1] と 18.8% [CI, 8.1-37.9])．一方，咳嗽後嘔吐とWhooping coughは感度が低く(各32.5% [CI, 24.5-41.6] と 29.8% [CI, 8.0-45.2])，特異度は高かった(各77.7% [CI, 73.1-81.7] and 79.5% [CI, 69.4-86.9])．小児における咳嗽後嘔吐は中等度の感度(60.0% [CI, 40.3-77.0]) と 特異度 (66.0% [CI, 52.5-77.3]) であった．

結論：成人ではWhooping coughと咳嗽後嘔吐の存在は百日咳の可能性が考えられ，発作性の咳嗽がないこと，もしくは発熱の存在は百日咳を除外できる．小児では咳嗽後嘔吐は診断に重要ではない．

コメント

コロナ禍ではありますが，慢性咳嗽の鑑別の一つとして百日咳が常に重要であることと，また，筆者自身がかつて勤務した小規模離島で百日咳のアウトブレイクを経験し苦労した経験からご紹介させていただきました．

百日咳はワクチンで予防できますがその効果は4〜12年で減少することがわかっており，欧米では以前から追加接種が義務化され，日本でも2018年から日本小児科学会が学童期の追加接種を推奨しています．しかしまだまだ学童期の小児や成人から拡大する事例が多く存在します．そのため，多様な患者さんの対応を行うジェネラリストは，現場での早期診断と，予防接種の確実な推奨の両側面から対応する必要性があります．

なお本論文では存在していない迅速検査ですが，実は2021年5月からイムノクロマト法による抗原検査が日本で保険適応になったばかりで，今後また百日咳の診断にも変化があると思われます．しかし臨床症状は変わらず重要なので，各症状の感度・特異度を考え診療に生かしてまいりたいと思います．

Journal Club

無料低額診療事業の利用者の追跡研究：
京都無低診コホートより

西岡 大輔

大阪医科薬科大学医学研究支援センター医療統計室

Nishioka D, Tamaki C, Fruita N, et al. Changes in health-related quality of life among impoverished persons in the Free/Low-Cost Medical Care Program in Japan: Evidence from a prospective cohort study.

J Epidemiol. 2022 Nov 5; 32(11): 519-523.

　近年，健康の社会的決定要因の重要なひとつの要因である患者の経済的な困窮へのアプローチが注目されている．経済的に困窮している患者に対して，医療費を減免する制度は複数あるが，よく知られている制度に生活保護制度の医療扶助がある．しかし，生活保護の利用は，申請主義に基づいており，厳格な基準や条件がある．さらに福祉事務所による資力調査を受ける必要がある．そのため，利用までに時間がかかるだけでなく，物質的，心理社会的な障壁は少なくない．一方，無料低額診療事業（無低診）は，医療機関が独自の基準で患者の医療費の自己負担を減免できる社会福祉制度で，近年利用者や実施医療機関が増加するなど注目されてきた．しかしその利用者の実態と経済的支援の効果は把握されておらず，制度の必要性や妥当性に関する政策議論も散見されていた．そこで筆者らは，京都府の1法人と無低診利用者のコホート研究を実施した．本稿ではその結果の一部を紹介する．

要旨

背景：無料低額診療事業(無低診, Free/Low-Cost Medical Care: FLCMC)は，経済的に困窮する患者の医療費の自己負担分の支払いを医療機関の基準によって減免できる社会福祉制度である．貧困は，経済的困窮だけでなく社会的孤立などを含む多次元的な概念であり，無低診の利用者の生活の質を向上させるためには，経済的な援助に加えて社会的な援助が必要である．しかし，誰にどのような援助を提供すべきかを議論するためのデータはなかった．そこで私たちは，無低診の利用者を追跡し，健康関連 QOL スコアの変化を社会背景ごとに記述した．

方法：2018年7月〜2019年4月に公益社団法人京都保健会の医療機関で無低診を新たに利用した患者を6ヶ月間追跡した．患者に対する無低診の適用を審査する際に，患者の社会経済的な情報と健康関連 QOL（SF-8）に関するデータを収集した．健康関連 QOL スコアの6ヶ月後の変化量を算出し，社会背景ごとに分析した．

結果：年齢，性別，医療機関，初回審査時の健康関連 QOL スコアを調整した分析では，所得が少ない人ほど身体的スコアおよび精神的スコアが改善していた（1000円所得が少なくなるごとに，身体的スコアでは0.09，精神的スコアでは0.04の改善）．ひとり暮らしの利用者では誰かと同居している場合に比べて，健康関連 QOL スコアが改善しにくい傾向があった．

結論：無低診による支援は，所得が少ない人により効果的であった．所得が少ない人ほど健康を損ねやすく，医療費の家計に占める相対的な割合が大きくなる傾向を踏まえると，医療費が無料になることにより健康資源に投資できる余裕が生まれる可能性があった．一方で，医療費への経済的な支援だけでは，社会的な孤立とも関連のある独居の生活困窮者の健康を保障するには不十分な可能性があった．

コメント

　コロナ禍において，経済的に困窮している患者を診察する機会が増えていることは想像に難くない．無低診という制度を通じて，医療に関する経済的な支援を実施するとともに，無低診の利用者の社会背景（世帯構成など）に注目し，利用者それぞれが持つニーズを理解し援助することも重要な可能性があった．生活困窮者に関わる地域のさまざまな支援機関と連携し，医療だけでなく多面的な生活支援につなげていく社会的処方を進める重要性が示唆された．

慢性腎臓病を合併する2型糖尿病患者における SGLT-2 阻害薬と GLP-1 受容体作動薬の使用は，心血管イベントおよび腎関連アウトカムを改善するか？

黒田 格

Department of family medicine, SUNY Upstate Medical University

Yamada T, Wakabayashi M, Bhalla A, Chopra N, et al. Cardiovascular and renal outcomes with SGLT-2 inhibitors versus GLP-1 receptor agonists in patients with type 2 diabetes mellitus and chronic kidney disease: a systematic review and network meta-analysis. Cardiovasc Diabetol. 2021 Jan 7;20(1):14.

背景：2型糖尿病に対する SGLT-2 阻害薬・GLP-1 受動態作動薬 (GLP-1RAs) に関する様々なエビデンスが蓄積される中，これら2つを比較した研究はなかった．

方法：この系統的レビューでは，慢性腎臓病 (eGFR <60 ml/min/1.73m^2) を合併する2型糖尿病において，ネットワークメタアナリシスで SGLT-2 阻害薬と GLP-1RAs の心血管イベントリスク（心血管死，心筋梗塞，脳梗塞）と腎アウトカム（末期腎不全，腎機能悪化，アルブミン尿，腎関連死）を間接比較した．

結果：13個のランダム化比較試験が選択され，全患者数は 32,949 人であった．SGLT-2 阻害薬による心血管・腎イベントの相対危険度は (RR[95%CI]; 0.85[0.75-0.96] と 0.68[0.59-0.78]) と減少していた．一方で，GLP1RAs では心血管・腎イベントの相対危険度は減少していなかった．GLP1RAs と比較して，SGLT-2 阻害薬では，心血管イベントは有意差を示さなかったが，腎イベントは有意に減少していた (0.79[0.63-0.99])．

結論：慢性腎臓病を合併する2型糖尿病患者では，SGLT-2 阻害薬は有意に心血管・腎イベントのリスクを減少させたが，GLP1RAs では有意差を示さなかった．GLP1RAs と比較すると，SGLT2 阻害薬は有意に腎イベントを減らす事が示された．

■ コメント

非常に relevant で重要なテーマですね！腎イベントの定義に注意して読む必要がありますが，eGFR <60 ml/min/1.73m^2 の2型糖尿病患者に対しては，SGLT-2 阻害薬を検討したいですね！

転倒予防の有意差を出すために組まれた前向き
多施設大規模研究が Negative に終わった STRIDE 試験
—なぜ Negative に終わったか

原田 拓

練馬光が丘病院 総合診療科

▌前置き

ここ数年で転倒や骨折に関するエビデンスの不確実性が顕著になっており，以前推奨されていた転倒予防目的の VitD はなくなり現在の推奨は下記になる.

□ 転倒予防に関して (JAMA. 2018 Apr 24;319 (16) : 1696-1704.)
・65 歳以上か転倒のリスクが有る人に運動による介入が推奨される
・65 歳以上で転倒のリスクがある人には選択した多因子介入を推奨する (介入が適切かどうかは臨床状況や患者さんの価値観 / 好みに基づき考慮する)
・(骨粗鬆症や VitD 欠乏がない)65 歳以上の成人に対する VitD 補充は推奨されない.
□ 骨折予防に関して (JAMA. 2018 Apr 17; 319 (15) : 1592-1599)
・閉経後の女性に対する 400 U/day の VitD と 1000mg/d の Ca 補充のメリットとデメリットの評価は現在のエビデンスでは不十分
・閉経後の女性に対して 400 U/day の VitD と 1000mg/d の補充は推奨されない. ただしこの感過酷は脆弱性骨折, 骨粗鬆症, VitD 欠乏, 転倒リスクが高い人には適応されない

そしてそんな中近年行われた主な大規模研究に転倒リスクが高い 70 歳以上の成人を対象に転倒予防の訓練をうけた看護師が行う多因子介入でも重篤な転倒は減少しなかったとする STRIDE 試験 (N Engl J Med. 2020 Jul 9; 383(2): 129-140.), 転倒リスクが高い 70 歳以上の成人に対してアドバイス, 運動, 多因子介入の 3 群比較を行っても骨折の減少で有意差がでなかった結果に終わった preFIT 研究 (N Engl J Med. 2020 Nov 5;383(19):1848-1859.Health Technol Assess. 2021 May;25(34):1-114), どちらも Negative study で終わった.

▌STRIDE 研究はなぜうまくいかなかったか

Barriers to implementation of STRIDE, a national study to prevent fall-related injuries
Reckrey JM, Gazarian P, Reuben DB, Latham NK, McMahon SK, Siu AL, Ko FC. J Am Geriatr Soc. 2021;69(5):1334-1342.

目的: 高齢者を対象とした複雑なケアモデルの評価には介入の実施状況を同時に評価することが有効である. STRIDE (Strategies To Reduce Injuries and Develop confidence in Elders) 研究では高齢者の重篤な転倒傷害を減らすための多因子介入の効果を評価した. 本研究では STRIDE で介入を阻む要因とそれ軽減するための取り組みのために何人かのステークホルダーへのインタビューを行った

デザイン: 質的インタビュー

設定: 転倒のリスクが高い人にプライマリ・ケアを行っている診療所に併設された 10 つの臨床試験施設

参加者: 特別な訓練をうけ介入を実施した看護師 (Falls Care Managers:FCM)(13 人のインタビュー), 現場で研究を実施した研究スタッフ (グループインタビュー 10 件, 個人インタビュー 13 件), 中心のプロジェクト管理部と全国患者ステークホルダー協議会のメンバー (グループインタ

ビュー 2 件, 個人インタビュー 6 件)

測定方法: 実施研究のための統合フレームワーク (CFIR) をつかった半構造化インタビュー

結果: STRIDE の介入を実施する上での 8 つの重要な障壁を特定した. FCM は, 患者や家族との複雑な関係の中で, 研究スタッフと協力しながら, 限られた診療スペース, 様々な医療従事者の賛同, 医療従事者やスタッフの大幅な入れ替わりなどがあるプライマリ・ケア診療所で介入を実施しました. 患者個人や医療行為に関する介入のコストはこれらの障壁を増幅させた. これらの障壁を軽減するための取り組みは, それぞれのプライマリ・ケアの現場のニーズや機会によって異なっていた.

結論: 介入に対する多くの障壁は各地域での介入の効果に影響を与えた可能性がある. 今後の実用的な試験では研究の介入がどのように臨床のケアに反映され高齢者の生活の改善をもたらすのか理解を深めることを同時に行うのを目指すべきである.

介入の障壁としてあげられた 8 つの因子

・介入プロトコルは長期で多面的であった (適応性)
・介入看護師は通常ケアにはいなかった (複雑性)
・推奨される転倒防止策は患者にコストが発生する (患者のニーズとリソース)
・介入により医療者側の時間的余裕がなくなった (外部の政策やインセンティブ)
・介入には物理的なスペースが必要 (構造上の特徴)

・介入にはプライマリ・ケア医の参加が必要 (実施環境)
・介入には多くの人やグループとの調整が必要 (個人の属性)
・実務者からの賛同は得られたが優先順位が異なることが多かった (プラン)

コメント

　高齢者医療の王道ともいえる包括的評価と多因子介入が Negative な結果に終わった STRIDE 試験. 多因子介入であるがゆえに, 多忙なプライマリ・ケアでの実行が難しかったり, 診療所や患者によって介入内容の差が生まれていた可能性が指摘されている.

　多忙なプライマリ・ケアの現場での多因子介入を実施する際のさまざまな障壁が, 診療所個々の違いをもたらし, 仮説よりも低い治療効果の一因となった可能性がしめされた. なお, 同じ大規模の転倒介入 pre-FIT 研究 (Health Technol Assess. 2021 May;25(34):1-114) でも多因子介入の再現性や介入標的の過ち, ハイリスク患者の特定のスクリーニングプロセスの失敗, 介入の忠実性や希薄性, 推奨項目の遵守に対する懸念などがあげられていた.

　したがって RCT の内容をそのまま臨床現場に受け入れてよいかは, 高齢者医療の多様さがゆえに判断が難しいといわざるをえない. エビデンスはあくまでエビデンスであり, 目の前の患者にどう適応させるかは個別の症例毎に患者さんと相談しながら判断するのが良いと考えられる.

SNSの使用と乳幼児を育てている母親の孤独の関連

三浦 弓佳

静岡家庭医養成プログラム御前崎市家庭医療センターしろわクリニック 家庭医

Mandai M, Kaso M, Takahashi Y, Nakayama T. Loneliness among mothers raising children under the age of 3 years and predictors with special reference to the use of SNS: a community-based cross-sectional study. BMC Womens Health. 2018;18(1):131. Published 2018 Aug 16. doi:10.1186/s12905-018-0625-x

要旨：育児中の女性の孤独感は，母親自身の抑うつや健康状態の低下を招くのみならず，子どもの健康や虐待等への影響の恐れもあります．この研究は，2014年に滋賀県長浜市で乳幼児健診に来た母親を対象に自記式アンケートを行い，孤独感を従属変数とし，「経済的ゆとり」，「健康状態」，「内的作業モデル尺度安定尺度」，「託児の有無」，「家族」，「友人」，「ママ友」，「SNS」，「書籍雑誌利用頻度」，「スマートフォン使用時間」，「K6(心理的苦痛の尺度)」，を独立変数として重回帰分析を行なったものです．孤独感は，改訂版UCLA孤独感尺度を用いて測定されました．内的作業モデル尺度とは愛着理論に基づいて開発された，対人関係の構築パターンを測定する尺度です．その中の安定尺度は得点が高いほど他人からの援助を有効活用できるとされています．

結果：「経済的ゆとりの低さ」，「SNS，家族，友人との社会的つながりの低さ」，「内的作業モデル安定型の低さ（対人関係パターンを示す)」，「気分不安障害の可能性」，と孤独感には有意な関連が見られたという結果でした．著者は結論で「ティーンエイジャーである若い母親の孤独感は全体平均よりも10ポイント近く高い」ことにも注目しています．

コメント

2021年8月に千葉県柏市で30代の妊婦が新型コロナウイルスに感染し，自宅で早産し，その赤ちゃんが死亡したニュースがありました．言葉を失うような本当に悲しいニュースでした．この妊婦の方はどんなに心細かったでしょう…，そして，こういったことは氷山の一角で，新型コロナウイルス感染症流行の中で育児をされている女性が孤独を感じ，困難を感じることは，今まで以上に多いのだろうと思います．

日本における社会経済的格差とCOVID-19のもたらす転帰の関連

黒田 萌

富山大学附属病院総合診療科 / SUNY Upstate Medical University MPH Program

Yoshikawa Y, Kawachi I. Association of Socioeconomic Characteristics With Disparities in COVID-19 Outcomes in Japan. JAMA Netw Open. 2021 Jul 1;4(7):e2117060. doi: 10.1001/jamanetworkopen.2021.17060. PMID: 34259847; PMCID: PMC8281007.

背景: 欧米の先行研究では社会経済的因子とCOVID-19の転帰の間に関連があることが示されているが, アジア圏では国レベルでの分析は行われていない. 社会経済的因子がハイリスクとなり得るかどうかを示すことは, ワクチンの優先接種対象に社会経済的弱者も含むなどの介入にも関わる重要な課題である.

目的: 日本における社会経済的因子とCOVID-19の転帰の格差の関連を分析する.

方法: 横断・県別・生態学的研究で, 使用したデータはすべて公的機関発表のものである. COVID-19累積確定患者数・死亡者数を疾病負荷の指標とし, 2021年2月13日までの日本国内47都道府県のCOVID-19確定患者数と死亡者数, 人口, 社会経済的要因のデータを解析した. 社会経済的因子は, 複数の公的データから抽出・統合したもので, 変数として, 平均年間世帯収入, ジニ係数, 公的扶助受給者の対人口割合, 学歴, 失業率, 人々と濃厚接触しやすい職業(医療, 小売業, 運輸交通・郵便, 飲食業)に従事している人の割合, 世帯の密集度, 喫煙率, 肥満率を用いた. 各変数を五分位に分類した. 都道府県別共変量として高齢化率, 人口密度, 人口当たりの急性期病床数を用いた. Poisson回帰モデルを用いてCOVID-19罹患率比・死亡率比と社会経済的要因に関連があるかを検討した. COVID-19アウトカムと社会経済的因子の関連を算出したものをモデル1, それを

都道府県別共変量で調整したものをモデル2, さらにモデル2を世帯収入(地域別の物価格差で調整), ジニ係数, 公的扶助の受給率, 学歴, 失業率で調整したものをモデル3とした. 解析にはR(version 4.0.3)を用いた.

結果: 日本の全人口を含む全47都道府県の分析を行った. 2021年2月13日時点で, 412,126確定例と6,910死亡例が報告されていた. COVID-19の調整罹患率比・死亡率比は以下の地域で, 各因子が最も高い/低い地域と比べて上昇していた.

- 世帯収入が最も低い地域(罹患率比: 1.45 [95% CI, 1.43-1.48]と死亡率比: 1.81 [95% CI, 1.59-2.07])
- 公的扶助受給率が最も高い地域(同1.55 [95% CI, 1.52-1.58], 1.51 [95% CI, 1.35-1.69])
- 失業率が最も高い地域(同1.56 [95% CI, 1.53-1.59], 1.85 [95% CI, 1.65-2.09])
- 小売業従事者の割合が最も高い地域(同1.36 [95% CI, 1.34-1.38], 1.45 [95% CI, 1.31-1.61]),
- 運輸交通・郵便業従事者の割合が最も高い地域(同1.61 [95% CI, 1.57-1.64], 2.55 [95% CI, 2.21-2.94]),
- 飲食業従事者の割合が最も高い地域(同2.61 [95% CI, 2.54-2.68], 4.17 [95% CI, 3.48-5.03])
- 世帯密集度が最も高い地域(同1.35 [95% CI, 1.31-1.38], 1.04 [95% CI, 0.87-1.24])
- 喫煙率が最も高い地域(同1.63 [95% CI, 1.60-1.66], 1.54 [95% CI, 1.33-1.78])
- 肥満率が最も高い地域(同0.93 [95% CI, 0.91-0.95], 1.17 [95% CI, 1.01-1.34])

また, 潜在的媒介変数(世帯密集度, 喫煙率, 肥満率)の中で, 県別共変量と他の社会経済的変数を調整した後も, 高い喫煙率と肥満率は, 高い死亡率比との関連を示した.

結論：本研究から，日本においても欧米に類似
した社会経済的格差と COVID-19 の転帰の間
の関連が見られ，社会経済的弱者であることは
COVID-19 に対しても脆弱性を持つことが示され
た．他の国々でも多くの関連が示されてはいるが，
そのメカニズムはまだ解明途中にある．先行研究
からは，社会経済的不利と糖尿病や冠疾患など慢
性疾患の有病率の関連や，炎症反応や免疫系との
相関も可能性，また社会的脆弱性のあるコミュニ
ティではソーシャル・ディスタンス維持の難しさ
等も指摘されている．本結果をもとに，社会経済
的弱者をワクチン優先接種対象者とすることなど
の検討が望まれる．

コメント

　話題となった論文でご存じの先生も多いかと
思われたのですが，Generalist にとって大変重要
なスタディであると考え選ばせていただきまし
た．平均寿命が長年世界のトップレベルにある日
本でも，国内の健康格差，その背景にある社会経
済的背景の関連は大きな公衆衛生的課題の一つ
となっています．これが COVID-19 においても
顕著に関連していたことが示されました．Social
Determinants of Health を臨床家が意識し診療に
取り入れることで，診療そのものの質改善，多職
種連携による介入や，繰り返される入院の予防に
も繋がると考えられます．自分も意識して行って
参りたいと思います．

ジェネラリスト教育実践報告 投稿論文募集
（Generalist Education Practice Report）

　「ジェネラリスト教育コンソーシアム」（Chairman 徳田安春先生）は，2011 年に発足以来，年 2 回の研究会と 2 冊の Mook 版を刊行して，その成果を公表するともに，医学教育への提言を行ってきました．
http://kai-shorin.co.jp/product/igakukyouiku_index.html
　このたび，本 Mook 版の誌面の一層の充実を図るために，「ジェネラリスト教育実践報告」の投稿を募ります．

投稿規程
・ジェネラリスト教育および活動に関する独創的な研究および症例報告の論文を募ります．
・本誌編集委員会による校閲を行い，掲載の採否を決定します．
・編集委員のコメント付きで掲載します．
・本誌掲載論文は、医中誌および科学技術振興機構（JST）の「J-GLOBAL」に収載されます．
・掲載は無料です．
・見本原稿は下記の URL からご覧ください．
　　https://drive.google.com/open?id=1Vj8deM_NLlxQ-ClGtHDGBvbuZ5arr3Ou）.
・本誌編集委員会の選考により，掲載論文の中から毎年「ベスト・ペーパー賞」1 論文を選びます．

下記のようにお書きください．
・題名：実践報告の特徴を示す題名をお書きください（英文タイトル付き）
・著者名（英文付き）
・ご所属（英文付き）
・Recommendation：ジェネラリストの教育および活動への提言を箇条書きで 3 点ほどお書きください．
・和文要旨：400 字以内（英文要旨 200 words 付き）
・Key Words：日本語とその英語を 5 語以内
・本文：3000 字以内．見出しを起こし，その後に本文をお書きください．
・引用文献：著者名，題名，雑誌名，年号，始めのページ - 終わりのページ．
・図表は：1 点を 400 字に換算し，合計字数の 3,000 字に含めてください．
・本文は Word file，図表はＰＰＴ file でご寄稿ください．
・引用，転載について：他文献からの引用・転載は，出典を明記し，元文献の発行元の許可を得てください．著作権に抵触しないように，そのままの図表ではなく，読者が理解しやすいように改変されることが望まれます．その場合も出典は明記してください．

投稿論文の寄稿先：株式会社　カイ書林　E-Mail: generalist@kai-shorin.co.jp

ジェネラリスト教育コンソーシアム

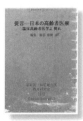

Vol.1
提言—日本の高齢者医療

編集：藤沼 康樹
2012 年　B5　160 ページ
ISBN978-4-906842-00-1
定価：3,600 円＋税

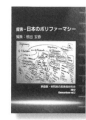

Vol.2
提言—日本のポリファーマシー

編集：徳田 安春
2012 年　B5　200 ページ
ISBN978-4-906842-01-8
定価：3,600 円＋税

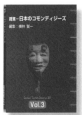

Vol.3
提言—日本のコモンディジーズ

編集：横林 賢一
2013 年　B5　170 ページ
ISBN978-4-906842-02-5
定価：3,600 円＋税

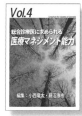

Vol.4
総合診療医に求められる
医療マネジメント能力

編集：小西 竜太，藤沼 康樹
2013 年　B5　190 ページ
ISBN978-4-906842-03-2
定価：3,600 円＋税

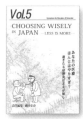

Vol.5
Choosing wisely in Japan
—Less is More

編集：徳田 安春
2014 年　B5　201 ページ
ISBN978-4-906842-04-9
定価：3,600 円＋税

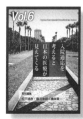

Vol.6
入院適応を考えると
日本の医療が見えてくる

編集：松下 達彦，藤沼 康樹，横林 賢一
2014 年　B5　157 ページ
ISBN978-4-906842-05-6
定価：3,600 円＋税

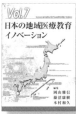

Vol.7
地域医療教育イノベーション

編集：岡山 雅信，藤沼 康樹，本村 和久
2015 年　B5　158 ページ
ISBN978-4-906842-06-3
定価：3,600 円＋税

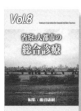

Vol.8
大都市の総合診療

編集：藤沼 康樹
2015 年　B5　191 ページ
ISBN978-4-906842-07-0
定価：3,600 円＋税

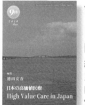

Vol.9
日本の高価値医療
High Value Care in Japan

編集：徳田 安春
2016 年　B5　219 ページ
ISBN978-4-906842-08-7
定価：3,600 円＋税

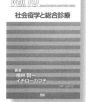

Vol.10
社会疫学と総合診療

編集：横林 賢一，イチロー カワチ
2018 年　B5　142 ページ
ISBN　978-4-904865-33-0
定価：3,600 円＋税

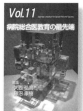

Vol.11
病院総合医教育の最先端

編集：大西弘高，藤沼康樹
2018 年　B5　178 ページ
ISBN978-4-906845-39-2
定価：3,600 円＋税

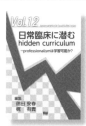

Vol.12
日常臨床に潜む
hidden curriculum

編集：梶有貴，徳田安春
2019 年　B5　188 ページ
ISBN978-4-906845-45-3
定価：3,600 円＋税

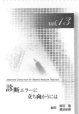

Vol.13
診断エラーに立ち向かうには

編集：綿貫 聡，藤沼 康樹
2019 年　B5　168 ページ
ISBN978-4-906845-47-7
定価：3,600 円＋税

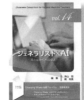

Vol.14
ジェネラリスト× AI
来たる時代への備え

編集：沖山 翔，梶 有貴
2020 年　B5　254 ページ
ISBN978-4-906845-53-8
定価：3,600 円＋税

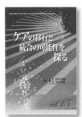

Vol.15
ケアの移行と統合の可能性を探る

編著：石丸 裕康，木村 琢磨
2020 年　B5　244 ページ
ISBN978-4-904865-56-9
定価：3,600 円＋税

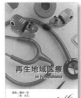

Vol.16
再生地域医療 in Fukushima

編集：鎌田 一宏，東 光久
2022 年　B5　147 ページ
ISBN978-4-906842-60-6
定価：2,500 円＋税

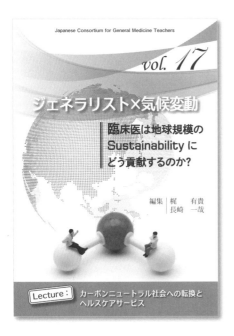

Vol.17
ジェネラリスト×気候変動
臨床医は地球規模の Sustainability にどう貢献するのか？

編著：　梶　有貴
　　　　長崎一哉

定価：2,500 円（＋税）
ISBN　978-4-904865-63-7　C3047
2022 年 7 月 30 日　第 1 版第 1 刷 147 ページ

目次
1.ジェネラリスト×気候変動
2. 依頼論文
3.Opinions
4.CGM Forum
付録

ジェネラリスト教育コンソーシアム事務局 ㈱カイ書林
〒 337-0033 埼玉県さいたま市見沼区御蔵 1444-1
電話 048-797-8782　FAX 048-797-8942
e-mail：generalist@kai-shorin.co.jp

ジェネラリスト教育コンソーシアム vol.18
看護必要度を使って多職種協働にチャレンジしよう

発　　　行	2023 年 3 月 30 日　第 1 版第 1 刷 ©
編　　　集	筒井 孝子
	東　光久
	長谷川 友美
発 行 人	尾島　茂
発 行 所	〒 337-0033　埼玉県さいたま市見沼区御蔵 1444-1
	電話　048-797-8782　FAX　048-797-8942　e-mail：generalist@kai-shorin.co.jp
	HP アドレス　http://kai-shorin.co.jp
	ISBN　978-4-904865-67-5　C3047
	定価は裏表紙に表示
印刷製本	小宮山印刷工業株式会社
	© Takako Tsutsui